波動医療と呼ばれて

共著　　堀尾保次　中村元信
発行　　一般社団法人　ＰＲＡ臨床応用研究会

「生命の神秘」の前に
思い上がりと傲慢な心を取り去り
誠実さと謙虚な心で
この技術を見つめる時
あなたは
この技術が秘める可能性の大きさと
「生命の不思議」に
きっと驚かれることでしょう

目次

医師としての人生が一変することに

北里大学での私の恩師でもある中村國衛先生が開発されたＰＲＡ－ＮＫ型装置（Psychogalvanic Reflex Analyser － Nakamura Kunie type ／精神電流反射分析器－中村國衛型、当時はＱＲＳ：Quantum Resonance Spectrometer ／量子共鳴分析器）に出会ったことで、私の医師としての人生が一変しました。

それまでは形成外科を専門に勤務医として医療に従事していたのですが、ＰＲＡ－ＮＫ型装置と出会ったことで、今までにない全く新しい医療に取り組むことになりました。

私のクリニックには、普通の病院であれば当然あるものが一切ありません。メスや、薬もなければ、注射器も、レントゲンなどの検査機器もありません。ＰＲＡ－ＮＫ型装置が２台あるだけです。開業前には、一通りのものは揃えようかとも考えていたのですが、ＰＲＡ－ＮＫ型装置の臨床での検証を重ねるうちに、ＰＲＡ以外のものは必要がない、これだけで充分やっていけるとの確信を持つようになりました。どうしても従来の検査や治療が必要なときは、必要に応じて他の医療機関を紹介すればよく、私のクリニックでは、他の医療機関ではできないことをやっていこうと決めました。

開業して１８年、ビルの案内看板に名前だけを表示して、何の広告もせずにやっているのですが、多くの方に来院して頂けるようになりました。ＰＲＡでの診療は、ご本人がお見えにならなくても、検体（主に毛髪）だけで可能なことから、日本国内はもとより、世界各国から検体が送られてくるようにもなりました。患者さんが世界中に広がってしまったのです。紹介から紹介の広がりに驚いています。

私が開業した当初は、ＰＲＡの臨床応用に取り組む医師は少なく、国内では中村國衛先生と私、それと開業時に、副院長としてお手伝い頂いた志水裕介先生の３名だけでした。今では約６０名の医師の方の他、歯科医師や獣医師、鍼灸師の方にも取り組んでいただけるようになりました。海外では中国、台湾、オーストラリア、マレーシアで使用されるようになり、中国では検査用の医療機器として輸入許可を受けることができました。

開業当時は、臨床での手応えは感じているものの、まだまだ症例数、データ、臨床経験も少なく、ＰＲＡを応用した診療法に投げかけられた疑問や質問に対して充分に答えることができませんでしたが、開業から１８年、臨床で多くの症例や経験を積み重ね、数多くの知見を得ることができました。

当時、私どもが答えることのできなかった様々なご質問についても、ようやく答えることができるようになってきました。まだまだ未解明な部分があり、ご質問の全てについてお答えすることはできませんが、かなりの部分お答えができるようになりました。

今回の出版の目的の一つは、当時、私どもに投げかけられた多くの疑問、質問に対しての、２０年ぶりの私どもの回答であり反論であると言えます。もちろん今回の、私どもの「ＰＲＡの原理と機能及びその臨床応用」への見解に対して、様々なご意見や反論があるかと思います。是非、率直なご意見、ご批判をご教示いただき、更なる議論を深めて行ければと期待します。

第Ｉ章では、ＰＲＡ－ＮＫ型装置とはどんな装置で、それを使用した医療とは、具体的にはどのような医療で、何をやっているのか。どんな臨床成果があるのかを、第Ⅱ章では、ＰＲＡ－ＮＫ型装置を臨床に導入する先生方のそれぞれの取り組みについて、各先生のインタビューを中心にご紹介します。第Ⅲ章では、ＰＲＡの原理や歴史、何故そのようなことが可能になるのかについて、少し突っ込んでお話したいと考えています。

本書では、臨床面での解説を私が、ＰＲＡ装置の解説とドクターインタビューについては㈱非物性技術研究所所長･堀尾保次氏に担当して頂きました。

１８年間、ＰＲＡと共に、暗中模索、試行錯誤の繰り返しの中、ＰＲＡに取り組んで頂く先生方や、非物性技術研究所のスタッフをはじめ、関係者のご協力により、一歩一歩、本療法の歩みを進めることができてまいりました。

装置の原型はアメリカで生まれましたが、現在の臨床応用の研究成果は、中村國衛先生をはじめ、ＰＲＡに取り組む先生方の手によって築き上げられたものであり、その意味では全く新しく日本に誕生した医療と言えます。

私たちの間では、ＰＲＡを応用した医療のことを「波動医療」とは言わずに、目に見える体や物を対象とする医療＝いわゆる「西洋医学」を中心とする「物性医療」に対して、目に見えない生命現象、エネルギーを対象とする医療＝「非物性医療」と呼んでいるのですが、一般的には「波動医療」の方が馴染みがあるとして、「波動医療と呼ばれて」とのタイトルにしました。

ＰＲＡの診療における可能性の広がりは、まだその緒に就いたに過ぎません。ＰＲＡの開発者である中村國衛先生の本療法にかけられた熱い思いを胸に、今後ともＰＲＡに取り組んでまいりたいと存じます。

（著者）**中村元信（東京ハートライフクリニック院長）**

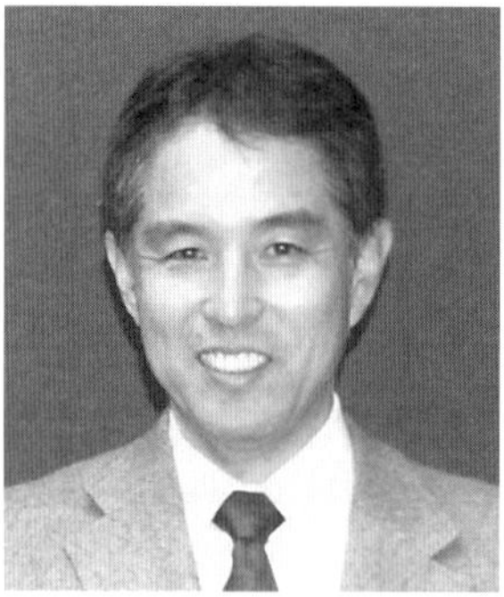

1959年生／1985年北里大学医学部卒業／医学博士／北里大学形成外科講師を経て、湘南鎌倉病院他に勤務／1996年量子医学研究所・量子医学研究振興会に所属、ＰＲＡ診療及び指導に従事／1998年10月東京・町田市に予防医学をテーマとしたＰＲＡ診療専門のクリニック・東京ハートライフクリニックを開業。現在に至る。

「科学的に荒唐無稽！？」

「そんな馬鹿なことがあるはずが無い」、「科学的に荒唐無稽で、議論するにも値しない」。ＰＲＡ－ＮＫ型をはじめとするこの種の装置を語るときに、物理学者や電子工学者、電気技術者から浴びせられる嘲笑交じりの言葉です。

一言お断りしておきますが、私たちはこれらの批判があることを知らないわけではありません。よくよく知っています。知った上で１６年間取り組み続けています。この装置に取り組んでいただく医師の方々も、そのような批判があることを知らないわけではありません。よくよく解った上で、臨床応用の研究に取り組んで頂いています。

何故、「そんな馬鹿なことがあるはずが無い」と言われ、「科学的に荒唐無稽」とまで言われているにもかかわらず、この装置に取り組み続けているのか。答えははっきりしています。ＰＲＡが臨床で役に立つからなのです。

詳しくは本書を読んでいただければわかりますが、診断と治療にＰＲＡは驚くほど役に立っています。ＰＲＡを使いこなせるようになるには少し時間がかかりますが、使えるようになった医師の方からは、「これほど診断や治療に役に立つ装置は無い」「今ではＰＲＡ無しで私の診療は成り立たない」とまで言って頂けるようになります。

誤解してもらっては困るのですが、「科学的に荒唐無稽」と批判されてはいても、物理学的にその機序が解明されていないというだけのことであって、医学的、臨床的に科学的な検証が行われていないということではありません。科学的な手法に基づいて検証が行われ、その有効性は確認されてきています。

治療効果についての検証は、現実的な問題（費用や協力者、協力機関の有無等）でなかなか実施が難しく、それ程多くはありませんが、検査法としての検証は難しいことではありません。ＰＲＡのテスト結果と、従来の検査法の検査結果との整合性を検証すればよいだけのことで、これは繰り返し行われています。また、ＰＲＡの臨床応用に取り組む医師にとっては、日々の診療がその検証の場となっています。

これらの検証結果は、それぞれの医師によって、国内の様々な医学会で発表されています。この種の装置について責任を持って語ろうとするならば、これらの発表についても、何らかのコメントをするのが当然のことかとも思うのですが、ＰＲＡ装置に批判的な物理学者や電子工学者の解説には、装置の機構や機能の不可解さを理由に、「インチキ」呼ばわりすることがあっても、これらの発表には一言も触れようとはしません。

各々の専門的な立場から、「物理学的に考えてあり得ない」とか、「電子工学的に考えてあり得ない」とでも言われるのでしょうが、それならそれで、装置を全否定するような表現は避けるべきで、「そんな馬鹿なことがあるはずが無い」とか、「科学的に荒唐無稽で、議論するにも値しない」、果ては「インチキ」とまで発言されるのは如何かと思います。

中村國衛先生がＰＲＡ－ＮＫ型装置を完成されてから２０年、私たちがこの装置に取り組むようになって１６年、何の検証もせずにＰＲＡに取り組み続けて来た訳ではありません。一歩一歩慎重に、検証を積み重ねながら進んで来ました。

医師でもない私が、何故これほどむきになってＰＲＡに取り組み続けているのかと、よく聞かれるのですが、その時はただ一言、格好よく「知的好奇心」と答えています。幸か不幸かＰＲＡと出会い、その不思議に魅入られてしまったからとしか言いようがありません。

現代科学の常識から考えると「そんな馬鹿なことが」と言いたくなるようなことが、ごく当たり前に、お隣の中村元信先生のクリニックで日々起こっています。それを目の当たりにしていなければ、「そんな馬鹿な」と無視して終わりにできるのですが、日々、目の当たりにしているだけに、どうしても「何故？」となってしまいます。簡単に解ることであればいいのですが、ことはそう簡単ではありません。「何故？」、「何故？」で、気がついてみたら１６年経っていたというのが正直なところです。

「盲目的な信仰」と「頭からの否定」は、思考停止しているということでは同じであると言えます。固定観念に囚われず、柔軟な姿勢でこの種の装置を見直していただき、一人でも多くの人と有意義な議論ができるようになることを期待しています。

本書を世に出すに当たり多くの方にご協力いただきました。中村國衛先生、中村良子先生、志水裕介先生、小澤博樹先生、万井正章先生、藤井崇知先生、瀬川茂夫先生、香川景継先生、伊志嶺せち子先生、脇元幸一先生、戸出健彦先生、福井 潤先生、井泉尊治先生、元山福文先生、神津健一先生、黒木俊行先生、野村麻子先生お忙しい中ご協力頂き、本当にありがとうございました。

そしてＰＲＡ－ＮＫ型装置の研究と開発にご尽力頂いた（旧）日本電素工業株式会社の川端幸雄社長、菅田一雄様、㈱アレックスの土谷三郎社長、岡野浩二様、さらには普及活動にひとかたならぬご支援を頂いたアラックス株式会社の新井隆太社長、皆様のお陰でここまで進むことができました。本当にありがとうございました。

（著者）**堀尾保次（株式会社 非物性技術研究所 所長）**

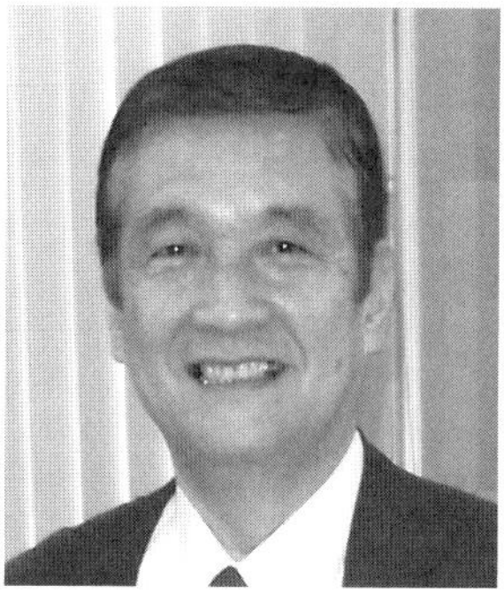

1949年生／1967年三重県立上野高等学校卒／1985年建築コンサルタント、綜合設計株式会社設立／1996年東洋漢方資材株式会社設立。農業用漢方資材の普及に携わる中、1997年ＰＲＡと出会い、株式会社量子科学研究所（現・株式会社非物性技術研究所）代表取締役就任。ＰＲＡの研究と普及に取り組む。

波動医療は正規の医療機関で

約２０年前、ＰＲＡ－ＮＫ型装置と同種の装置が我が国に紹介された頃、中村國衛先生をはじめ医療関係者が最も危惧したことは、医療資格の無い人達が、これらの装置を使って医療まがいの行為をするのではないか。効果のある無しにかかわらず、不用意な使用をして医療事故を起こしてしまうのではないかとの心配でした。

この頃は、万能と思われていた西洋医学の限界が語られるようになりだした時期で、わが国でも、様々な代替医療が紹介され、西洋医学を学んだ医師の中にも代替医療に取り組む医師が現れるようになってきていました。

この様な時代の風潮の中、「癒し」が時代のキーワードの一つとなり、この種の装置の説明に使われていた「波動」という言葉が、本来の物理学上の概念とは関係なく、何となく体にやさしい働きかけができるエネルギーであるかのような使われ方をされるようになってきていました。

ＰＲＡ－ＮＫ型装置と同種の装置が「波動測定器」と呼ばれ、治療のための水が「波動水」、食品やサプリメントの良し悪しの評価が「波動値」で語られ、「波動グッズ」なるものが登場するなど、中村國衛先生の言葉ではないですが、「ハッドウかな？」と、何を媒質とした波動かが問われないままに、「波動」が何か特殊なエネルギーであるかのように語られ始めていたのです。

この様な時代の風潮の中、「波動測定器」を使用しての治療に成果が無ければ、自然と廃れていくだけのことで問題は無かったのですが、装置さえ使えるようになれば、医療資格が無くともそれなりに成果を出すことができることから、装置の購入者の間で、医療まがいの行為が行われるようになってきたのでした。

発足当時は、このようなことを危惧して、ＰＲＡ－ＮＫ型装置（当時はＱＲＳ）の販売に際しては、購入者に医療行為は行わないという誓約書を取って販売していたそうですが､それでもいろいろな噂が聞こえてきていました。

装置メーカーとしては、誓約書を取っているから問題は無いとは言っても、ＰＲＡ－ＮＫ型装置を使用して何か問題が起きれば、まったく無関係というわけにもいかず、現に、当時、韓国において、薬事法上の問題を起こす人が現れ、装置メーカーとして、その裁判に対応せざるを得ないという事態が起こっていました。

医療資格の無い人が、ＰＲＡ－ＮＫ型装置や同種の装置を使って医療まがいの行為をしないようにするにはどうすればよいか。いくら医療まがいの行為をしないでほしいとお願いしても、それを無視してやられてしまってはどうしようもなく、結局は、一般の人への販売を中止するしかありませんでした。

既に装置を購入している人が、そのような行為をしなくなるようにするためはどうしたらよいか。これについては遠回りになりますが、少しでも多くの医師の方に、ＰＲＡ－ＮＫ型装置の臨床応用に取り組んで頂けるように努力するしかない。同じ装置を使用しての診療が、医師のもとでも受診できるとなれば、そのような人のところへ行く人は無くなるはずと考えました。

臨床においてＰＲＡを有効かつ安全に活用するためには、専門的な医学知識や臨床経験が必要となります。医学的な知識や経験のない人が、独りよがりの知識や経験で使用しては、効果が無いばかりか、医療事故や健康被害の心配までしなくてはなりません。

今から１６年前、日本国内でＰＲＡに取り組む医師は、中村國衛先生、中村元信先生、志水裕介先生のわずか３名だけでしたが、現在では、全国で約６０名の医師の方が、ＰＲＡに取り組んでおられます。まだまだ数は少ないとはいうものの、ほとんどの診療科目での診療が可能になりました。

ＰＲＡでの診療は、ご本人が来院しなくても、毛髪等の検体での受診が可能で、近くにＰＲＡ診療ができる医療機関がなくても大丈夫です。もしＰＲＡ－ＮＫ型装置や同種の装置で「波動医療」の受診をとお考えでしたら、不用意に医療資格の無い方のところに行かれる前に、是非、本書でご紹介する医師にご相談されることをお勧めします。

一般社団法人ＰＲＡ臨床応用研究会　事務局

装置がＱＲＳからＰＲＡ－ＮＫ型に

本書でご紹介する装置の前身は、ＱＲＳ（Quantum Resonance Spectrometer ／量子共鳴分析器）と名付けられていました。ＱＲＳとの名称は、装置の開発者である中村國衛医学博士がつけられた名称で、装置の機能の背景となる現象は、量子レベルでの波動現象として理解するしかないとの考えから、ＱＲＳ（Quantum Resonance Spectrometer ／量子共鳴分析器）と名付けられました。

私たちも長年、この名称に馴染んできたのですが、物理学上の概念である量子共鳴と、装置の機構との関連性が明確でないまま、量子共鳴という一般には馴染みのない物理学用語を使用したことで、命名の意図とは違った受け取り方をされるようになり、装置の機構や、機能の解釈に様々な誤解や混乱を生む結果となっていました。

その様な中、２０１２年の日本東方医学会で、京都の藤井崇知先生が本装置を使用しての臨床成果を発表しようとしたところ、装置の名称に問題があるとのことで発表を断られるという事態が起こりました。

それまで日本東方医学会では、藤井先生だけでなく、中村元信先生、志水裕介先生をはじめ数名の先生が、何度もＱＲＳの名称で発表をしてこられたのですが、突然、ＱＲＳの名称のままでの発表は断るとの通知が届いたのでした。

ＱＲＳという名称は、藤井先生が使用する装置のメーカーが付けた固有名詞であり、発表内容も、装置の原理についての発表ではなく、装置を使用しての臨床成果の発表である以上、装置の名称は関係ないのではと反論したのですが、ＱＲＳという名称に問題があり、名称を変更しない限り発表は断るとの結論は変わりませんでした。

これを受けて、関係者で協議を行いました。『量子や量子物理学という言葉が、まだまだ一般的には馴染みが無い中、量子共鳴分析器との名称が装置の理解に必要以上の誤解や混乱を招いているのではないか。』『もっと装置の機構や現象に沿った名称にするべきではないか。』『装置の固有名称だけでなく、この種の装置の総称も考えるべきではないか。』等の意見が出され、最終的には、装置の名称変更を検討することになりました。

装置の原理につきましては、装置の本格的な臨床応用の研究が始まって約２０年、装置の機能の検証とともに様々なことが解明され、「本装置は、人の認識機能と体の生物的反応を応用した装置である」との見解をまとめることができています。

装置の名称はこの見解をもとに、より装置の機構や現象に沿った名称にするべきではとの考えから、本装置と同種の機構を持つ装置全般の総称を、「精神電流反射分析装置：ＰＲＡ（Psychogalvanic Reflex Analyser)」と呼ぶことになりました。

また、新しく改良、完成した装置の名称は、装置の総称がＰＲＡ：精神電流反射分析器に決定したことに合わせ、装置の開発者である中村國衛医学博士の頭文字ＮＫを頂き、ＰＲＡ－ＮＫ型（Psychogalvanic Reflex Analyser－Nakamura Kunie type／精神電流反射分析器－中村國衛型）とすることにしました。

本文中では、装置の名称は、全て「ＰＲＡ」及び「ＰＲＡ－ＮＫ型」になっていますが、既に発表された論文等での名称は、発表当時のまま「ＱＲＳ」としています。また、新しく完成したＰＲＡ－ＮＫ型装置の操作ソフトには、医療用ソフトと物性ソフトの２種類がありますが、本文中の機能説明は医療用ソフト及び医療用コードに基づいての説明となっています。

（ＰＲＡ－ＮＫ型装置の医療用ソフト及び医療用コードは、当社より、一般社団法人ＰＲＡ臨床応用研究会へ臨床研究目的に無償提供、医療用ソフト及び医療用コードは同法人の一括管理のもと、ＰＲＡの臨床応用研究に取り組む医師及び医療資格者に貸与されています。）

第Ｉ章　波動医療と呼ばれて

（1）ＰＲＡ－ＮＫ型装置との出会い

私（堀尾）とＰＲＡ－ＮＫ型装置との出会いは、今から１７年前（１９９７年）の秋、在日台湾人の友人から、「自分の知人の漢方医が関係する会社で面白い機械がある。一度、覗いてみないか。」と誘われたのが、きっかけでした。

あまり興味は無かったのですが、是非にということで、彼と二人、当時、東京・西葛西のビルの中にあった株式会社量子科学研究所／量子医学研究振興会を訪問、その一室で、始めてＰＲＡ－ＮＫ型：当時はＱＲＳ（Quantum Resonance Spectrometer 量子共鳴分析器）と名付けられた装置を目にしました。縦３０cm×横４０cm×高さ約１５ｃｍの小さな黒い装置で、パソコンとプリンターに接続されて、事務机の上に置かれていました。

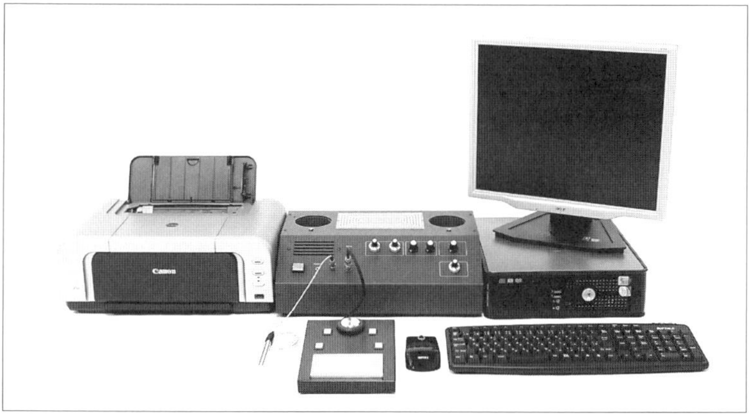

ＰＲＡ－ＮＫ型装置

何をする装置かと訊ねると、これで診断と治療が出来ると言う。被検者は装置に接続されたアルミ端子スティックを握っているだけで、調べるつもりになれば、頭の先から足の先まで全身約1,６００項目（１９９７年当時）ものチェックが可能との説明。

資料を見ると中枢神経系９９項目・末梢神経系９３項目・内分泌系８７項目・循環器系１１８項目・がん関連４１項目・糖尿病関連４７項目・消化器系１１９項目・呼吸器系３７項目・生殖器系５０項目・運動機能関係

１３０項目・神経叢１１９項目・皮膚５５項目・細菌類３０項目・ウイルス３５項目・真菌類８８項目・アレルゲン３９項目・食物１８５項目・精神、感情１８５項目・その他ビタミン、ミネラル、アミノ酸等々の同調コードがあり、その同調コードを使って各項目のチェックが可能と書かれている。さらには本人がいなくても、本人の毛髪や写真があれば、それでも同じ様にチェックができるとのこと。

そして治療は、この装置により、同調コード情報を入力した水を飲むだけでよく、症状が改善したとの症例は沢山あり、中には癌や糖尿病がよくなったケースもあるという。しかも同調コード情報を入力する水は、一般に市販されている天然水でよいとの説明。

さらに詳しくいろいろと説明をしてくれるのですが、聞いている方としては、あまりのことに、「本当かいな？」という気持ちが先に立って、素直に説明が耳に入らない。

ＰＲＡの開発者である中村國衛医学博士（当時、北里大学分子生物学助教授）が作成された、資料や症例を見せられたり、その会社で、ＰＲＡの検証と指導に当たっておられた中村元信医学博士（同じ中村姓ですが血縁関係は無く、北里大学での恩師と生徒の関係）を紹介されても、何と無く怪しげという気持ちは拭えず、結局、その日は積極的に何を質問することもなく、会社を後にしたのでした。

ＰＲＡに驚かされる

家に帰って、家内に「どんな機械だったの？」と聞かれ、一通り見聞きしたことを説明しようとするのですが、どうにも要領を得ず、「何だかよく解らなかった。」としか言いようがありませんでした。

それから何日かして、私の家内が病院に行って乳がんの検査をすることになりました。以前からできていた胸のしこりがまた痛くなってきて、思い切って検査をということになったのですが、検査結果が判るのが２週間後ということで、帰ってきても何と無く不安で落ち着かないと言う。

「それならー度、そのＰＲＡで検査してもらったらどうか。」

との話になり、家内の毛髪（３cm、３０本程度をカットしたもの）を持って、再度、中村元信先生を訪ねることにしました。改めて西葛西の会社を訪問すると、中村元信先生が

「じゃあ、ちょっとチェックしてみましょう。」

と、気軽に引き受けてくれて、家内の毛髪をＰＲＡ装置のプレートの上において、チェックが始まりました。「ヴィー、ヴィー」との音とともに、パソコンが操作され、次々と結果が出ていく。その間、約１５分。免疫機能、ストレス、自律神経の項目に始まり、主要臓器、悪性腫瘍、悪性新生物、乳がんなど約５０項目がチェックされ、

「大丈夫、良性ですよ。」との中村先生の声。

一応は「ほっ」とするものの、「本当に、こんなに簡単にわかるのか？」との疑問も頭をよぎる。

「水も作っておきましたから、飲まれるといいですよ。」と、ニコニコと人の好い笑顔で検査結果と水を渡してくれる。

家に帰って、家内にこの結果を伝えると、「よかった。」と喜んではいるものの、私と同様、まだ一抹の不安は拭えない様子。

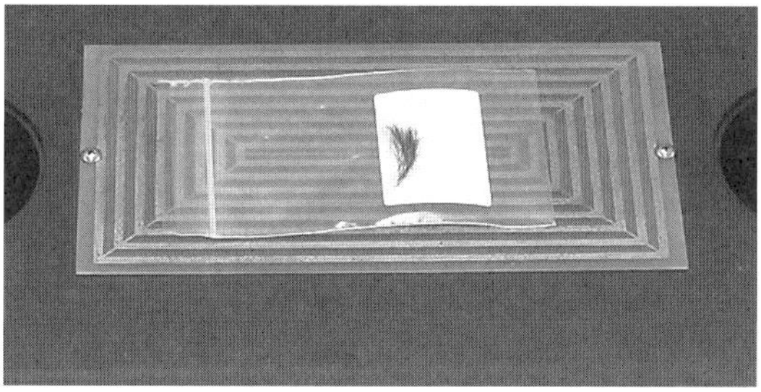

プレート上に置いた毛髪

その後２週間経って、病院での検査結果も問題無しとのこと。ただ、「痛むようなので、様子を見て１ヵ月後に取りましょう」との診断結果だったそうで、「やれやれ、よかった。」と、安心するとともに、ＰＲＡの検査の通りだったことに驚き、胡散臭い機械との認識を少しだけ改めることになりました。

そしてこの後、もう一度、ＰＲＡに驚かされることになります。病院での検査の後、１ヶ月経っても２ヶ月経っても、家内が病院に行く様子が無いので、
「どうして病院にしこりを取りに行かないのか？」と訊ねると、
「胸のしこりがなくなってしまった。」と言うのです。

しこりも無く、痛みも無いので、病院に行く必要がなくなってしまったとのこと。

「中村先生にもらった水を飲んだお陰としか考えられない・・？。」

私は知らなかったのですが、せっかく作ってもらったのだからと、家内はせっせとその水を飲んでいたらしいのです。ずっと気になっていたしこりだっただけに、ありがたいことなのですが、他に特別なことは何もしていないのに、水を飲んだだけで、しこりが無くなってしまうなんて、何とも不思議で仕方が無い。

こんなことがあって一月後、今度は、滋賀県に住む家内の姉から、
「８４歳の母親が胆石の痛みで苦しんでいる。手術で石を取るにも、体力が弱っているので手術もできないと医師に言われている。」とのこと。
家内の胸のしこりが無くなった話を聞いていた姉が、「その水で胆石はどうなのか？」との相談でした。
「どうかは知らないが、一度、試してみたら。」と、母親の毛髪を送ってもらうことに。

再び、中村元信先生のところへお願いに行き、テスト結果と水を宅急便で送ってやると、水が届いたとの連絡があった翌日、姉から電話があり、
「ありがとう。あの水を飲んでから嘘のように痛みが消えて、母親は神様がくれた水だと言って、喜んで飲んでいる。」との話。

そして、それから１ヵ月後、母親が病院に行ってレントゲンを撮ってもらったところ、そら豆大もあった石が消えて無くなっていたとの報告でした。

この話には後日談があり、家内と姉の間では、母親の体があまりにも弱っていたので、親しいお坊さんに葬式の相談までしていたらしいのです。ところが、中村先生に貰った水を飲みだしてから、胆石の痛みが消えただけでな

く、すっかり元気になって、家の側の畑に出て畑仕事までするようになったと言って驚いていたとのこと。家内の母親は「神様にもらった水」と喜んで飲み続け、それから１２年後、９６歳で大往生を遂げました。

中村元信医師が沖縄へ

疑り深い私もこの二つの出来事で、ＰＲＡを見直すようになりました。ＰＲＡに興味を覚え、ＰＲＡ関連の文献を少し読んでみようと、中村國衛先生が発表された文献や、関連図書を読み漁るようになりました。

また、会社が主催する中村國衛先生の講習会にも参加、ＰＲＡを操作できるようになるためのトレーニングも受けました。

そのような折、中村元信先生が沖縄に行かれることになりました。中村元信先生としては、ＰＲＡでの診療を柱とした診療所の開設を計画しておられたのですが、開業する前に、今一度、本格的にＰＲＡの検証をやってみたいとの希望を持っておられたそうで、協力していただける施設を探していたところ、沖縄の中城にある全床個室の総合病院・沖縄ハートライフ病院（現ハートライフ病院）で引き受けて頂けるようになったとのことでした。

沖縄ハートライフ病院の人間ドックで、半年間かけて、血液検査のデータとＰＲＡの検査データとの整合性を検証し、その結果を日本人間ドック学会で発表するとのお話で、１９９８年の春、東京での仕事を整理して、一人沖縄に出発して行かれました。

中村元信先生が沖縄に行かれて４ヶ月程経ったころ、中村國衛・中村良子（当時、昭和大学藤が丘病院・臨床病理助教授）先生ご夫婦と、眼科がご専門の志水裕介先生（当時すでにＰＲＡに取り組んでおられました）、中村元信先生のご家族とが一緒に、沖縄の中村元信先生のところを訪問されるとのお話があり、血液検査との整合性の結果に興味があった私も同行させて頂くことになりました。

沖縄ハートライフ病院にお邪魔をして驚いたのは、中村元信先生がＰＲＡを持ち込んで検証しておられた部屋のことでした。

大きな病院の中、誰もいない狭い物置のような部屋で、いくつかの棚が並んでいるその片隅に事務机がひとつ置かれていて、その机にＰＲＡがセットされている。何ともみすぼらしい寂しい風景でした。私としては、もう少し皆の注目する中で検証が行われているのではと、勝手に想像していただけに、少しショックを受けたことを覚えています。

この風景こそが、このＰＲＡの置かれている状況であり、周囲のＰＲＡへの評価を象徴しているのかと思いながらも、そのような中、ここまで来て、ひたむきに、一人黙々とＰＲＡの検証に取り組む中村元信先生の姿に、言葉には出さないものの心ひそかに感動していました。

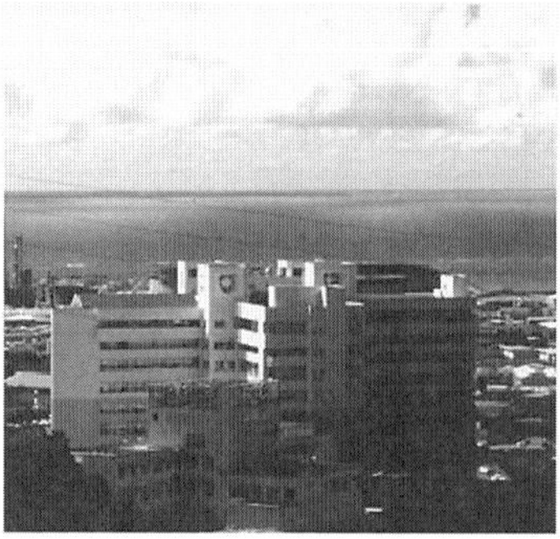

沖縄ハートライフ病院

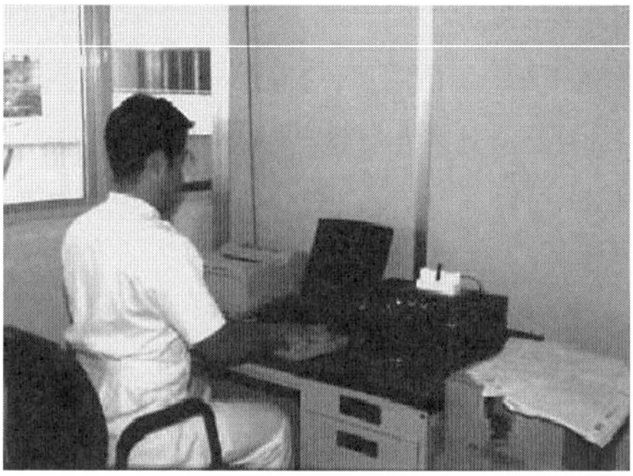

検証中の中村元信医師

ただ、そんな私の密かな思いなど関係なく、中村元信先生は相変わらず明るく元気で、

「ＰＲＡの検証は充分な手応えがありました。これでＰＲＡでの診療をやっていける自信がつきました。今年の８月の日本人間ドック学会での発表にも見通しがつきました。」

と、ニコニコとされている。

そして「こちらの方は皆さん親切で、何よりも泡盛が美味しい。すっかり沖縄が気に入りましたよ。」と、沖縄での生活を、心から楽しんでおられる様子でした。その日からの私たちの泊まりは、中村元信先生が借りておられた部屋に、全員、雑魚寝で泊まることになり、何やら合宿生活のようで、思い出に残る楽しい沖縄旅行になりました。

当時の沖縄ハートライフ病院の天願 勇理事長にもお会いすることができ

ました。
「知人の紹介で、中村元信先生とＰＲＡを知った。共同研究でやりたいとの話だったのだが、私も不用意に引き受けるわけにも行かず、私と院長の二人の毛髪を、何のコメントも付けずに東京に送るから、テスト結果を送ってほしい。私も院長も医師であり自身のことは分かっているから、その結果を見て判断する。」
と返事をされたそうで、中村元信先生から送られてきたＰＲＡの結果を見て、
「実は自分には水虫があるのだが、誰も知らない。女房も知らないのだが、送られてきた結果には、水虫があるとの結果が出ていて、これには驚いた。毛髪をチェックするだけで水虫が分かるとは、まあ、これなら大丈夫だろうということで引き受けさせてもらった。」
とのお話でした。さらには、
「中村元信先生は偉いよ。周囲からは怪しげと見られかねないこの装置に、これほど一生懸命に取り組んでおられる。私は興味があって協力をさせてもらっているが、この病院でも、５０名近くいる医師のほとんどの見方は否定的で、なかなか理解しようとしない。
中村元信先生の専門は形成外科で、先日も、酷い火傷の外来があったので、いつもなら近くの琉球大の医学部に行ってもらうのだが、その時は中村元信先生に対応してもらった。私も立ち会ったのだが、なかなかの腕で、もし普通に雇うならかなりの高給を出さなければ来て貰えない人だ。その様な人が、お金にもならないのに、わざわざ沖縄まで来て懸命にＰＲＡの検証に取り組んでいる。なかなかできないことだ。」
と、感心しておられたのが印象的でした。

思わぬ決意をすることに

私たちが東京に帰る前日になって、中村元信先生から、
「ＰＲＡの検証の結果は、私の期待に充分応えてくれるものでした。この結果を、８月の人間ドック学会で発表します。この種の装置を使った発表としては、国内で初めてのことで、記念の第一歩となります。」と話される一

方で、「ただ、残念なのはＰＲＡの会社のことです。どうも会社の経営がうまく行ってなくて、ひょっとしたら潰れてしまうかもしれないようです。もしそんなことになってしまったら、せっかく人間ドック学会で発表しても、ＰＲＡそのものが無くなってしまうという情けないことになってしまいます。これでは今まで、何のために頑張ってきたのか意味が無くなってしまう。」との話を聞かされました。

装置のメーカーの経営が苦しいとは聞いていましたが、それ程とは思っていなかったので、いつも元気な中村元信先生が見せる悔しげな様子に、事態の深刻さを思い、「大丈夫。私が何とかしますよ。安心してください。」と言わずにいられない気持ちになり、思わずその言葉が口を衝いて出てしまっていました。

医師でもない私にとってまったく畑違いの分野のことで、ビジネスとしても到底成り立ちそうも無い装置に関わることは、あまり賢い決断とは言えないのですが、ＰＲＡの開発者の中村國衛先生をはじめ、中村元信先生、そして志水裕介先生と、これらの人達が懸命に取り組むＰＲＡを何んとか残したい。私にどの程度のことができるかわからないが、ともかく出来る限りのことはやってみよう。これも何かの縁だと、沖縄に来るときは思いもしなかった決意をして、東京に戻ることになりました。

日本人間ドック学会での発表

東京に戻って関係者と会い、会社を引き受けることになりました。８月には中村元信先生も戻られて、１９９８年８月２８日・日光鬼怒川温泉で開催された第３９回日本人間ドック学会において、「微弱エネルギー解析装置の予防医学の応用について」との演題で、沖縄での検証の成果を発表、ＰＲＡにとって記念すべき第一歩を印すことになりました。

発表前、中村元信先生と私たちは、会場から何か厳しい質問が出てくるのではと緊張と期待をしていたのですが、座長を始め、会場のほとんどの人にとっては、まったく予備知識の無い内容だったこともあり、残念ながら会場からは何の反応もありませんでした。

ＰＲＡ－ＮＫ型装置がどの様な装置か、実際に見てもらわないことには質問も何もないだろうとの反省から、翌年の第４０回日本人間ドック学会の発表時には、会場の展示ブースにＰＲＡ－ＮＫ型装置を展示、ＰＲＡテストのデモも実施しました。

ＰＲＡテストの発表会場では前回と同様、特に反響は無かったのですが、展示ブースの方は大変でした。大手の錚々たる医療機器メーカーに挟まれて、聞いたことも無い名前だけが大層な会社（当時は、㈱量子科学研究所）が、縦３０㎝×横４０㎝×高さ約１５ｃｍの小さな黒い装置をパソコンにつなぎ、この装置だけで、体の病気や、生理機能、心理機能等を、やるつもりになれば、約1,６００項目チェックできるというのですから、そこに出展していた大手の医療機器メーカーの技術者や関係者にとっては、「何を馬鹿なことを」という以外にありません。

私どもの展示ブースの前で、小馬鹿にした様な態度での集中攻撃になりました。私自身が、ＰＲＡに初めて出会った時のことを考えれば、この反応は当然のことで、無理もないことだったと思います。私はこの時のことを思い出すと、今でも冷や汗が出てきます。怖いもの知らずというか、当時の乏しい知識と経験だけで、よく胸を張ってそれらの人に説明をしていたものだと思います。

ただ、私どもにとりましては、これらの人と喧々諤々の議論（議論になっ

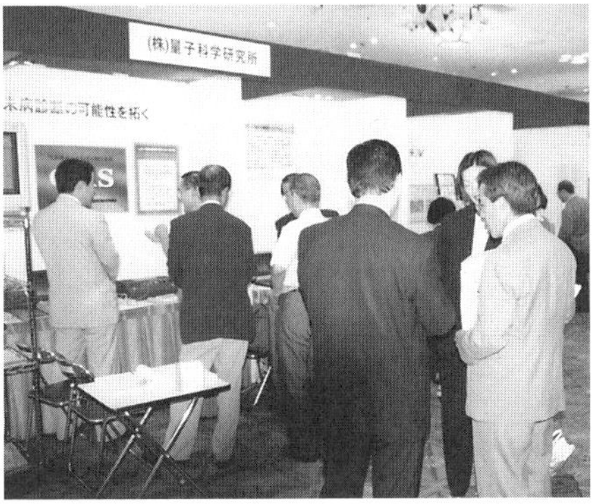

第４０回日本人間ドック学会展示ブース

ていたかどうかも怪しいですが）をさせていただいたことは大変ありがたいことでした。この後、ＰＲＡの原理解明に取り組もうとする私共にとって、多くの示唆を与えて頂ける貴重な経験になりました。また、振り返ってみれば、この時に受けた屈辱や、反発が、その後のＰＲＡへの取り組みの原動力の一つにもなっているような気がします。

もっとも、そんな喧々諤々の議論の中、試しにと、ＰＲＡテストを受けられた医師や検査技師の方々が、疑い深げにアルミ端子スティックを握りながらも、テスト結果を妙に納得げに聞いておられた姿は、なかなか興味深いものがありました。

ＰＲＡの普及を目指して

日本人間ドック学会の発表の後、しばらくしてから、現在の東京都町田市に、中村元信先生が東京ハートライフクリニックを開業、同じフロアーに会社も移転することになりました。中村元信先生と副院長の志水裕介先生は、臨床でのＰＲＡの臨床応用の実践と研究を、われわれはＰＲＡの原理解明への取り組みと装置の普及にと、ＰＲＡとの新しい歩みが始まりました。

新しくＰＲＡに取り組むにあたって、中村元信先生、志水裕介先生と二つの基本方針を確認し合いました。

１つは、ＰＲＡを普及するに当たって、医師、歯科医師、獣医など、医療資格のある人にしか販売しないこと。これはＰＲＡが医療器としての認可を受けてない以上、不用意に医療資格の無い人がＰＲＡを使って、医療まがいの行為を行った時、効果のあるなしに関わらず、医師法、薬事法違反の対象となり問題が発生する。その際、違反行為を行った人が問題であるにもかかわらず、ＰＲＡに問題があるかのように一般的には受け取られてしまう結果となる。

中村元信先生からは、「せっかく私を始めとして、中村國衛先生、志水裕介先生など、医師がＰＲＡ診療の実績を積み重ねて行っても、その様な事件が起こったら、それまでに積み重ねたものが一瞬にして終わりになってしまう。これからＰＲＡ診療に取り組んで頂く先生方にも迷惑をかけることになるので、これだけは守りたい。」との強い意向で、今後はＰＲＡを医療関係者にしか販売しないとの方針を確認しました。

この方針は、会社を経営する側にとっては大変なことで、販売対象を制限しなくてもなかなか売れず、会社にはこの時すでに約１億円もの負債があったのですが、医療関係者にしか販売しないとなったら、１６年前は今以上に医師の壁は厚く、全く１台も売れないという状況が何ヶ月も続きました。たまに問い合わせがあっても、医療資格の無い人ばかりで、泣く泣く他社の装置を紹介するしかありませんでした。（ただ、この方針は、私たちの薬事法についての解釈に誤解があり、後に東京都から薬事法上の指導、処分を受ける結果となってしまいました。詳しくは第Ⅲ部で。）

今一つは、ＰＲＡの原理解明への取り組み方への方針の確認でした。

ＰＲＡの機能には、私たちの常識や固定観念、学校で学んだ物理や化学の知識では、理解しがたいことが数多くあります。当時は、それらを説明しようとして、様々な説が発表されていましたが（詳しくは第Ⅲ部で）、そのいずれもが、現代科学の手法では検証のしようが無いものばかりで、一方的に自らの説を展開しているという状況でした。

私たちとしてはこの取り組みにあたって、『全てを説明しようとして慌てて仮説を立てない。まずは解ることと解らないことを整理する。そして解らないことは解らないこととして、そのままに、解ることだけを解明する。解らないことについては不用意に説明をしない。解らないことについては、今後の、臨床での症例や経験、機能の検証などを積み重ねることにより見えてくるものをもとに、それらを整合性を持って説明できる仮説を組み立てるようにする。』との方針を確認しました。

この２つの方針の確認のもと、東京・町田でのＰＲＡの取り組みが始まりました。ＰＲＡが１台も売れず、入金の無い日々が何ヶ月も続いても、ＰＲＡの不思議を解明せんとして、関連する図書や資料をむさぼる様に読んだり、中村元信先生や志水裕介先生と、診療時間の終わった後、夜遅くまで議論をしたりと、まるで若い学生時代に戻ったかのような楽しい充実した日々が始まりました。

東京ハートライフクリニック

東京郊外、小田急線・町田駅に程近いところに東京ハートライフクリニック（院長・中村元信医学博士）があります。初めて訪れた方は一応に「これがクリニック？」と驚かれます。無理もありません。医院らしいものは何一つ無く、「診察室」「待合室」と書かれた白い小さなプレートだけが、唯一それらしさを感じさせる位です。

観葉植物で一杯の木製の椅子が置かれた小さな待合室。予約制なので殆ど待たされること無く「どうぞ」の声で診察室へ。診察室の扉を開けると、そこは診察室というより書斎といったほうが似合うような部屋。ここにも観葉植物が一杯で、大きな木製のデスクが向かい合わせに二つと、椅子が二つずつ、そして机の上にはパソコンとＰＲＡと呼ばれる装置がそれぞれに一台ずつ。それだけです。診察台、医薬品や点滴や注射器など、従来の医院であれば当然そろっているものは何もありません。

迎えてくれる中村院長の姿も、白衣ではなく寛いだ私服、にこやかに気さくに「いらっしゃい」と迎えてくれる。部屋には静かにＢＧＭが流れ、医院に来たという雰囲気は全く無い。少し気になるのは書類と本が氾濫していることくらい。中村院長の座る椅子の隣の椅子に座って、問診が始まる。

１時間待ちの３分間診察に慣れている身にとって、思いもかけないゆっくりとした院長との会話の時間。愚痴交じりの話をたっぷり聞いてもらって、いよいよ装置を使ってのテストの開始。テストはＰＲＡと呼ばれる装置に繋がるアルミ棒を握っているだけ。中村院長が操作する装置から、「ヴィー、ヴィー」との音が聞こえてくるが、痛くも痒くも無い。

免疫機能、ストレスの項目に始まって、自律神経系、副交感神経、交感神経、肺臓、心臓、動脈、肝臓などなど、次々とチェックが進む。一つの項目のチェックに約５秒～１０秒、それぞれの項目に対し、【＋・－】の数値でテスト結果が表示されていく。テストをしている間も中村院長との会話が続き、必要に応じて項目が追加されていく。最終的には２００項目～３００項目がチェックされ、この間、約３０分～４０分。テストが終了する。

テストが終わると、テスト結果を見ながら中村院長の説明を受ける。自覚症状のある項目や、自覚症状が無くとも注意をした方が良い項目などについて、詳しく説明される。いちいち思い当たることがある。

説明を受けている間に、ＰＲＡで情報入力された水（処方水）が出来上がる。作成された処方水が、私にとって適切な情報が入力された水として作成されているかどうかの適合性テストが実施され、その結果を確認の上、処方水の飲み方について説明を受ける。

さらにはテスト結果に基づいて、今後、日常生活において気をつけること、食事、運動、呼吸法、心の持ち方、生活習慣など様々なアドバイスを受ける。また、人に進められるままに摂っていたサプリメントが何種類かあったので、このまま摂り続けていて良いのかどうかも、ＰＲＡでチェックをしてもらう。

気が付いたらあっという間に２時間近くが経過、今まで、これほど丁寧に自身の体のことや、日常生活において気を付けることを医師から直接聞けたことはなく、貴重な時間となる。料金は初診料５，０００円とＰＲＡテスト料が１５，０００円、さらに処方水が１０，０００円の合計３０，０００円。自費診療だけに通常の診療費と比べると高く感じるが、決して納得のいかない金額ではない。テスト項目の多さはもちろんのこと、自分の体のことについて、これだけの時間をかけて、医師の説明を聞いたり質問ができたのは初めてのこと。また、よくよく考えてみれば、今回の適合性テストで効果が無いと判定されたサプリメントの中には、それ以上の金額のものがあった。

最後に少し膝が痛いのでと言うと、「じゃあ、その痛みも取っておきましょう」と中村院長。ＰＲＡ装置に交互に手を置いて約１５分、長年どうしようもなかった痛みがすっかり取れてしまう。「杖を突いてこられた方が、痛みが取れて楽になり、忘れていかれた杖がそこにありますよ。」とニッコリ笑っている。

（2）波動医療と呼ばれて（中村元信）

私（中村）のクリニックにはＰＲＡという装置が２台あるだけです。診察台も無ければ、レントゲンも無く、医療機器といわれるものは何もありません。注射器も無ければ薬もありません。他に有るものといえば、阿蘇の麓から取り寄せた３００CC入りのペットボトルの水と、医王石といわれる石の粉末を、ワセリンとプラスチベースに混ぜた軟膏だけ。

これだけで開業以来、１８年間診療をやっています。ガンの患者さんもいれば、アトピーの方もいます。胃潰瘍の方もいれば、脳梗塞の方もいます。神経痛の方もいれば、腰痛の方もいます。アレルギー、花粉症の方もいれば様々な不定愁訴の方もいます。ありとあらゆる科の患者さんがお見えになられます。また、症状が無くても全身をチェックして欲しいとお見えになる方もおられます。

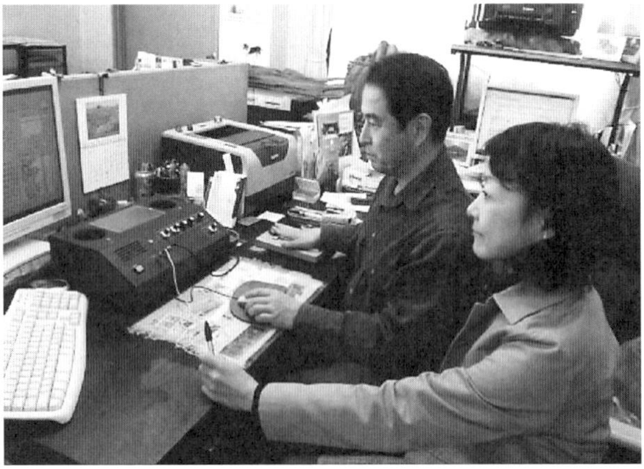

東京ハートライフクリニック診察室

患者さんは、予約で外来におみえになる方よりも、遠方から検体（毛髪や爪）を送ってこられる方のほうが多くおられます。中には、海外の方もおられます。遠方の方には、検体と一緒に、問診表をお送り頂いたり、電話でご連絡を頂いたりして、ＰＲＡを使ってのテスト（ＰＲＡテスト）を実施しています。また、テストの結果にもとづいて、処方水（市販のミネラルウオーターをベースにしたもの。当院では、阿蘇の麓で採取された水を使用）や軟膏をお送りしています。

ＰＲＡを使用しての診療では、従来の検査法や治療法と違って、目に見える「もの」を対象とはしていません。現代医学で行われているレントゲンやエコー、ＭＲＩ、ＰＥＴのように形状の異常を診るための画像診断や、血液検査やその他の生化学検査で行われる生化学物質や神経伝達物質などの質量を検査する検査法、治療においては、薬を投与したり、外科手術のように体を物理的に処置する方法などと違って、目に見える「もの」を前提とした医療はやっていません。

検体によるＰＲＡテストでは、毛髪や爪を検体として使用していますが、その毛髪や爪を成分分析して、そこに含まれる水銀や重金属の量を調べるというような検査をしているのではありません。ＰＲＡテストでの検体の役割は、本人を特定するためのものであり、本人を特定できるものであれば、毛髪や爪でなくても何でもよいのです。血液でも尿でもかまいません。一般的には保管が容易なので、毛髪や爪を検体として使っています。

テスト項目には、胃や肺や心臓などのような臓器や器官、悪性腫瘍やウイルス、アレルゲンや細菌類など物質的なものの同調コードもありますが、この場合も、胃や肺や、悪性腫瘍やウイルスを、「もの」として、そのままを対象としているのではなく、その「もの」の背景にある非物質的な現象（この非物質的な現象とは何かについては、第Ⅲ部で詳しく解説されています）を対象としています。

また、同調コードの中には、目に見えない生命現象といわれるものをコード化したものもあります。例えば、情緒、感情などの心の機能や、東洋医学でいわれる「気」のエネルギー、魂やスピリットといわれる霊性、さらには生命力、生命エネルギーといわれる根元的な働きなど、定量化できないことを理由に、現代科学や医学の対象から外されてきた生命現象も対象となっています。

ＰＲＡを使用しての診療は、この様な目に見えない非物質的な現象や生命現象を対象とした医療であることから、私たちはこれを非物性医療と呼んでいますが、一般的には、非物性、つまりは何らかの波動的な現象を対象とした医療であるとして、波動医療と呼ばれているようです。

波動医療の特長

ＰＲＡを使用しての診療では、目に見えない非物質的な現象や生命現象を対象としていることから、従来の検査法や治療法ではできなかった様々なことが可能になります。

ＰＲＡを使ってのテストでは、病気や症状、臓器や器官などの生理機能、情緒・感情などの心理機能、霊性関連、ウイルス、アレルゲン、重金属、食物等の、それぞれのテスト項目（同調コード）が、被検者の体に与える影響の適・不適と、その程度を判定できることから、

（１）病気や症状が、被検者の体に与えているダメージの程度や、治療の成果

（２）臓器や器官、組織などの、生理機能の働きの良し悪し

（３）情緒・感情などの心理機能や、霊性関連、ウイルス、アレルゲン、重金属などの、体に与える影響

（４）薬やサプリメントおよび様々な治療法の適合性

などを判定することができ、従来の血液検査や、画像診断では得られない身体状況を捉えることができます。

また、ＰＲＡのテスト項目（同調コード）には、免疫、ストレス、自律神経、交感神経、副交感神経、疲労、疲労毒素、極度疲労、心配、いらいら、四肢冷感、手足冷感、酸素、低酸素などの全身状態を判定する項目があり、臓器、運動器の異常との関連性を診ることで、病因を探ることが可能になります。

さらには、この全身状態を診れることに加えて、器質的疾患として現れる以前の機能的疾患等を診れることから、ＰＲＡのテスト結果は、未病診断への応用が可能となります。

その他、従来の診断では、主観的な判断に頼るしかなかった、情緒・感情などの心理機能や、東洋医学でいわれる「気」のエネルギー、霊性関連の

テスト項目のような、目に見えない生命現象の影響評価を数値化して判定ができるようになります。また、それらの項目と、体の病気や症状との相関の程度の判定もできるようになっています。

テスト技法としての大きな特長には、「簡便、迅速、非侵襲」があげられます。テストは、被検者がいる場合は、装置に付属のアルミ端子スティックを握っていただくだけでよく、検体で実施する場合は、毛髪（３センチ・３０本程度）をカットしたもの、あるいは、毛髪のない方であれば、伸びた爪をカットしたものを、装置のプレート上に置いて、必要な同調コードを選択、テストを行います。テスト結果は、その場で出ます。一項目あたりの所要時間は、約１０秒程度です。

このテスト技法の最大の利点は、被検者の体に一切の負担をかけないという点にあります。アルミ端子スティックを握るといっても、電気を通すわけではありません。痛くもかゆくもありません。検体の採取も、髪の毛を少し切るだけですから、赤ちゃんでも問題ありません。

治療においても、特別な薬剤や化学療法、あるいは、電気、磁気、超短波放射線などのエネルギーの直接的な効果を意図しての治療法は採っていないことから、体への負担はなく、体に優しい治療法といえます。現在までに、私自身の症例を含め、あわせて数万以上の症例がありますが、副作用の報告はありません。

治療の対象となる病気や症状は、治療に必要なコード情報が的確に入力されるなら、あらゆる病気や症状が治療の対象となります。そのためには、治療に必要なコードの解明やコード採取が重要になり、医師としての知識と経験と感性が要求されることになります。（医者としての能力が試される、なかなか厳しい場面です）

治療に使っているものは、前段でも述べましたように、治療に必要な情報を保持させるための媒体として、阿蘇の麓から取り寄せた３００cc入りのペットボトルの水（ＰＲＡで調べたところ、情報が入りやすいとの結果が出たので、私はこの水を使っています。他の天然水でも、特に問題はありません。）や、医王石といわれる石の粉末（これも、この粉末を入れた方が情報が入りやすいので使っています。）を、ワセリンとプラスチベースに混ぜた軟膏を使っているだけです。

その場で治療する場合は、必要に応じて、約５分〜１５分、装置の治療情報発信回路部（ウェル）に手を置いていただき、治療（パンチショット法）をします。治療情報発信回路部には、微弱な磁場が発生しますが、地球上の磁場より少し強い程度の磁場で、磁気そのものでの治療効果を狙ったものではありません。

処方された水を飲む、軟膏を塗る、パンチショット法、いずれの方法も、体にかかる負担は極わずかで、これが波動医療での治療の最大の特長といえます。

波動医療への取り組み方は、ＰＲＡを診療に取り入れる先生方の診療方針によって様々です。中村國衛先生のように、現代医学では治療が難しいとされる癌や難病、慢性疾患に取り組まれる先生や、日常の内科診療において、ＰＲＡを聴診器代わりに診断の補助具として、診断の裏づけや、治療法、薬剤の適合性のチェックに使用されている先生、心身相関をテーマに取り組まれる先生、パンチショット法を中心に整形、リハビリや、疼痛のコントロールに取り組まれる先生、予防医学、前世療法、東洋医学に応用される先生方など、様々な取り組みが行われています。（詳しくは、この後ご紹介していきます）

アルバート・エイブラムスのＥＲＡ

本書に登場するＰＲＡ（Psychogalvanic Reflex Analyser ＝精神電流反射分析器）と名付けられた装置は、今から約１００年前、アメリカ・スタンフォード大学医学部の病理学教授であり、内科医でもあったアルバート・エイブラムス（Dr. Albert Abrams ／ 1863 〜 1924）が、腹部打診法の研究の中で発見したＥＲＡ（Electronic Reaction of Abrams ＝エイブラムスの電子反応）と呼ばれる現象を原理としています。

腹部打診法とは、患者の腹部を軽く叩いて、その音を手がかりに診断をする方法のことで、エイブラムスは腹部打診法による診断を得意とし、その研究の過程で、臨床上、貴重な多くの発見をしました。

ある日、彼が大学の研究室で患者の打診音を調べていると、近くにあったX線装置に、突然、スイッチが入れられました。すると、それまで患者を軽く叩いて出ていた打診音が鈍い音に変わってしまったのです。

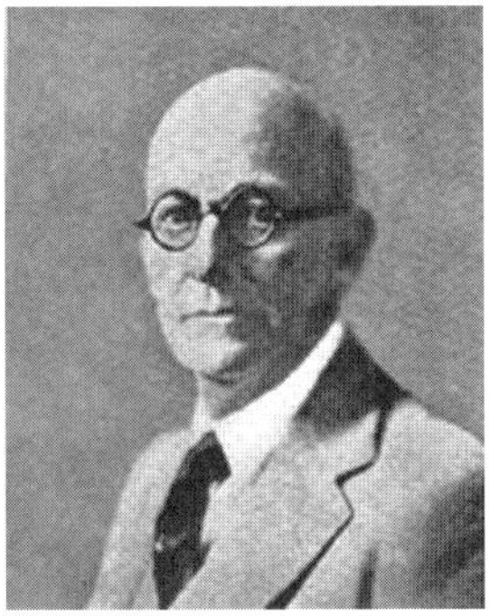

アルバート・エイブラムス

不思議に思ったエイブラムスは、さまざまに試したところ、この現象は、患者が東と西に向いているときにだけ起こり、南北に向いているときは起こらないことに気がつきました。彼は、これは地球の磁場と個体の電磁場との間には、何らかの関係があるのではと推測しました。

後日、エイブラムスは、X線装置が作動していなくても、唇にガン性腫瘍がある患者の場合も同様に、南北を向いているときを除いて、常に打診音が鈍くなることを発見します。さらに他のガン患者でも同様のことが観察されることから、エイブラムスは、これらの現象は、X線から放射されるエネルギーや、ガンが集合的に成長する分子の振動から放射されるエネルギーに反応して、上腹部の神経繊維の収縮が起こっているのであり、ガン患者の場合は、それが永続的な収縮状態にあると考えるようになりました。

エイブラムスはさらに研究を進め、健康な彼の助手の額にガン組織のサンプルを軽く触れさせると、ヘソのすぐ上の打診音が鈍くなり、離すと打診音がもとに戻ることを発見します。同様に、結核にかかった組織のサンプルでは、へそのすぐ下の部分の打診音が鈍くなることや、他の病気にかかった組織でも同様に、それぞれに対応した腹部の特定の部位の打診音が変わることを発見しました。

次いでエイブラムスは、病理学的標本から出る放射が導線を伝わることを発見します。エイブラムスは、結核にかかった医師の肺の感染部分を特定するために、１．８メートルの導線の両端に小さな金属の円盤をつけたものを用意、片方の円盤をその医師の額につけ、もう片方の円盤を彼の助手に持たせ、その円盤を助手の胸の上でゆっくりと動かすように指示をしました。エイブラムスが助手の体の打診を続けていくと、医師の結核の感染部位の位置で、助手の体の打診音が変化、センチメートルの範囲内で感染場所を特定することに成功します。

さらには、寝たきりの患者の額と、健康な助手の額とを同様の導線でつなぎ、助手の打診音で、寝たきり患者を診断することにも成功します。

これらの発見から、エイブラムスは、病理学的標本から出る放射には、何らかの電気的な特性があるのではと考えるようになり、より詳細な診断をするために、可変抵抗器の接続を試みました。その結果、可変抵抗器のダイヤル数値と、特定の病理学的標本との間には相関性があることを発見しました。

梅毒にかかった組織標本では５５、ガンでは５０、結核では１５というように、病気や症状について多くのダイヤル数値が確認されました。

そしてこのことにより、たとえ診断がついていなくても、可変抵抗器のダイヤル数値を設定、打診音を取ることで、病気が特定できるようになったのです。これらのダイヤル数値は、「レート＝ＲＡＴＥ」と呼ばれ、診断と治療に応用されるようになりました。

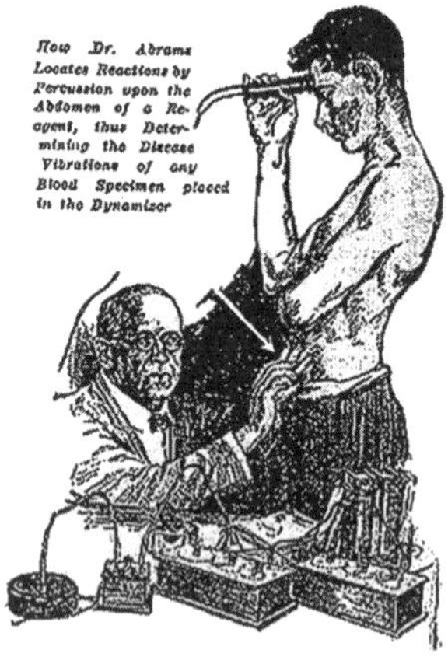

エイブラムスの診断風景

さらにエイブラムスは装置を改良、回路上の可変抵抗器の数を増やすことで、ガンかどうかの判定だけでなく、ガンがどの部位にあるか、症状の程度はどうかなども判定できるようにしました。また、この装置を使うことで、一滴の血液からでも、同様に診断することに成功しています。

エイブラムスが、これらの反応を「電子反応」によるものと考えたことから、彼が発見した様々な現象は、ＥＲＡ（エイブラムスの電子反応＝Electronic Reaction of Abrams）と呼ばれるようになりました。

診断と治療の新しい考え方

次いでエイブラムスは、この装置を使って、マラリア患者の検体と、マラリアの治療薬である硫酸キニーネの粒を一緒にして打診音を取ると、マラリアを示していた打診音が、マラリアを示さなくなることを発見します。さらに、健康な助手の検体と、キニーネの粒を一緒にして打診音をとると、マラリアの打診音になったのです。

彼はこれこそが、マラリアで苦しむ患者に、キニーネを処方する科学的根拠だと確信しました。キニーネ分子が放射するエネルギーが、マラリア分子の発する放射を無効にしていたのです。

エイブラムスは他の解毒剤でも同じような現象が起こることを確認します。そして、これらのことから、マラリアとか、梅毒にかかった組織が放射するエネルギーを無効にするような装置ができるなら、キニーネや水銀剤と同じように、病気の治療や症状の改善に効果があるに違いないとの確信を持つようになりました。

エイブラムスはこの考えにもとづき、友人の無線技師・サミュエル・ホフマンの協力を得て「オシロクラスト（Oscilloclast）」という装置を完成させました。エイブラムスは、このオシロクラストを使って、診断と治療に多くの成果を上げることに成功します。彼はその成果を、１９１６年、「診断と治療の新しい考え方＝New concepts diagnosis and treatment」として発表しています。

ただ、残念なことに、エイブラムスが発見した、これら一連の現象は、当時の医学常識からは（現在でも、あまり変わりはありませんが）、まったく荒唐無稽なものと受け取られ、エイブラムスだけでなく、エイブラムスの指導を受けた他の医師達により、臨床で多くの成果が上げられていたにもかかわらず、当時のアメリカ医学会に受け入れられることはありませんでした。

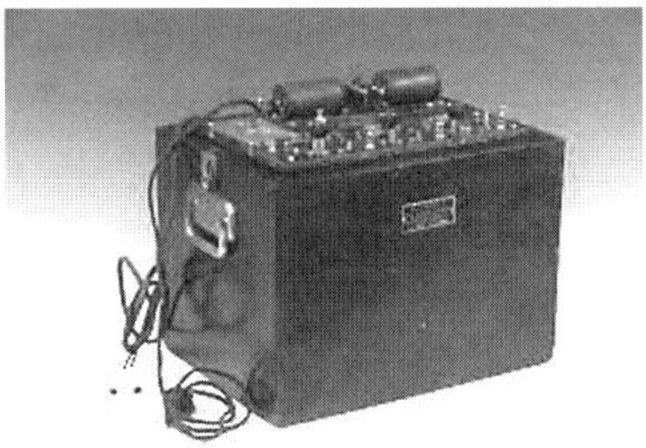

オシロクラスト

しかしながら、エイブラムスの装置は、その臨床成果に注目する医師達に研究は引き継がれて行きました。その中の一人、ルース・ベイマー・ドラウン女史（Dr.Ruth Beymer Drown ／アメリカ脊椎矯正医／ 1892 ～ 1963）により、助手の腹部打診音に代わる反応の検出装置として、ゴム製パッドが開発されました。これにより診断に助手を必要としなくなり、検者だけでの操作が可能となりました。ドラウンが開発したこの装置は HOMO-VIBRA REY INSTRUMENT（＝放射同調装置）と名づけられ、これが現在のＰＲＡの原型となっていると考えられています。

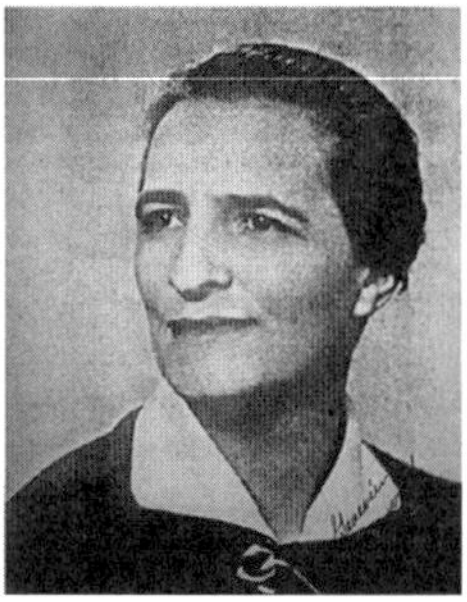

ルース・ベイマー・ドラウン

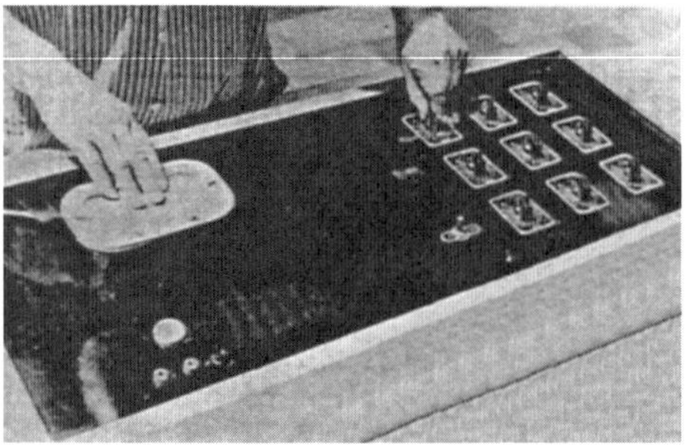

ドラウンの装置

エイブラムスが腹部打診法の研究の中で発見した、①すべての物質には何らかの未知なる放射（波動）がある。②発生した放射（波動）は、空間や導体を伝わり、検出器としての人間の反射音（腹部打診音）を利用して捉えることができる。③多くの病気や症状は、腹部の特定の部位の打診音の変化として捉えられる。④症状からの放射（波動）には、周波数的な特性がある。⑤症状からの放射（波動）を調整（中和）することで、症状の改善に効果がある等により、これらを基礎とする全く新しい医療が誕生することになりました。

ＰＲＡ－ＮＫ型装置の誕生

１９９０年代の初め、エイブラムスのＥＲＡの流れをくむ設計図が、アメリカの西海岸から持ち帰られたのをきっかけに、私の大学時代の恩師でもある中村國衛医学博士（当時、北里大学分子生物学助教授）が中心となり、旧・

日本電素工業株式会社の協力を得て、装置の試作への取り組みが始まりました。充分な資料もない中、何度も試作を繰り返した後、１９９５年2月、現在のＰＲＡ－ＮＫ型（Psychogalvanic Reflex Analyser － Nakamura Kunie type ／精神電流反射分析器）の前身となるＱＲＳが完成しました。

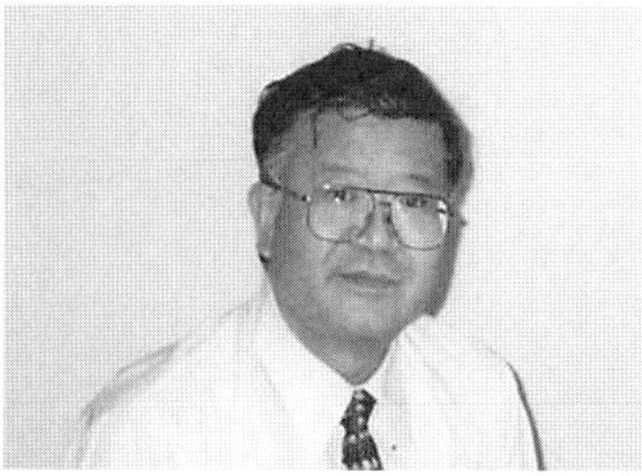

中村國衛医学博士

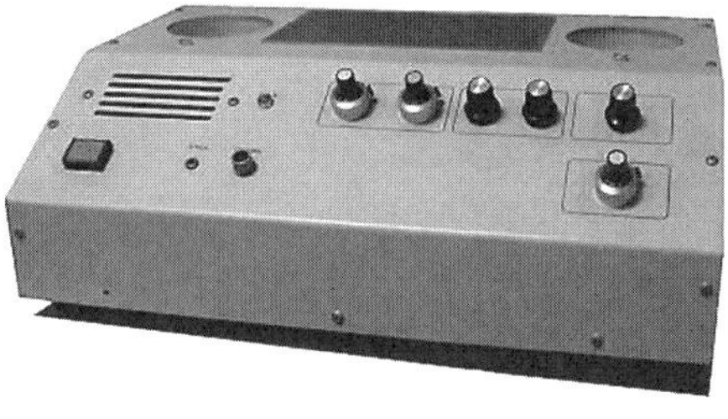

開発当初のＱＲＳ

ＰＲＡ－ＮＫ型は、エイブラムスのＥＲＡを基本原理としていますが、現代の臨床現場の要請に応えられるよう、装置には多くの改良が加えられています。

まずその一番大きな違いは、ＥＲＡ装置では、複数の可変抵抗器が用いられ、そのダイヤル数値である「レート」をもとに、診断と治療が行われていましたが、ＰＲＡ－ＮＫ型では、これらの可変抵抗器はなくなり、代わりに、アルファベットと３桁の数値の「同調コード」に変更され、パソコン画面上に表示されるようになりました。ＰＲＡ－ＮＫ型では、この「同調コード」を使って、診断と治療を行います。

また、同調コードの数も飛躍的に増え、２０１３年１２月現在、約４,０００コード（病気や症状、臓器、器官、組織などの生理機能、情緒・感情などの心理機能、霊性関連、ウイルス、アレルゲン、ミネラル、重金属、食物など）が採取され、診断や治療の必要に応じて、同調コードは、適宜、追加、採取されています。

次いで大きな違いは、ＥＲＡでは、助手の腹部の打診音の変化に基づいて判定が行われていましたが、ＰＲＡでは、装置に付属のプローブの操作に伴って起こる、オペレーターの生体インピーダンスの変化（皮膚の電気抵抗、筋力の変化）を、発信音の変化として捉え、それをもとに判定しています。

これにより「レート」の特定時や診断時に、助手を必要としなくなり、プローブ操作のみで、「同調コード」の特定や診断が可能になりました。またプローブは、当初はスティック型で、両手で操作していたのですが、現在はパット型となり、片手で操作できるように改良されています。

さらに、エイブラムスが、治療に使っていたオシロクラストは、無線装置に似た発信装置でしたが、ＰＲＡ－ＮＫ型では、治療用コード情報の発信装置部は、微弱磁気発生回路に改良され、診断のための回路部と一体となった装置になっています。現在、ＰＲＡ－ＮＫ型での治療は、このコード情報発信装置部から、直接、体に治療用の同調コード情報を入力するパンチショット法や、治療用同調コード情報を水や軟膏に入力、その水を飲む、あるいは軟膏を患部に塗るなどの治療法や、検体を利用した遠隔療法などが行われています。この他、装置は、すべてパソコンで操作されるようになり、カルテ作成、カルテ管理も、パソコンで行えるようになっています。

私（中村元信）とＰＲＡとの出会い

１９９４年頃、当時、私は形成外科医として病院に勤務していたのですが、ＰＲＡの前身のＱＲＳの開発と、基礎研究に取り組んでおられた中村國衛先生から声をかけて頂き、先生の自宅で、初めて、ＰＲＡを見せて頂きました。その時、見せて頂いたＰＲＡは、現在のようなＰＲＡではなく、何台目かの試作器で、白い装置だったのを覚えています。そのＰＲＡで私自身のテストをして頂き、健康面では特に問題は無かったのですが、花粉症の指摘を受けたのを記憶しています（当時は、花粉症の自覚は全く無かったのですが、後に、症状が出るようになりました）。

その時に、ＰＲＡで水（中村國衛先生は、磁化矯正水と言っておられました）を作成して頂いたのですが、説明を聞いても、あまりよく分からなかったことや、特に自覚症状も無かったことから、先生には申し訳なかったのですが、その水は飲まずに、どこかに置いたままになってしまいました。

その翌年、父が上顎洞の癌と診断され手術を受けました。中村國衛先生にも、そのことを話したところ、とても気にかけてくださって、父の毛髪でＰＲＡでのテストをして頂くことになりました。結果は、父の全身状態をよく把握できており、その後の経過も継続してみて頂くことができ、本当に助かりました。

ただ、毎回、毎回、先生の手を煩わせるのも申し訳ないので、自分自身でＰＲＡに取り組もうと考え、中村國衛先生にご相談をしたところ、先生のご了解を頂き、当時、行われていた講習会（現在と違って、１週間、ホテルに泊まり込んでの合宿が行われていました）に参加させて頂くことになりました。

ところが、１週間の合宿で掴めたことといえば、何となく「共鳴」「非共鳴」の音が出るようになっただけで、これではいけないと、合宿から帰って１ヶ月、ひたすら自分一人での練習に取り組み、ようやく安定的に「共鳴」「非共鳴」の音が出るようになりました。

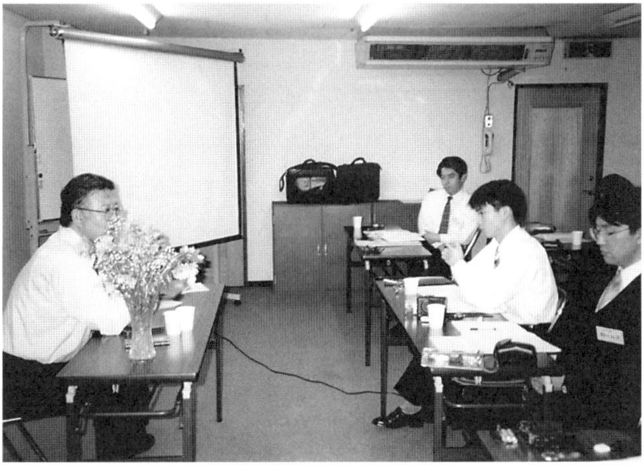

当初の研修会

この後、病院勤務のかたわら、父のテストだけでなく、自信の無いままに自分自身や家族のテストをするようになりました。なかなか自信を持ってテストをすることができなかったのですが、自分で、「これで大丈夫、使えている」と思えるようになった時のことは、今でもよく覚えています。

それは、ＰＲＡでのテストをやり始めて２ヶ月程経った頃、母方の親戚の法事で集まった際に、親戚のおばさん３人の髪の毛を預かり、そのテスト結果を報告したときのことでした。１人は血糖値に問題があり、もう１人は子宮筋腫があり、いま１人は腰痛があると指摘したところ、それぞれが一様に驚かれ、その通りとの回答を頂いたのでした。

さらに同じ時期、知り合いの医師から頼まれて、女性の患者さんの検体（毛髪）を預かり、テストを実施したところ、卵巣腫瘍との結果が出てしまいました。その医師は、「本人からそんな話は聞いていない。そんな馬鹿なことはない。」と言って否定され、私も不安になったのですが、念のためにと本人に確認したところ、その医師には言ってなかっただけで、本人は卵巣腫瘍があることを知っておられたのでした。

残念ながら父は亡くなってしまったのですが、様々な経験から、ＰＲＡに手応えを感じ、その魅力に引かれた私は、それまで勤めていた病院をやめ、中村國衛先生が主催される量子医学研究振興会に常勤させて頂くことになり、ＰＲＡの検証を重ねることになりました。今から１８年前、１９９６年の春のことでした。

沖縄でのＰＲＡテストと血液検査との整合性の検証

量子医学研究振興会でＰＲＡの検証と研究を続けながら、いずれは自分で、ＰＲＡを臨床に応用してのクリニックを立ち上げたいと考えていた私は、クリニック開業前に、是非とも人間ドックにおいて、本格的にＰＲＡのテスト結果と、従来の検査法との整合性の検証を実施したいと思い、協力して頂ける医療機関を探していました。

そのような折に、私の友人から、沖縄の中城にある全床個室の総合病院・かりゆし会沖縄ハートライフ病院（当時、天顔 勇 理事長）の人間ドックセンターで引き受けて頂けるとのお話を頂き、さっそく、沖縄に行くことになりました。

１９９８年4月から５月にかけて、沖縄ハートライフ病院人間ドックセンターにおいて、人間ドックを受診された２４０名（男性１６５名、女性７５名）の方を対象に、検証を実施させて頂きました。

検証方法は、採血後３０分以内の血液サンプルを検体に、それをＰＲＡのプレート上に置いてＰＲＡテストを実施。その結果と、血液検査、生化学検査の結果との整合性の検証を行いました。

ＰＲＡテストでは１２項目＝「免疫」、「ストレス」、「コレステロール血症」、「肝臓」、「痛風」、「血糖」、「ヘモグロビン」、「膵臓」、「脂肪細胞」、「糖尿病」、「低血糖」、「高血糖」の同調コードを使ってテストを実施しました。

これらのテスト項目の中から、６項目（コレステロール血症・血糖・ヘモグロビン・肝臓・痛風・膵臓）のテスト結果と、血液検査、生化学検査結果との比較を行いました。

それぞれのテスト項目と、血液検査、生化学検査結果との比較は、以下の項目で行っています。

（１）ＰＲＡテストの「コレステロール血症」コードのテスト値と、コレステロール・中性脂肪・ＨＤＬの３種の値
（２）ＰＲＡテストの「血糖」コードのテスト値と、血糖値
（３）ＰＲＡテストの「ヘモグロビン」コードのテスト値と、ヘモグロビン値
（４）ＰＲＡテストの「肝臓」コードのテスト値と、ＧＯＴ・ＧＰＴ・γ-ＧＴＰ・ＡＬＰの４種の値
（５）ＰＲＡテストの「痛風」コードのテスト値と、尿酸値
（６）ＰＲＡテストの「膵臓」コードのテスト値と、アミラーゼ値

このときの整合性の検証結果は、単純比較で約７３％との結果でした。ただ、この検証結果を詳しく検討してみると、いくつかのことに気がつきました。

判定に際しては、「コレステロール血症」コードとの比較項目であるコレステロール・中性脂肪・ＨＤＬの３種の値や、「肝臓」コードとの比較項目であるＧＯＴ・ＧＰＴ・γ-ＧＴＰ・ＡＬＰの４種の値の内、１種でも正常値を逸脱した場合、及び、他の検査においても、正常値を少しでも逸脱した場合には異常と定義して判定しました。

PRAテストと血液検査の比較の１例

テスト項目	QRテストカウント値	判　　定	比較検査項目	検査結果
コレステロール血　　症	－５	一　致	コレステロール 中性脂肪 HDL	２９９↑ ２１８↑ ４５
肝　　臓	５	一　致	GOT／GPT γ－GTP ALP	３７／６８↑ ５３↑ １２６↑
痛　　風	５	一　致	尿　　酸	７．４↑
血　　糖	－３	不一致	グルコース	８９
ヘモグロビン	１２	一　致	Hb	１５．４
基　準　値	１０			

しかし、実際の臨床の場では、たとえばGOTが正常値から１～２程度逸脱していても、異常と解さないほうが多いことから、コレステロール、中性脂肪、HDL、GOT、GPT、γ-GTP、ALPおよびアミラーゼについては、それぞれ正常値から±２以内の逸脱で異常と分類した例数を、尿酸およびヘモグロビンについては、正常値から±０．２以内の逸脱で異常と分類した例数を調べてみました。

その結果、コレステロール血症では１０例、肝臓では４例、痛風では４例、血糖では４例、ヘモグロビンでは４例、膵臓では８例、合計で３４例ありました。これらを正常誤差範囲と判断して、より臨床判断に近い定義で再検討してみると、整合性は８０％以上となりました。

また、不整合のデータ（血液検査では正常であったが、PRAテストでは異常を捉えていた）として処理されていたものの中には、肝機能検査は正常であったが、超音波検査上では脂肪肝と判定されたケースが２例、血糖値は正常であったが、Hb A1 cが異常で糖尿病と診断されていたケースが１例、血糖値は正常であったが低血糖症の既往があったケースが１例ありました。

その他、興味深いものとして、ドックの問診表に、糖尿病の家族歴があると回答した１８例中９例で、また、甘い物の間食が多いと回答した４例で、血糖値が正常であったにもかかわらず、ＰＲＡテストの「血糖」コードで異常が検出されるケースがありました。

ＰＲＡテストの精度については、１９９７年、中国・北京市中西医結合病院の趙蘭才氏によるＰＲＡテストと西洋医学的診断との癌の判定結果の比較検証では、９２％の整合性があったとの報告があり、２００１年には、志水裕介先生により、緑内障性乳頭陥凹比（Ｃ／Ｄ比）とＰＲＡテスト値を比較して、ＰＲＡテストとＣ／Ｄ比が一致した例が、９１％であったと報告されています。

これらの報告と比べて、この時の結果はやや低くなっていますが、これはＰＲＡテストが、従来の検査法と比べ、病態をより包括的に判定しているという特殊性があり、ＰＲＡテストの有用性の判断は、血液検査、画像診断、病理診断、そして臨床経過など、包括的な臨床的判断との比較においてのみ可能であり、血液検査のみと単純比較することで、その精度を判定することには限界があると言えます。

この検証結果については、この年の８月、第３９回日本人間ドック学会において発表をさせて頂きました。国内の医学会では、この種の発表は初めてのことで、おそらく会場におられた先生方にとっては、何のことかよく解らなかったのではないでしょうか。しかし、ＰＲＡと私たちにとっては、記念すべき第一歩となりました。

沖縄での貴重な経験

沖縄での検証は、私にとって多くの貴重な経験をさせて頂く機会となりました。ＰＲＡテストの実施に際しては、受診者の情報は氏名、生年月日、性別だけで、既往歴、家族歴、食物嗜好性などの事前情報は一切無いままＰＲＡテスト行いました。この時には、すでにＰＲＡを使うようになって2年半ほど経っていたので、ＰＲＡテストには、ある程度自信を持っていましたが、集中的にテストを行うことで、テストの技量が上がるかもしれないとの判断から、４月と５月の前後期２期に分けてテストを実施しました。

結果は、前期と後期で精度が約１０％アップしました。ただこの結果については、テストの技量が上がった結果によるものなのか、それともテスト環境への慣れが影響してのものなのかについての結論は出ていません。

当初は、朝、採血したサンプルを受け取り、３０分以内にテストを終了させ、もとに戻さなくてはならないという不慣れな環境の中、かなりのプレッシャーを受けながら、あわててテストを実施していました。後半には、その状況にも慣れ、落ち着いてテストが実施できるようになりました。その結果が、１０％の精度の違いとなったのかもしれません。

全症例での結果

テスト項目 比較項目	感度		特異度	
	一致例／全例	％	一致例／全例	％
コレステロール血症 Ｃｈｏｌ 中性脂肪 ＨＤＬ	９０／１２１	７４．４	８７／１１３	７７．０
肝臓 ＧＯＴ／ＧＰＴ γ－ＧＴＰ ＡＬＰ	３９／５１	７６．５	１３２／１８９	６９．８
痛風 尿酸	４９／６６	７４．２	１２５／１５２	８２．２
血糖 グルコース	４２／５７	７３．７	１３２／１８３	７２．１
ヘモグロビン Ｈｂ	１４／２２	６３．６	１５１／２１０	７１．９
膵臓 アミラーゼ	２７／４０	６７．５	６２／９５	６５．３
総集計	２６１／３５７	７３．１	６８９／９４２	７３．１

前期後期別結果

テスト項目 比較項目	期間	感度 一致例／全例	感度 ％	特異度 一致例／全例	特異度 ％
コレステロール Ｃｈｏｌ	前期 ４月	３０/４７	６３．８	４６/５７	８０．７
中性脂肪 ＨＤＬ	後期 ５月	６０/７４	８１．１	４１/５６	７３．２
肝臓 ＧＯＴ／ＧＰＴ	前期 ４月	１１/１７	６４．７	６８/８９	７６．４
γ－ＧＴＰ ＡＬＰ	後期 ５月	２８/３４	８２．４	６４/１００	６４．０
痛風	前期 ４月	１６/３１	５１．６	５６/６８	８２．４
尿酸	後期 ５月	３３/３５	９４．３	６９/８４	８２．１
血糖	前期 ４月	１９/３２	５９．３	６１/７６	８０．３
グルコース	後期 ５月	２３/２５	９２．０	７１/１０７	６６．４
ヘモグロビン	前期 ４月	３/８	３７．５	７５/９８	７６．５
Ｈｂ	後期 ５月	１１/１４	７８．６	７６/１１２	６７．８
膵臓	前期 ４月	８/１３	６１．５	３１/４９	６３．２
アミラーゼ	後期 ５月	１９/２７	７０．４	３１/４６	６７．４
総集計	前期 ４月	８７/１４８	５８．７	３３７/４３７	７７．１
	後期 ５月	１７４/２０９	８３．２	３５２/５０５	６９．７

いずれにしても、血液検体と、氏名、生年月日、性別だけの情報で、限られた時間の中、集中的に多くの人のテストを行うという経験のおかげで、ＰＲＡテストへの自信はより一層深まることになりました。

治療においても、いくつかの貴重な経験をさせていただきました。ＰＲＡ－ＮＫ型の開発者である中村國衛先生は、ＰＲＡ診療の大きなテーマのひとつとして、現代医療で治らないとされている、難病や癌の治療への取り組みを積極的に進めておられました。私もそれらの成果のいくつかを見聞きしていましたので、人間ドックでの検証を進める一方で、ＰＲＡの診療に理解をして頂ける院内の先生方にご協力頂き、末期の癌の患者さんで、治療の方法がなく、手の施しようがないという方を５名ほど、ＰＲＡでフォローさせて頂きました。

これらの患者さんの中で一番印象に残っているのは、７０歳代・石垣出身の男性の方でした。前立腺癌が脊椎と腰と骨盤に転移、痛みで寝返りも打てず、寝たきりの状態の方でした。水もあまり飲めないということだったので、生理食塩水にＰＲＡで情報入力、栄養剤や抗生物質の治療用点滴の中にそれを入れ、点滴治療を行いました。

４月の初めに治療を始めて、３週間後には、車椅子で動けるようにまでなりました。これは良かったと喜んでいたのですが、体調がよくなってきたので、止めていた免疫療法を再開しようということになり、免疫療法を始めたら、一気に悪くなり、亡くなられてしまいました。ＰＲＡだけでもう少し続けていられたら、どうなっていたか、残念に思われてなりません。

６０才代・男性・肺がんの患者さんの場合、痛みがひどく、モルヒネを使っていたのですが、ＰＲＡで情報入力した生理食塩水の点滴で、痛みが劇的に軽減、モルヒネをほとんど必要としなくなりました。在宅に切り替わり、私が沖縄にいた半年間は、ＰＲＡで診ていたのですが、私が東京に戻ってからのことはうかがっておりません。

少しショックな出来事もありました。７０才代・男性・食道癌の患者さんだったのですが、痛みで、何ものどが通らなかった方が、ＰＲＡでの点滴治療を始めて、流動食が取れるようになり、外泊ができるようにまでなりました。ところが、この方を診るようになってから３ヶ月が経過した頃、夜８時過ぎ、食事をして病院に戻り、ＰＲＡでこの方のテストをやろうとしたのですが、何故かカウントが取れない。昼に、この方のテストをしたときには問題なくできていたのに、何故だろうと、不思議に思って医局を訪ねると、午後４時過ぎに亡くなられていたとのことでした。

この方が亡くなられたこともショックだったのですが、それと同時に、ご本人が亡くなると、検体として使っていた毛髪でテストができなくなるという驚きの体験に、ＰＲＡで捉えている世界の不思議さを、改めて考えさせられる貴重な経験になりました。

未病医療をテーマに開業

いろいろなことを経験させて頂いた沖縄での生活でしたが、美しい自然と、愉快で暖かい人達に囲まれ、おいしい沖縄料理と泡盛、すっかり沖縄のファンになった嬉しい半年間でした。天願先生をはじめとして、沖縄ハートライフ病院のスタッフの方には大変お世話になりました。心から感謝しています。この沖縄ハートライフ病院での貴重な経験のひとつひとつが、現在の私の診療の原点になっています。

私自身は、もともとは形成外科医として褥瘡（床ずれ）の研究に取り組み、創傷被覆剤の開発などにも携わってきました。褥瘡（床ずれ）は、圧力が体の同じ場所にかかり続けることにより、皮膚の血液循環が阻害され、皮膚が死んでしまうことで起こります。時には、骨まで露出する深さまで達し、骨髄炎の発生や、創部の感染から生命を脅かすこともあります。ほとんどの褥瘡は寝たきりが原因で起こります。褥瘡の予防は、同じところに圧力がかからないように、体位変換や、エアマットなどの除圧用具が使用されます。予防を行えば褥瘡の発生も防げますし、術後の経過も良好です。

褥瘡の予防は除圧しかなく、最適の除圧法が様々に研究されていますが、いくら圧力を取り除こうとしても、圧力を完全に取り除く方法は無く、圧力を完全に取り除くためには、寝たきりにならないことしかありません。結局、究極の褥瘡予防は、寝たきり予防しかないということになります。これはこれで、当たり前のことといえば当たり前のことなのですが、私にとっては、褥瘡の研究に携わって、改めて予防の大切さを教えられることになりました。「寝たきりにならないためには、どうしたらよいか。」これが褥瘡研究に取り組んで見つけた、次の私のテーマとなりました。

その頃、父が上顎洞の癌と診断され、手術を受けました。残念ながら、治療の甲斐なく父は亡くなってしまったのですが、当初、父が訴えていた違和感から、歯を抜いたり、ＣＴ検査では蓄膿との診断を受けていました。父の手術後、改めて専門書を読んでみると、ＣＴ検査の結果から、上顎洞の癌の可能性も疑われたことや、上顎癌で歯を抜いたことで、そこから広がってしまうことがあると書かれていました。私自身が医者でありながら、これらのことに気づかなかった無念さや、もっと早期に病気を発見できていればとの悔いが残り、予防医療、未病医療への取り組みを真剣に考えるようになりました。

父の病気がきっかけでＰＲＡと出会い、ＰＲＡの検証を進める中で、ＰＲＡの予防医療、未病医療への応用の可能性に興味を持つようになりました。特に、沖縄ハートライフ病院での検証で、症状として現れていない（血液検査の結果として出ていない）段階の異常を捉えていることが確認できたことで、人間ドックとは違った、予防の分野を切り開いていけることに確信を持つようになりました。

ホンダの創業者である本田宗一郎氏だったと思いますが、生前、どこかの雑誌で、「病気の人が行く病院はあっても、健康な人が行く健康院がない。健康院があってもよいのではないか。」と言っておられたのですが、沖縄から戻って、予防をテーマにしたクリニックを開業したいと考えていた私にとって、本田氏の言う「健康院」がぴったりの言葉でした。

開業に当たり、医療機関としての届けは当然のことながら、診療方針、診療体系が違うため、従来の保険診療では無理で、自費診療で始めるしかありませんでした。予防をテーマに、自費診療だけでやっていけるのか、まったく自信はなかったのですが、思い切ってやるしかありませんでした。届けを受け付けてくれた保健所の担当の方までが、「本当に自費診療だけで大丈夫ですか？やっていけるのですか？」と心配をしてくれていました。

開業して１８年目になりますが、先にも述べましたように、いろいろな方にお見えいただけるようになりました。健康診断だけでなく、いろいろな病気の方もお見えになります。名前をあげれば皆さんご存知の方も、何人かお見えになっておられます。町田で自費診療クリニックを経営していけるのかと保健所の方にまでご心配いただきましたが、おかげさまで診療を続けることができています。

私は「未病医療」をテーマに開業したことから、診察室にはＰＲＡだけを置いて診療を行ってきましたが、ＰＲＡの使い方としては、従来の診療方法の中において活用することが最も適切ではないかと考えています。

近い将来、当たり前のように診察机の上にＰＲＡが置かれ、気になることがあれば患者さんにスティックを握ってもらい、医師が聴診器代わりにその場でＰＲＡテストを実施する。そんな景色が現実のものになればと期待します。

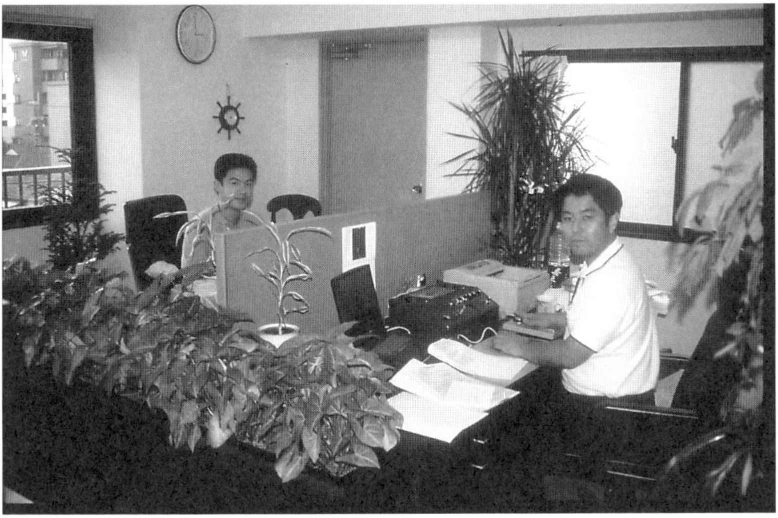

開業当時の診察室（私と志水裕介先生）

■ＰＲＡ診療での症例：

この１８年間で、約１万人近くの人をＰＲＡで診てきましたが、ＰＲＡテストを体験したことが無い人からは、アルミスティックを握るだけで、あるいは毛髪だけで本当に診断ができるのかと繰り返し尋ねられ、不信の目で見られ続けてきました。

クリニックを開業して１６年、この間、もし医師としてＰＲＡを使って頓珍漢なことをやっていたなら、誰にも相手にされず、クリニックをたたむことになっていたのでしょうが、患者さんは紹介から紹介へと広がり、多くの方に来院して頂けるようになりました。処方水のお蔭で助かったと喜んで頂いている沢山の人や、現在も処方水を飲んでおられる方もおられます。

症例のご紹介を始めたらきりがありませんが、その中からいくつか症例をご紹介します。

（1）８１歳、近くの鍼灸師のお母さんで、足が痺れるという主訴。その鍼灸師の方から、ＰＲＡで本当に診断がつくのかどうか確認をしてみたいとのお話を頂きました。お母さんが病院で脊椎造影、ＭＲＩの検査を行う予定になっているので、その前に、私がＰＲＡテストを実施、その後、脊椎造影、ＭＲＩの検査を行って、ＰＲＡテストとの整合性を検証するということになりました。

患者さんご本人が当院に来られてＰＲＡテストを実施。まず、動脈性の疾患でないことは、この方のＰＲＡテスト基準値（＋８～＋１０）に対し、「動脈」＋１０、「血液循環」＋９、「動脈硬化」＋８、「血栓」＋９等のテスト結果で確認できました。次いで腰椎、胸椎、頸椎関連のテストを実施したところ下記の通りの結果となりました。

腰椎は、「第１腰椎」＋１１、「第２腰椎」＋８、「第３腰椎」＋５との結果でしたが、「第４腰椎」が－７、「第５腰椎」が－６、「痺れ」が＋３、「神経圧迫」が－８との結果で、第４腰椎以下の腰椎によって脊椎神経が圧迫されていると考えられる結果でした。

その後に実施した脊椎造影、ＭＲＩの結果は、脊椎造影では腰椎３

番まで造影剤が流れているものの、腰椎４番,５番には流れていない。ＭＲＩでは腰椎４番による神経の圧迫が確認されました。また、本人の自覚症状はないものの、先に実施したＰＲＡテストで－３と出ていた頚椎６番についても、ＭＲＩ上、頚椎６番がヘルニアとなっていることが確認されました。

脊椎造影

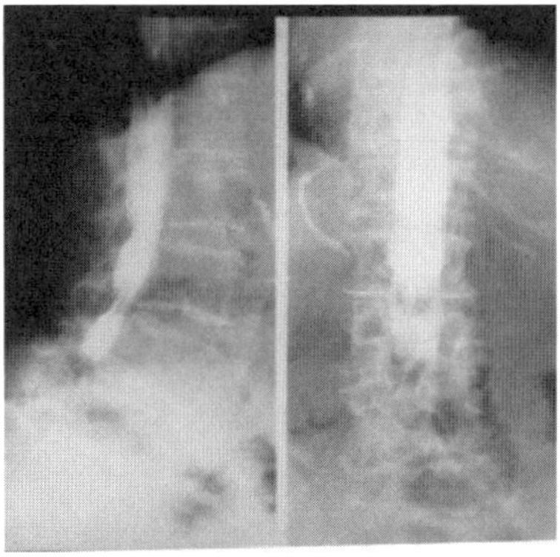

頚椎６番のテスト値－３は、自覚症状がある腰椎４番,５番のテスト値－７よりもマイナス値が小さいことから、自覚症状は無いものの画像上何らかの変化があるはずと診ていたのですが、その通りの結果となりました。

その後、棘突起切除術が施行されましたが、ＰＲＡテストでも手術部位のテスト値の低下が確認できています。

（２）札幌市在住の５８歳の男性。自営業。仕事が忙しく、顔色が悪いので、家族に勧められて、毛髪による遠隔の診療を受診されることになりました。毛髪とともに送付されてきた問診票には胃部の症状として心窩部にガスがたまるとのことでした。

２００１年１１月１日、毛髪による全身のＰＲＡテストを実施したところ、個人基準値（＋２～＋４）に対して、「ストレス」－５、「胃」－６、「胃組織」－４、「胃潰瘍」－４との結果でしたので、胃の機能低下と胃潰瘍の可能性を指摘するとともに、処方水を作成、テスト結果と共にご本人にお送りしました。

その５日後の、１１月６日に札幌の大学病院を受診。内視鏡の検査を受けたところ、胃潰瘍が見つかりました。ＰＲＡテストから大学病院を受診し、内視鏡の検査を受けるまで、胃の症状に特に変化はなかったそうです。

その後のＰＲＡテストの結果は以下の通りで、テスト数値の改善と共に、胃潰瘍は治癒しました。治療経過を診るためのＰＲＡテストは、初回に検体として送られてきた毛髪を、そのまま使用してテストを実施しています。

ＰＲＡテスト結果（基準値＋２～＋４）

基準値:＋2～＋4　2001年11月1日			
	2001	2001	2002
	11/01	12/27	03/06
	14:32	11:12	18:26
Item			
免疫機能	+3	+2	+8
ストレス	−5	−5	−1
自律神経系	+1	+1	+9
副交感神経	+3	+2	+8
交感神経系	−2	−4	+8
胃	−6	−1	+7
胃組織	−4	−2	+8
十二指腸炎	+2	+4	+8
胃炎	+2	+3	+8
胃潰瘍	−4	+2	+8
胃（潰瘍）の痛み	−1	+3	+8
胃の出血	−1	+3	+8
潰瘍	−2	+3	+8

内視鏡

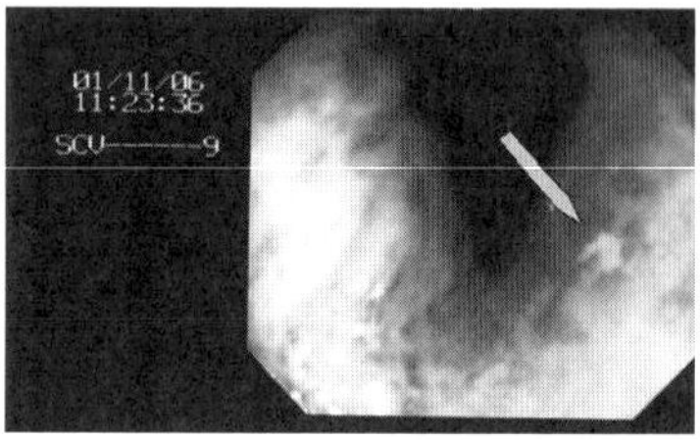

（３）ＰＲＡテストのテスト項目にはアレルゲンの同調コードがあり、アレルゲンの血液検査と整合性のあるデータが取れています。私のところでは血液検査は行っていないのですが、他院でのアレルゲンの血液検査の日と、ＰＲＡでのアレルゲンのテスト日が、偶然、重なったことがあり、後で患者さんがその時の血液検査の結果を持ってきてくれま

ＰＲＡテスト結果
（基準値＋６～＋８）

ブタクサ	+8
カモガヤ	+2
アキノキリンソウ花粉	+2
ヨモギ	−1
モミガラ	+7
チモシー	+5

アレルゲン検査結果

特異的 IgE CHART　(ご依頼者)2MS01110
被検者名　様　(科名) ジビカ　入院・外来　(Dr名) エ
採取日　12/11　性 F　年令　才　(病棟)　(カルテNo) 236499

アレルゲン名	検査結果	単位	スコア 0 (0)	1 (1/2)	2 (1)	3 (2)	4 (3)
ブタクサ	0.08	IU/ML	*				
ヨモギ	14	IU/ML				*	
アキノキリンソウ	10	IU/ML				*	
イラクサ	0.34イカ	UA/ML	*				
カナムグラ	0.34イカ	UA/ML	*				
スギ	0.05イカ	IU/ML	*				

したので、その整合性（ヨモギ・アキノキリンソウ）が確認できました。

（４）７２歳、男性。主訴特になし。１９９４年に胆嚢摘出術を行った際に輸血を受け、その後Ｃ型肝炎を指摘される。大学病院で月に一度、定期検診を受けながら、週一回、強ミノファーゲンＣの静脈注射を受けておられました。

２０００年１０月２６日、当院を受診され、全身の健康状態をＰＲＡテストで判定しました。この時の肝機能の血液検査はＡＳＴ（ＧＯＴ）、ＡＬＴ（ＧＰＴ）ともに正常値で、ＰＲＡテストでも問題はありませんでした。

２００１年7月１１日、ご本人が受診できないため、知人の方が代わりに来院され、検体として爪（両手の爪の伸びた部分をカットしたもの）を持参されると共に、現在の体調は良好であるとのご本人からの伝言がありました。

また、当院でＰＲＡテストを実施する前の６月２９日に、大学病院で血液検査を行なっていましたが、ご本人はまだその結果を知りませんでした。

ＰＲＡテストの結果、個人基準値（＋４～＋６）に対して、「免疫」＋３、「肝臓」＋２、「ウイルス」－３、「Ｃ型肝炎ウイルス」－３となり、肝機能の低下が認められました。その旨をご本人に伝え、何か原因と考えられるようなことはありませんかと聞いたところ、5月１１日から、強ミノファーゲンＣを止めて、経口解毒薬Ｇ錠に治療を変更したということだったので、経口解毒薬Ｇ錠の適合性テストを実施しました。

その結果、経口解毒薬Ｇ錠が肝機能悪化要因になると判明。適合性テストの結果をご本人に伝えたところ、ご本人の判断で7月１６日よりＧ錠を中止、強ミノファーゲンＣの静脈注射に戻しました。その後の血液検査の結果や、ＰＲＡテストの結果は（表1）の通りで、数値は改善しています。

この症例から、ＰＲＡテストは、（1）肝機能についての血液検査と整合性のあるデータが取れる。（2）適合性テストにより、G錠が肝機能低下の原因になっていることが特定でき、テスト結果に基づいて治療法を変更したところ、肝機能の改善をみた。（3）ＰＲＡテストでは、検者のプローブ操作に基づきテスト結果が表示されることから、テスト結果に検者の恣意的な要素が影響するのではとの指摘を受けることがあるが、７月１１日のＰＲＡテスト実施時点では、６月２９日に実施された血液検査の結果は判っておらず、検者、被検者共、被検者の体調は良いとの認識でテストを実施している。ＰＲＡテストの結果は、免疫、肝機能が低下との結果で、体調は良いとの認識とは反対の結果となった。７月１１日時点でのＰＲＡテスト結果が、被検者の肝臓の機能を反映していたことは、事前（６月２９日）に実施されていた血液検査の結果で確認することができ、ＰＲＡテストには恣意的な要素が介入しないことが確認できた。（次頁表1）

問診での回答と、ＰＲＡテストの結果が異なることは、臨床で頻繁に経験されることですが、裏付けとなるデータを得る機会がなかなか無い中、このケースは貴重な機会となりました。ＰＲＡテストでは、検者の恣意的な要素の影響は無く、その場で結果が出ることから、適切な対応が時をおかずに実施できることが大きな特長の一つと言えます。

G錠の適合性テスト結果

項　目	テスト値	相関値
免　疫	＋3	＋3
肝　臓	＋2	－4
肝　炎	－3	－3
自律神経	＋3	＋2
聴神経	＋3	－1

（表１）血液検査とＰＲＡテストの経過

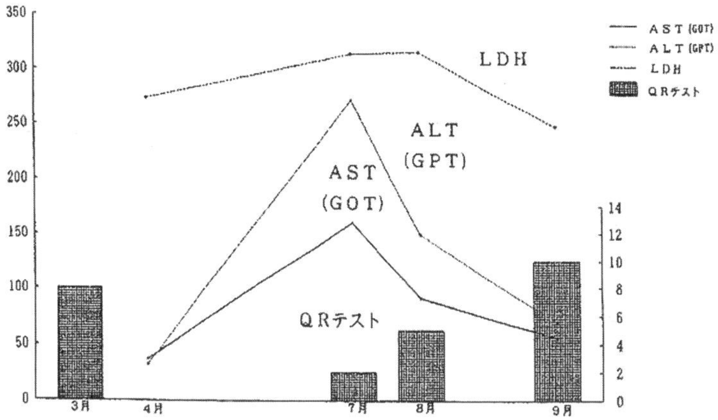

（５）７４歳、女性。口腔粘膜癌との診断。腫瘍、口腔粘膜の治療のため、Ａ大学病院の口腔外科で抗癌剤の治療後、上顎骨切除の予定が組まれていました。ところが、抗癌剤治療のため肝機能が低下し、治療が続けられなくなったためＴ病院に転院。その後、その病院の耳鼻科で治療を受けられていました。Ｔ病院で腫瘍部の組織検査をしたところ、癌細胞は見つからなかったにもかかわらず、放射線治療が行なわれました。ただ、この時も治療の副作用が出たため治療は中止されました。

当初から、ＰＲＡテストでは悪性腫瘍の悪性度は高くなく、抗癌剤、放射線の治療は必要が無いと言っていたのですが、それぞれの治療は実施されてしまいました。抗癌剤の治療の副作用が出たため上顎骨切除の手術は中止になりましたが、もし副作用が酷くなく、上顎骨除去手術が実施されていたらと思うとぞっとします。その後、当院で、定期的なＰＲＡテストと処方水の処方をしていますが、このことがあってから１１年が経過しますが、口腔粘膜の異常はありません。

（６）６１歳、女性。心因性高血圧。仕事が忙しく、肩こり、眩暈を感じ、近くの医院を受診されたところ、血圧１８０／１０２mmHgのため降圧剤を処方されました。ご本人は納得できないため、知人に当院を紹介され、来院されました。ＰＲＡテストの結果は、個人基準値（＋４〜＋６）に対して、「高血圧」は＋６で基準値内で問題なく、「自律神経」が＋１０で機能亢進、「極度疲労」が－３とのことで、血圧は疲労による自律神経の影響と判断。ご本人も納得され、降圧剤は呑まずに処方水だけを飲まれることになりました。それ以後、血圧は１２０〜１４０／７０〜９０mmHgで、７年経過した現在も落ち着いています。

（7）２０１１年3月１１日に発生した東日本大震災は大地震、大津波による被害と、福島第一原発の事故という危機的な事態を引き起こしました。福島第一原発の事故後、２０１１年6月になって、デトックスの研究を進めておられるＫ社より、放射線に関する３名の方の毛髪を検体としたＰＲＡテストの依頼を受けました。

それぞれの方の問診票には、氏名、生年月日、居住地域、体格、血圧、疲労度、睡眠、排便、排尿が簡単に記載されているだけで、放射線被曝に関する状況説明の記載は特にありませんでした。

問診票には、以下の記載がありました。

【６２歳：福島在住の女性】高血圧のため降圧剤を服用していて、軽い疲れがある。

【４６歳：東京在住の男性】軽い疲れがある。

【３１歳：千葉在住の男性】特に記載なし。

■ＰＲＡテストのテスト項目は、免疫、自律神経、疲労の程度、放射線障害、血液造血機能、白血病、甲状腺関連をテストしました。ＰＲＡテストの結果は、次のページ表１の通りでした。

【６２歳：福島在住の女性】は、特に異常なし。

【４６歳：東京在住の男性】は、放射線障害はあるが、血液、甲状腺の異常は無し。

【３１歳：千葉在住の男性】は、放射線障害による血液、甲状腺ホル

モンの異常あり。

■ＰＲＡテストの後、開示された生活状況は、次のページ表１の通りでした。

【６２歳：福島在住の女性】福島原発から３０キロ圏内に居住の方。

【４６歳：東京在住の男性】原発建屋の作業員として、４号機から約５００メートル離れた所で、新しいタンクを作る作業を行っていた。5月～6月、１日3時間、２４日間働く。

【３１歳：千葉在住の男性】原発建屋周囲にて3交代勤務で4月から5月にかけて、１日3時間、２ヶ月間働く。薄い放射線防護服を着ていたが、作業によって作業着が切れて被曝した可能性があると話していたとのこと。

表1：ＰＲＡテスト結果

（６２歳女性）

	6月22日
基準値	+2～+4
免疫	+8
ストレス	0
放射線障害	+1
セシウム	+3
ストロンチウム	+3
リンパ組織	+4
白血病	+3
好中球減少症	+2
トリヨードサイロニン	+1
チロキシン	+4

（４６歳男性）

	6月22日
基準値	+4～+6
免疫	+4
ストレス	-6
放射線障害	-4
セシウム	+4
ストロンチウム	-3
リンパ組織	+2
白血病	+1
好中球減少症	+2
トリヨードサイロニン	+3
チロキシン	+3

（３１歳男性）

	6月22日
基準値	+4～+6
免疫	+4
ストレス	-2
放射線障害	+3
セシウム	+4
ストロンチウム	+1
リンパ液	-3
白血病	-4
好中球減少症	-3
トリヨードサイロニン	-3
チロキシン	+1

私としては、ＰＲＡテスト実施前に、被検者の被曝状況の情報を与えられていなかったことから、それぞれの居住地（福島、千葉、東京）での放射線被曝の状況をチェックするためのＰＲＡテストかなと考えていたので、福島の方より東京、千葉の人の方が放射線の影響を受けているとのテスト結果は意外だったのですが、原発建屋の作業員

の方の検体と判って、このテスト結果に納得がいきました。

放射線を受けた時、内部被曝の影響が問題であり、一般に同じ環境下であれば作業時間が長い程被曝を受けると考えられます。ＰＲＡテストにより、作業時間に比例した放射線による臓器障害の判定ができたことから、ＰＲＡテストは、人体に対する放射線被曝の影響を調べるのに有効であると考えられる結果となりました。

（8）５２歳、男性。医師。肺癌。２００２年９月２２日に、肺癌手術後にゲフィニチブ（商品名イレッサ）を服用したところ、呼吸不全を起こし、ＩＣＵに入院中という連絡。さっそく毛髪により薬（ゲフィニチブ）との適合性テストを施行したところ、悪性腫瘍に対しては効果があるものの、肺の機能低下、炎症を増幅させるとの結果が出たので、薬の服用の検討を伝えました。その後、ゲフィニチブの服用を中止、症状は回復し、現在も元気で活躍されています。

このＰＲＡテストの約１か月後、２００２年１０月１５日になって、読売新聞紙上に、ゲフィニチブ（商品名イレッサ）による副作用死の報道が掲載され、図らずも、この時のＰＲＡ適合性テストの結果の有効性が確認される結果となりました。

2002 年 9 月 22 日のＰＲＡテスト結果と 2002 年 10 月 15 日付読売新聞の記事

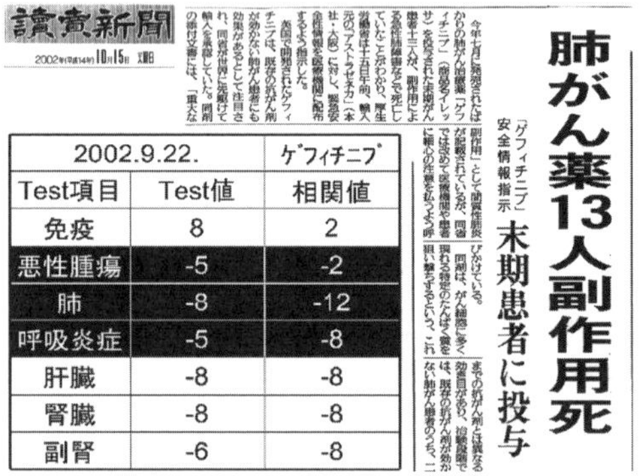
讀賣新聞

2002年(平成14年)10月15日 火曜日

肺がん薬13人副作用死

「ゲフィチニブ」安全情報指示

末期患者に投与

2002.9.22.		ｹﾞﾌｨﾁﾆﾌﾞ
Test項目	Test値	相関値
免疫	8	2
悪性腫瘍	-5	-2
肺	-8	-12
呼吸炎症	-5	-8
肝臓	-8	-8
腎臓	-8	-8
副腎	-6	-8

（9）４５歳、女性。腎巣状硬化症。蛋白尿が出ていて、週３回輸血をして

おられました。初診時、ＰＲＡテストの「カルシウム沈着」－６の数値が気になり、ご本人に確かめたところ、毎日、多量のサンゴのカルシウム（サプリメント）を摂っておられるとのこと。それが原因と考えられるので、サンゴのカルシウム（サプリメント）を控えた方がよいと指導、ご本人も納得、摂るのを止められました。その時は、透析をしなければならなくなるかもと心配していたのですが、それまでに行っていた治療に加えて、ＰＲＡ処方水を飲用し、腎臓の機能は回復、蛋白尿はでなくなりました。透析をすることも無く、現在も元気に生活しておられます。

ＰＲＡテスト結果

	1999.4.15	1999.6.24	1999.8.24	199910.22
免疫	4	15	18	23
ストレス	−10	−6	−3	−1
肝臓	2	3	6	6
腎臓	−13	−7	3	7
ウイルス	−13	−9	−4	−4
ﾐﾈﾗﾙ欠乏	−13	−3	0	0
ﾍﾓｸﾞﾛﾋﾞﾝ	−12	−9	−5	−4
ｱﾙﾌﾞﾐﾝ尿	−5	−3	1	3
下腿浮腫	−18	0	0	0
ｶﾙｼｳﾑ沈着	−6	0	0	0

（１０）５８歳、女性。顔面の多発性の湿疹（紅斑）で、いくつかの医療機関を受診。それまでに約６０種類のアレルゲンの検査を行なっていたのですが、原因がわかりませんでした。当院を受診されＰＲＡテストでアレルゲンのテストを施行したところ、牛乳の他、大豆、インゲン豆、アーモンド、ピーナッツなど豆類の影響を受けていることがわかりました。豆類は本人の好物だったそうですが、摂るのを控えてもらうように指導、ＰＲＡ処方水の飲用と、ＰＲＡ処方の軟膏を塗布したところ、２週間で治癒しました。その１週間後、飲食店でソラマメを食べたところ、また湿疹が出現しました。

（１１）４３歳、女性。２０１１年１１月３０日にＰＲＡテストを実施したところ、個人基準値（＋６～＋８）に対して、「骨粗鬆症」が－１、「ビタミンＥ」が－２との結果でした。この結果は、それぞれの数値が個人基準値より低下していることから、骨粗鬆症の傾向があると共に、ビタミンＥが不足しているか、あるいはその過剰が、体に影響を与えていると考えられました。

（ＰＲＡテストの「ビタミンＥ」－２との結果は、ビタミンＥがその人にとって不適な状態にあるという意味であり、過剰か不足かについては、このテスト項目からだけでは判断できず、綜合的に判断する必要がある。）

ご本人に確認したところ、ビタミンＥのサプリメントを、１日２００～３００mgを、１年間服用しているとのことでした。ただ、ＰＲＡテスト実施前に、他院で骨密度を計測されており、その時は正常範囲内であったとのことでした。しかしＰＲＡテストで骨粗鬆症がマイナスと出ている以上何かあるはずと考え、骨粗鬆症とビタミンＥとの相関テストを実施したところ、相関性があるとの判定結果になりました。ご本人には、このテスト結果を踏まえ、ビタミンＥのサプリメントの服用を控えることを薦め、ご本人も納得、服用を中止したところ、ＰＲＡテストの数値は改善しました。

このＰＲＡテストを実施した時点では、骨粗鬆症とビタミンＥの関

2012年3月5日付プレスリリース

プレスリリース

慶應義塾大学

ビタミンＥの過剰摂取は骨粗鬆症を引き起こすことを発見

―骨の健康にも配慮した適量な摂取を―

慶應義塾大学医学部腎臓・内分泌・代謝内科の研究グループ（竹田秀医学部特任准教授、伊藤裕教授ら）は、東京医科歯科大学、東京大学、大阪医科大学らの研究グループと共同で、ビタミンＥの骨代謝における役割を解明しました。

従来、ビタミンＥは抗酸化作用を有することから、アンチエイジング効果があると考えられるため、人気が高く、特に米国では全人口の10%以上の人がサプリメントとして服用しています。今回、ビタミンＥの摂取過剰で骨粗鬆症を発症する危険があることを世界で初めて明らかにしました。今後、骨の健康の維持にも留意したビタミンＥの摂取量の策定も望まれます。

本研究成果は、米国科学誌「Nature Medicine」オンライン版に2012年3月4日（米国東部時間）に掲載されます。本研究は、最先端・次世代研究開発支援プログラム(NEXT Program)、科学研究費補助金、グローバルCOEプログラムなどの助成によって行われました。

ＰＲＡテスト結果

	2011年11月30日	2012年1月10日
基準値	+6～+8	+6～+8
骨粗鬆症	-1	+7
ビタミンA	+6	
ビタミンB_1	+5	
ビタミンB_6	+6	
ビタミンB_{12}	+5	
ビタミンC	+5	
ビタミンE	-2	+6

相関テスト

	骨粗鬆症
ビタミンE	共鳴

係は判らず、何故この様な結果になったのかよく理解できなかったのですが、翌年（２０１２年）の３月５日の新聞紙上に、『ビタミンＥの過剰摂取は骨粗鬆症を引き起こす』とのタイトルで、慶應義塾大学医学部腎臓・内分泌・代謝内科の研究グループの研究成果が発表されたことで、ようやく納得することができました。

この症例は、ＰＲＡテストの信頼性を確認できる貴重なケースとなりました。

人が病気になる大きな原因として、低酸素、低体温が挙げられます。病気の予防のために、日常生活において呼吸が浅くならないように、体を冷やさないようにすることが大切なのですが、気が付かないままに呼吸が浅くなり、体を冷やしてしまっていることがあります。ＰＲＡには「酸素」「低酸素症」「四肢冷感」「手足冷感」等の同調コードがあり、私のクリニックでは、それらの同調コードを使ってＰＲＡテストを実施、その結果にもとづいて生活習慣の改善等の指導を行っています。

（１２）８７歳、男性。２０１２年１月６日に毛髪によるＰＲＡテストを実施したところ、個人基準値（＋４～＋６）に対して「呼吸器系」－２、「低酸素症」－３との結果になりました。ＰＲＡテストで「呼吸器系」－２と判定された場合、まず、感染症を疑うのですが、呼吸器系関連のＰＲＡテストを実施した結果、感染症でないことは確認できました。

「低酸素症」の同調コードは、呼吸が浅く、酸素の取り込みが少ないことを意味していることから、ＰＲＡテスト実施時に来院されていた奥さんに、ご本人の生活習慣をお尋ねしたところ、食後に食卓の椅子に座ったまま腕組みをして、首を前屈させた姿勢で、３０分から２時間寝込んでしまうとのことでした。（写真は、次回、ご本人が来院された時に、その姿勢を取って頂いた時のものです。）

この習慣が酸素の取り込みを少なくしている原因だと考え、ご本人に伝えて頂くようお話をしたところ、この習慣を改善され、２か月後、４か月後のＰＲＡテストの数値は改善しています。

なお、この２０１２年1月６日の前の、２０１１年１１月２日に実施したＰＲＡテストの結果を改めて見直してみたところ、個人基準値（＋８～＋１０）に対して、「肺」＋３、「呼吸器系」＋３との低い数値が出ていて、おそらくこの頃には、既に、この生活習慣が始まっていたのではと思われたので、お尋ねしたところ、その通りだとのご返事でした。

ＰＲＡテスト結果

	2012年 1月6日 毛髪 遠隔テスト	2012年 5月10日 毛髪
基準値	+6～+8	+8～+10
免疫	+10	+10
喉頭	+2	+10
気管	+1	+8
肺	+2	+7
呼吸器系	-2	+7
酸素	+2	+9
低酸素症	-3	+7

この姿勢で寝ておられたそうです

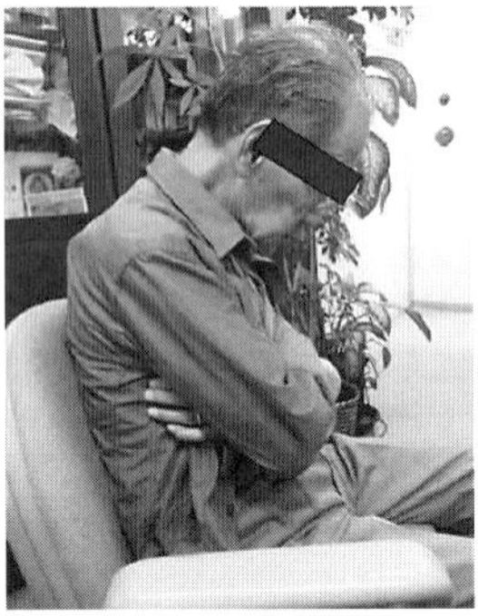

（１３）８８歳、男性。おおよそ２ヶ月に１回、毛髪でのＰＲＡテストを実施している方です。２０１１年9月１０日のＰＲＡテストでは、冷えの影響はなかったのですが、同年１１月２６日のＰＲＡテストでは、個人基準値（＋６～＋８）に対して、「四肢冷感」－２、「手足冷感」－２の結果でした。

この結果にもとづき、冷えに対する養生をアドバイスしたところ、２０１２年2月２０日のＰＲＡテストでは、冷えの傾向は個人基準値（＋２〜＋４）に対して、「四肢冷感」＋２、「手足冷感」＋１と改善していたのですが、「不眠症」は－２との結果でした。不眠症の原因も冷えにあるのではと考えて、「四肢冷感」及び「手足冷感」と「不眠症」のＰＲＡでの相関テストを実施したところ、相関性が診られました。

不眠は、睡眠時に体が冷えて熟睡できていないことが原因と判断、布団の枚数を増やし、ナイトキャップをかぶって温かくして眠ってもらったところ、熟睡出来るようになり、身体が楽になったとのことでした。

２０１２年2月２０日のＰＲＡテストの時点では、まだ冷えの養生が充分でなく、それが原因で、全体的な平均値としての個人基準値が（＋２〜＋４）と低くなり、免疫力が低下した状態になっていたと診られました。その後の、５月１５日のＰＲＡテストでは、数値が改善されています。

ＰＲＡテスト結果

	2011年 9月10日 毛髪	2011年 11月26日 毛髪	2012年 2月20日 毛髪	2012年 5月15日 毛髪
個人基準値	+6〜+8	+6〜+8	+2〜+4	+6〜+8
免疫	+8	+3	+2	+8
ストレス	0	-3	-1	0
膵臓	+3	+2	+1	+7
腎臓	+7	+2	-1	+6
不眠症	+4	+1	-2	+10
四肢冷感	+6	-2	+2	+5
手足冷感	+7	-2	+1	+7

（１４）冷えは、臨床経験上、婦人病、慢性疾患、脳卒中、心臓病、糖尿病から癌に至るまで、現代人が危惧している疾患に関連が深いとみています。２００１年から２００２年にかけて、当院と京都の万井医院との間で、３００名（男性１０９名、女性１９１名：０歳から８５歳、

平均４８歳）の方を対象に、毛髪を検体としたＰＲＡテストを実施しました。

ＰＲＡテストを受診された方の受診目的は、約７割の方が不定愁訴や疾病の精査を、約３割の方が人間ドックと同様の全身の検査を希望されていました。テスト受診者の内、癌の方が２８名、アトピー性皮膚炎の方が２５名おられました。

ＰＲＡテストの判定項目の中、「四肢冷感」、「手足冷感」に代表される冷えに注目をしたところ、一般受診者よりも主訴や疾患のある人の方に冷えの傾向が１．７倍多く、癌のある人には約９割、アトピー性皮膚炎のある人の６割に冷えがあることが判りました。

乳幼児にも冷えが診られました。生後３ヶ月の女児。アトピー性皮膚炎があったので、ＰＲＡテストで実施。その結果、初検時、個人基準値（＋４～＋６）に対して、「四肢冷感」、「手足冷感」が共に－６、再検時も、それぞれ－３との結果でした。アトピー性皮膚炎と冷えの相関性テストを実施したところ、アトピー性皮膚炎に冷えが関係していることが判明、ＰＲＡ処方水の飲用と共に、冷えの養生を行い、アトピー性皮膚炎は改善しました。

ＰＲＡテスト結果

Item	2002.07/02 21:15 初検	2002.11/22 10:21 再検
免疫機能	＋6	＋5
ストレス	－8	＋0
アトピー性皮膚炎	－2	＋4
手足冷感	－6	－3
四肢冷感	－6	－3

（１５）ＰＲＡテストで心身相関を診ることができます。私のクリニックでは患者さんの毛髪を保管していて、来院が無理な時は、電話での診断を受け付けているのですが、２０１２年１１月３０日に、栃木県在住

の５１歳の女性から、『心配事があり、胃がむかむかするので病院を受診した方がよいか。』と電話で相談がありました。問診で、急性腹症でないことを確認した上、以前から預かっていた毛髪でＰＲＡテストを実施しました。

ＰＲＡテストの結果は、個人基準値（＋４～＋６）に対して、「免疫」＋８、「ストレス」－４、「胃」＋２、「胃炎」＋４、「胃組織」＋４、「胃酸過多症」－４、「胃体部」－１、「胃底部」＋６、「十二指腸」＋２、「十二指腸炎」＋５、「消化管」－３、「歯周」－３、「心配・不安」＋２、「いらだち」＋１、「いらだち・いらいら」－９、「気苦労」－３、「パニック」＋４、「不信・疑惑」＋３、「強迫観念・妄念」＋４、「神経異常」＋４、「うつ病」＋３でした。

いらだちに関してのテスト項目は、「いらだち」と「いらだち・いらいら」の２つがありますが、臨床経験上、「いらだち」は生活全般に関するいらだち、「いらだち・いらいら」は特定のことに関するいらだちを意味していると診ています。

以上のテスト結果から、精神面では、心配、気苦労などより、何か特定のことに対するいらだちが原因となっていると判定できました。また、消化器系は、胃炎よりも胃酸過多の影響による不快感であることが判り、しばらく自宅で様子をみていても大丈夫ですと連絡をしました。この連絡の時に、ご本人から、『いらだちの原因は、一人娘の結婚に対する親同士の葛藤です。』とのお話しを聞かせて頂きました。

２日後に再検査をしたところ、「ストレス」は－１、「いらだち」は＋５、「いらだち・いらいら」は－４に改善されていました。『娘のことは、いろいろ考えても仕方がないこと』と割り切って考えられるようになり、精神面でのいらだちの原因と、胃の不快感の原因がはっきりしたことで気持ちも体も楽になったとのことでした。

（１６）ＰＲＡを使って、自分自身の健康状態をチェックすることもできます。もともと研究に取り組んでいた褥瘡（床ずれ）に関連した症例で、自分自身が褥瘡発生の初期モデルとなる経験をしましたのでご紹介します。

２００３年９月２６日：夜中の午前１時２０分から午前２時５０分までの約９０分間、疲れて、自宅の掘り炬燵で写真①のように足を入れて眠ってしまいました。右足は足台に乗せていたのですが、左足は掘り炬燵の縁にふくらはぎを乗せるような形で眠ってしまいました。

翌日、左足ふくらはぎの皮膚表面は特に異常は無かったのですが、何となく違和感があったため、ＰＲＡテストで自己チェック（被検者がスティックを握らず、プレート上に被検者の検体を置かずにテストを実施すると、自分自身のテスト結果となる。）をしてみると、右足はＰＲＡテスト結果の通り異常はないものの、左足が「痛み」－４、「筋肉挫傷」－６、「腓腹筋」－８、「リンパ管」－４、「血管」＋２の結果でした。

ＰＲＡテストの結果を診て、この結果であれば、画像にも何か変化が出るはずと考え、近所の診療所に行ってＭＲＩで確認することにしました。ＭＲＩ撮影前には皮膚表面に異常は無く、水分貯留がないと何も映らないのではと言われたのですが、結果は、写真②の通りで、筋肉組織内の血液の灌流障害によるとみられる漏出像が見られました。

褥瘡の発生が、皮膚あるいは深部組織障害から始まるのか、臨床において確認するのは困難なのですが、この症例は、ＰＲＡテストをき

写真①

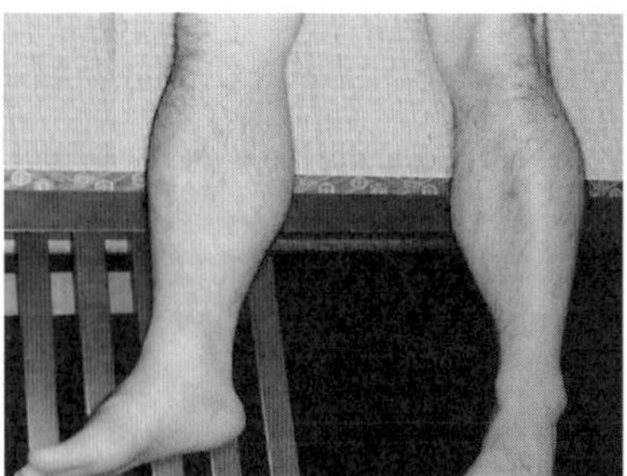

写真②

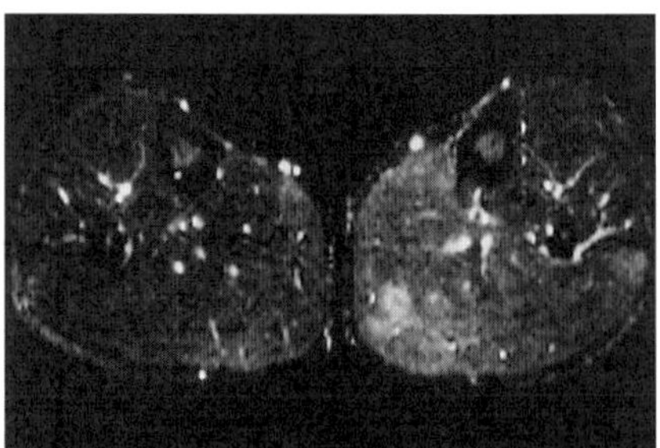

っかけに、褥瘡が深部組織のみに発生したと考えられる貴重な症例となりました。

パンチショット法での治療成果でもっとも解りやすいのが痛みの軽減です。実施したその場で痛みが取れることを実感して頂けます。ただ残念なことに、それを第三者に説明するための資料やデータとして残せるものが何もありません。何百症例もありますが、「痛かった」のが、「痛くなくなった」と言うだけの説明しかできないのです。

ただ、例外として、痛みのために肩が上がらないケースなどは、パンチショット法前と、パンチショット法後の写真を撮っておけば確認して頂くことができます。また、腫れに対しても効果がみられるのですが、これも同様に、パンチショット法前後の写真撮影で確認することができます。

何例か協力をして頂いたケースがありますので、それをご紹介します。

（１７）８９歳、男性。医師。３年前、転倒時の打撲後、疼痛を伴う肩の挙上制限がありました。ＰＲＡテストを施行後、パンチショット法を実施、肩の可動域が改善し、疼痛が軽減しました。２か月後も肩の挙上の後戻りは無く、２度目のパンチショット法の実施でさらに改善しました。

１回目写真

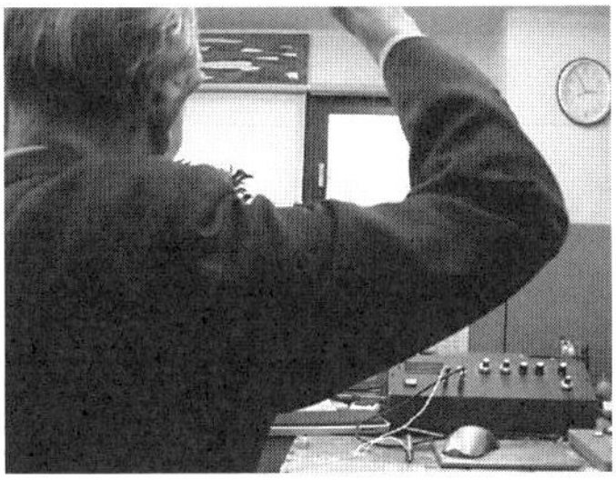

２回目写真

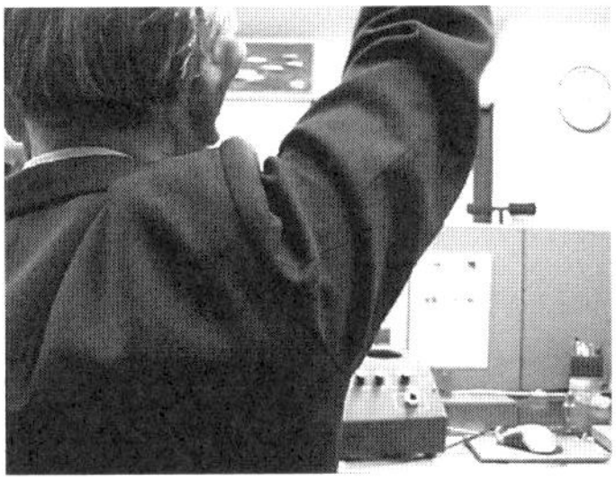

（１８）８２歳、男性。パンチショット法治療により、左手の浮腫が軽減。ＰＲＡ装置のウエル部に入らなかった手が、術後、楽々入るようにな

りました。

入らなかった手が楽々入るように

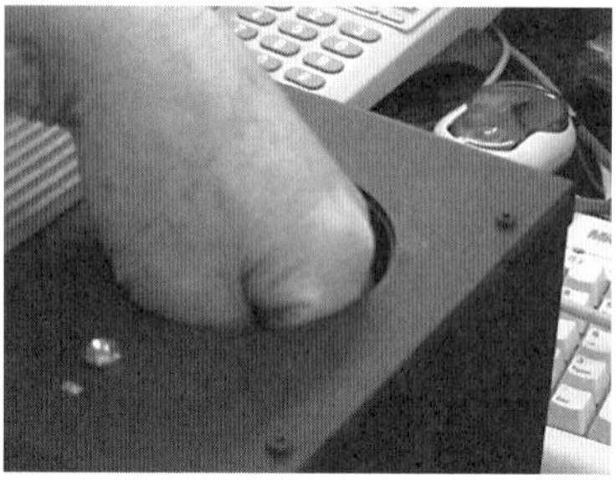

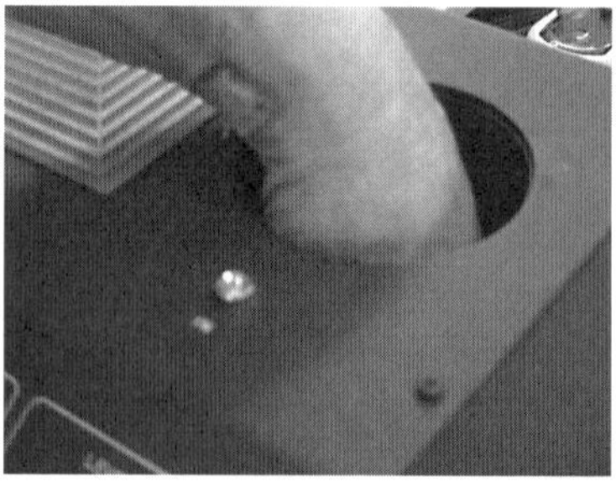

（１９）６３歳、女性。骨折後、浮腫があり、指を曲げることができませんでした。パンチショット法治療により、浮腫が軽減、指を曲げることができるようになりました。

パンチショット前

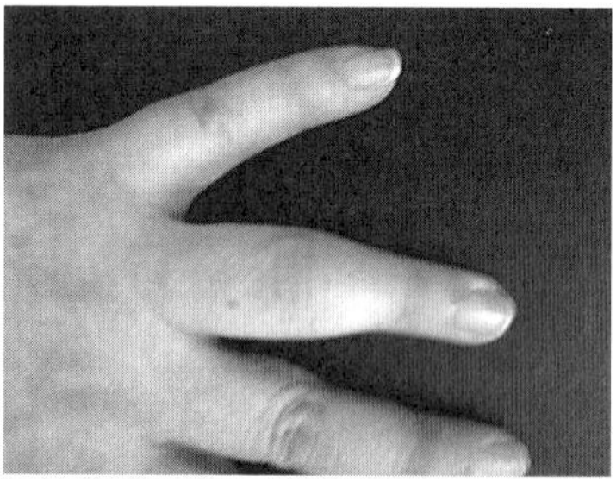

パンチショット後
左手全体と薬指の浮腫が軽減

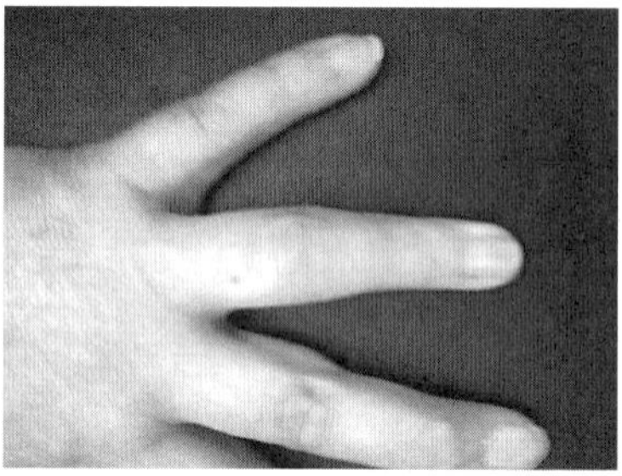

（２０）花粉症治療の検証

ＰＲＡ処方水が花粉症に対して有効なことは、臨床経験上判っていたのですが、私が講義を引き受けている看護学校の職員の方と生徒さんに協力をお願いして、ＰＲＡ療法の花粉症治療効果の検証を実施しました。

【対象】女性２４名、男性５名。

【方法】アレルギー、アレルゲンなど５５項目を処方したＰＲＡ処方水３００ccを作成、これを原水とし、原水５ccを１０００ccの水で希釈したものを飲用、スプレー用に使用した。また、軟膏はワセリンに医王石末２％を混ぜ合わせたものを当院にて作成、水と同様にＰＲＡ処方を行った。スプレーは顔面に瘙痒感のある時に使用、比較として水を入れたスプレーも用意した。軟膏は鼻詰まりに使用。鼻詰まりのときに綿棒で鼻粘膜に塗布するよう指導した。

【結果】ＰＲＡ処方水の飲用は８割で効果がみられた。ＰＲＡ処方水のスプレー噴霧は、水スプレー噴霧（冷却効果で痒みが押さえられる４５％）と比較して１.５倍有効（８５％）軟膏は鼻汁に７６％、鼻閉に７０％有効であった。

（２１）３７歳、男性。３年前から、ハウスダストなどアレルギーによって鼻詰まりなどの症状を来たし、西洋薬、漢方薬など様々な治療を受けてこられたのですが、なかなか症状が改善しないとのことで来院されました。

ＰＲＡテストの結果は表①の通りで、アレルギーの数値は＋１との結果でした。アレルギーの数値がそれ程低くないのは、薬での治療の影響を受けての結果と考えられました。（ＰＲＡテストでは、薬などで治療を受けている場合、薬が体に及ぼした影響を加味したテスト結果が得られます。）アレルギー以外にも、冷えや疲労の蓄積がみられ

表①テスト結果

Item	2001.12/25 ① 16:48 初検	2002.1/16 ② 16:36	2002.3/6 ③ 16:56	2002.4/25 ④ 18:19	2002.6/4 ⑤ 18:22	2002.7/17 ⑥ 15:03	2002.8/23 ⑧ 12:15
免疫機能	+8	+11	+17	+20	+18	+13	+13
アレルギー	+1	+1	+4	+5	+6	+4	+4
手足冷感	−2	+0	+5	+7	+8	+5	+5
疲労毒素	−2	+1	+8	+7	+8	+4	+6
極度疲労	−1	+0	+8	+7	+8	+4	+7
だるさ,倦怠,疲労	+2	+2	+8	+7	+8	+4	+8

アレルゲン検査結果

飲 用 前		飲 用 0.5 か 月		2 か 月 後	
10年11月13日		14年1月12日		14年2月16日	
検 査 項 目	測定値	検 査 項 目	測定値	検 査 項 目	測定値
IgE (IU/mℓ)	190	IgE (IU/mℓ)	178	IgE (IU/mℓ)	131
アトピー鑑別試験				アトピー鑑別試験	
ハウスダスト1	7.46			ハウスダスト1	2.95
ヤケヒョウヒダニ	7.53			ヤケヒョウヒダニ	4.42
コナヒョウヒダニ	5.30			スギ	0.25
ランパク	0.14			ヒノキ	0.01
ミルク	0.14			ブタクサ	0.36
ダイズ	0.14			カモガヤ	0.00
エビ	5.40				
ブタニク	0.15				
ギュウニク	0.14				
ランオウ	0.14				

患者さんからメッセージを頂きました

処方水飲用2か月

本人の報告の抜粋

ここ2か月間、毎日欠かさずお水を飲用しているせいか、とても体調が良いです。血液検査をしたところ、アレルギー全体の数値も良くなっているようです。特に先日の数値は全体で131と今までにないものでした。これも水のおかげと喜んでおります。現在体調において気になるところは、

1 まだ便秘ぎみなところ。
2 かゆみのアレルギーのため未だ通院しています。
3 数値には出ていませんでしたが、ダニやハウスダストのせいか、この季節鼻ずまり、目のかゆみ、のどの痛みなどで、耳鼻科へ通院しております。

処方水飲用8か月

本人の報告抜粋

最近の状況をご報告致します。

1 便秘がとても良くなりました。二十代前半の頃の感じが実感できるようになりました。本当に驚いています。とても調子が良いです。
2 アレルギーのかゆみも、めっきり減りました。月に一度薬をもらう程度です。
3 食欲がよくなり、とてもお腹がすきます。
4 体重が増え、ほぼ二十代の頃の体重になりました。体調がとてもよいです。
5 体調が良いのと比例して、処方水を飲む量が落ち着いてきました。

ました。

アレルギーはアレルゲン他５５項目を処方したＰＲＡ処方水を作成、それを飲用してもらった結果、３年間、正常値（正常値：１７０IU/ml以下）にならなかったIgE（来院前は、１９０IU/ml）が、１ヶ月後には１７８IU/ml、２ヵ月後には１３１IU/mlまで下がりました。

痒みが治まるとともに、治療薬の服用（アレグラ錠、アレジオン錠、アタラックス－Ｐ錠、ムコスタ錠、ツムラ紫朴湯エキス顆粒など）を減らし、毎日の服薬が必要なく、アレルギー症状が軽減するにしたがってＰＲＡ処方水の飲量は少なくなってきたとのことでした。その他、便通及び自覚的な体調の改善を自覚したとのご連絡を頂きました。ＰＲＡテストは、初回、来院時のみご本人でＰＲＡテストを施行、それ以後は、当初お預かりした毛髪で経過を診ています。

（２２）５８歳、女性。箱根の温泉に行って、どうも硫黄かぶれになったかもしれないと来院されました。さっそくＰＲＡテストを施行したところ、「硫黄」が－２、「硫黄（毒として）」が－１の結果となりました。この方には、それまで５年間、ＰＲＡ処方水の飲んで頂いていたのですが、硫黄についてはチェックをしていなかったため、硫黄関連の同調コードは入れないまま処方水を作成していました。

これ以後、硫黄関連の同調コードを処方した処方水を飲んで頂いた

ＰＲＡテスト結果

	2006.7.25	2006.8.21	2006.10.6	2006.12.28	2007.2.8
免疫	15	10	10	12	13
アレルギー	8	6	8	7	8
硫黄		-2	-1	7	8
硫黄（毒としての）		-1	-1	6	8

ところ、体質が改善、温泉につかってもかぶれなくなりました。ＰＲＡでの治療において、適切な同調コードが処方されていないと（コードがヒットしなければ）治らないと言われているのですが、それを裏付ける貴重な症例となりました。

【論文・学会発表一覧】 今までに発表した論文、学会発表の一覧です。

（論　文）

１．予防医学と生体共鳴測定装置：堀尾保次、小笠原耕、中村元信、志水裕介
（健康医学、15(2),43-46,2000）

２．ＱＲテストの認識回路と電気回路：堀尾保次、小笠原耕、中村元信
（東方医学、17(4)、41-48、2001）

３．Ｏ-リングテスト(Bi-Digital O-Ring Test)とＱＲテストの比較検討：
堀尾保次、中村元信　（東方医学、17（２）、35-44、2001）

４．Quantum Resonance（ＱＲ）テストによる免疫と痛みの評価：中村元信
（東方医学、17（4）、17-22、2001）

５．遠隔による量子共鳴分析テスト（ＱＲテスト）の実際：万井正章、中村元信
（東方医学、17（3）、17-22、2001）

６．肝機能障害を薬との適合性テストにより判定し早期に治療できた１症例：中村元信
（東方医学、17（4）、25-32、2001）

７．量子共鳴分析テストと血液検査の比較：中村元信、安達京
（東方医学、18(2)11 ～ 20、2002）

８．遠隔による量子共鳴テスト（ＱＲテスト）の実際（第２報）：万井正章、中村元信
（東方医学、18(4)、69-74、2002）

９．アレルギーに対して情報水の効果が考えられた１症例：中村元信
（東方医学、18(4)、55-59、2002）

１０．足のしびれの原因をＱＲテストで特定できた１症例：中村元信
（東方医学、19(1)、51-56、2003）

１１．波動医学の現状と今後の展望 ―座談会―：中村元信、他３名
（東方医学、19(2)、63-70、2003）

１２.一次予防を目指した生体共鳴テスト法：中村元信
（日本未病システム学会誌、10(1)、103-105、04）
１３．生体共鳴療法の未病における役割：中村元信
（日本未病システム学会誌、11(1)、138-141、2005）
１４．ＱＲＳを用いた生体共鳴療法における気の認知について－気功治療との比較検討－
：中村元信、万井正章、堀尾保次、小笠原耕　（人体科学、14-(2):17-24、2005）
１５．生体共鳴テストによる不定愁訴、高血圧の判定が有効であった１症例：中村元信
（日本未病システム学会誌、12(1)、192-194、2006）
１６．花粉症患者のレモンバーム配合プロポリスならびに情報水による予防効果と医療福祉におけるこれらの使用意義：
八並一寿、中村元信、小野寺敏　（日本医療福祉学会誌、41-50、2007）
１７．ＱＲＳによる疼痛の診断と治療：中村元信、脇元幸一
（慢性疼痛、26(1)、219-223、2007）
１８.下肢コンパートメント症候群の１例：中村元信
（日本褥瘡学会誌、10（4)、525 ～ 528、2008）
１９．精神状態をＱＲＳ装置で診断し治療に役立てた１症例：中村元信　戸出健彦
（日本未病システム学会誌、15(2)、354-356、2009）
２０．＜検査からみた未病＞波動テスト：中村元信
（臨床検査　医学書院、891-898、2010.8、Vol.54）
２１．ＰＲＡテストが未病診断に役立った３症例：中村元信　中村恵子　戸出健彦　堀尾保次（日本未病システム学会誌、Vol.19、No.2、23-28、2013）

(学会発表)

1．微弱エネルギ－解析装置の予防医学の応用について：中村元信、中里秀男、天願勇
（第 39 回日本人間ドック学会、1998.8.27 ～ 8.28、栃木）
2．生体微弱エネルギ－測定装置の測定原理について：中村元信、志水裕介、堀尾保次、小笠原耕（第 40 回日本人間ドック学会、1999.8.26 ～ 8.27、東京）
3．生体微弱エネルギ－測定装置の予防医学の応用について：中村元信、志水裕介、細越山正子（第 40 回日本人間ドック学会、1999.8.26 ～ 8.27、東京）

４．生体共鳴測定装置（ＱＲＳ）について：中村元信、志水裕介
（第41回日本人間ドック学会、2000.8.27、福井）
５．生体共鳴測定装置（ＱＲＳ）の測定法及び検眼鏡所見とＱＲＳ測定との比較：
志水裕介、中村元信（第18回日本東方医学会、2000.10.21～10.22、東京）
６．ＱＲテストにおける免疫と痛みの評価：中村元信
（第19回日本東方医学会、2001.11.24～11.25、東京）
７．ＱＲテストにおける電気回路と認識回路について：堀尾保次、小笠原耕、中村元信
（第19回日本東方医学会、2001.11.24～11.25、東京）
８．遠隔による量子共鳴ＱＲテストの実際（第１報）：万井正章、中村元信
（第19回日本東方医学会、2001.11.24～11.25、東京）
９．ＱＲテストで胃潰瘍と判定し内視鏡で確認できた１症例：中村元信
（第43回日本人間ドック学会、2002.8.29、長野）
１０．遠隔による量子共鳴テスト（ＱＲテスト）の実際（第２報）：万井正章、中村元信
（第20回日本東方医学会、2002.11.30～12.1、東京）
１１．足のしびれの原因をＱＲテストで特定できた１症例：中村元信
（第20回日本東方医学会、2002.11.30～12.1、東京）
１２．ＱＲテストで胃潰瘍と判定し内視鏡で確認できた１症例：中村元信
（第20回日本東方医学会、2002.11.30～12.1、東京）
１３．アレルギーに対して情報水の効果が考えられた１症例：中村元信
（第20回日本東方医学会、2002.11.30～12.1、東京）
１４．生体共鳴テストによるセルフチェック：中村元信
（第21回日本東方医学、2003.11.15～11.16、東京）
１５．生体共鳴テストの再現性について:安達京、中村元信、万井正章、志水裕介、筒井眞人
坂井学（第21回日本東方医学、2003.11.15～11.16、東京）
１６．生体共鳴テストにより気を認知する：中村元信
（第13回人体科学会、2003.12.13、京都）
１７.一次予防を目指した診療：中村元信
（第10回日本未病システム学会、2004.1.10～1.11、川崎）
１８．生体共鳴テストの予防医療における有益性について:中村元信

（第32回日本総合健診医学会、2004.1.30、31、東京）

１９．未病医療と情報水：中村元信（第5回国際統合医学会、2004.7.11、東京）

２０．心拍変動スペクトル解析による自律神経呼応－生体共鳴療法(パンチショット)の効果判定：脇元幸一、中村元信、渡辺純　（第22回日本東方医学、2004.11.13、東京）

２１．情報水飲用及び食養生による糖尿病患者の血糖動態を調べた一例：志水裕介
（第22回日本東方医学、2004.11.13、東京）

２２．未病に治すことの一考：中村元信
（第11回日本未病システム学会、2005.1.8、さいたま）

２３．現代医学での癒しとは－検診と癒しについて：中村元信
（第33回日本統合健診医学会、2005.1.28、大阪）

２４．波動医学の実践報告：中村元信（第4回JACT沖縄支部大会、2005.6.24、那覇）

２５．生体共鳴テストによる薬との適合性の判定：中村元信
（第9回日本代替・相補・伝統医療連合会議、2005.12.10、京都）

２６．ＱＲＳで「気」を診る：中村元信（第14回「気」の医学会、2006.2.26、東京）

２７．ＱＲＳによる遠隔検診：中村元信　（第13回日本未病システム学会、2006.12.2、東京）

２８．ＱＲＳ(Quantum Resonance Spectrometer)による疼痛の治療と診断：中村元信
（第36回日本慢性疼痛学会、2007.2.25、京都）

２９．日常診療におけるQRS(Quantum Resonance Spectrometer)の活用法について：
脇元幸一、中村元信(第36回日本慢性疼痛学会、2007.2.25、京都)

３０．予防医療に取り組んで10年：中村元信
（第15回未病システム学会、2008.11.2、東京）

３１．遠隔診療の実際：中村元信（第15回未病システム学会、2008.11.2、東京）

３２．褥瘡予防は寝たきり予防：中村元信（第11回褥瘡学会、2009.9.5、大阪）

３３．精神状態をＱＲＳ装置で診断し治療に役立てた１症例：中村元信、戸出健彦
（第 16 回未病システム学会、2009.11.1、大阪）

３４．波動テストによる未病診療の実際：中村元信
（第 17 回未病システム学会総会、2010.11.14、那覇）

３５．福島第一原発の放射線被曝をＱＲＳ生体共鳴テストで判定した３症例：
中村元信、戸出健彦（第 18 回日本未病システム学会学術総会、2011.11.19、名古屋）

３６．ＰＲＡテストが未病診断に役立った３症例：中村元信、中村恵子、戸出健彦
（第 19 回日本未病システム学会学術総会、2012.10.27 ～ 28、金沢）

（3）食養生とＰＲＡ　志水裕介 医師

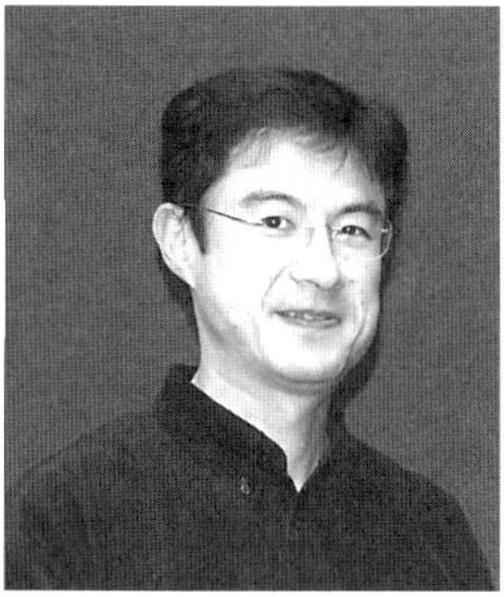

【志水裕介先生プロフィール】

1964 年生／鎌倉出身／医師／ 1991 年東邦大学医学部卒／東邦大学医学部付属大森病院眼科入局／（医）光耀会山本眼科、1998 年東京ハートライフクリニック副院長／ 2001 年志水眼科開設／ 2005 年志水ナチュラルクリニックに改称）2013 年閉院。同年 4 月より産業医（日本郵政・ＮＴＴデータフォース）

食養生をテーマに

志水裕介先生は、私（堀尾）がＰＲＡと出会った頃、すでにＰＲＡに取り組んでおられました。中村元信先生が、沖縄ハートライフ病院にＰＲＡの検証に行っておられたときの沖縄合宿（？）で、初めてお会いしました。ご専門は眼科で、当時は、まだ３３才で爽やかな好青年という感じの先生でした。本当はパイロットになりたかったそうで、その道を目指しておられたのですが、視力が原因でパイロットを断念せざるを得なくなったとのことでした。

当時から、ご専門の眼科診療のかたわら、マクロビオティック（東洋医学的な食事療法）に熱心に取り組まれ、ご自身も玄米菜食を実践しておられました。目じりと耳の間の「こめかみ」の意味を、玄米食にこだわる志水先生が、言葉ではなく、先生の「こめかみ」で教えて頂きました。硬い玄米を徹底して噛むことで、先生の「こめかみ」は、一噛みごとに力こぶの様に盛り上がる、まさに「米噛み」だったのです。

沖縄合宿の後、中村元信先生が、東京・町田で開設された東京ハートライフクリニックの副院長として、ＰＲＡでの診療に当たっておられました。私共の事務所も同じフロアーにありましたから、昼食時や、夕方、診療が終わってから夜遅くまで、ＰＲＡをテーマに散々議論を戦わさせていただきました。時にはテーマが広がり、互いの世界観や生命観、人生観を語り合うなど、特に、私と志水先生とは議論の波長が合うというのか、お互いに、かなりしつこく議論をさせて頂いたのを覚えています。ＰＲＡの普及の見通しも立たない手探りの中、唯一、この時間だけは楽しい、学生時代に戻ったかのような充実した時間を過ごすことができました。

志水先生が鎌倉で志水ナチュラルクリニックを開業されてからは、そのような機会は無くなりましたが、ＰＲＡ臨床研究会その他でお会いさせて頂くたびに、その頃のことが懐かしく思い出されます。今回も、出版のためのインタビューをとのことで、鎌倉までお邪魔をさせていただいたのですが、またまた話が弾んでしまい、インタビューにお邪魔をしたのか、議論にお邪魔をしたのか判らないような結果になってしまいました。

志水先生は先生なりに、独自の手法でＰＲＡに取り組んでおられます。インタビューでお聞きすることができたお話をご紹介します。

『ＰＲＡに取り組むようになったのは、娘のアトピーがきっかけでした。今、１２歳になる娘が生まれたときにアトピーで、その治療には当然のようにステロイドが使われました。私も西洋医学を学んだ者として、ステロイドが使われることは理解していたつもりだったのですが、副作用が懸念されるステロイドを、生まれてすぐの小さな我が子に使われることに、医師としてでなく親としてどうにも割り切れない嫌な思いがしました。

他に有効な方法は無いものかと様々な本を読み漁っている中で、中村國衛先生とＰＲＡ（当時はＱＲＳ）を紹介している本に出会い、直接、中村國衛先生にご連絡をさせて頂き、先生のご自宅にお伺いして、娘のアトピーをＰＲＡで診て頂くことになりました。

また、私自身もＰＲＡに興味を持ち、ＰＲＡのトレーニングを始めることになりました。当時は、今と違って１週間の合宿トレーニングがあり、そこで中村元信先生ともお会いをしました。

ＰＲＡの取り組みを始めたことをきっかけに、もう一つの出会いがありました。それは当時、ＰＲＡの普及と研究に取り組んでいた量子医学研究振興会（一般社団法人ＰＲＡ臨床応用研究会の前身）と交流のあったマクロビオティック（食養生）との出会いでした。

マクロビオティックは、対処療法に終始する西洋医学的手法に疑問を感じていた私に、一つの解決策を与えてくれる貴重な出会いとなりました。桜沢如一先生が創設された日本ＣＩ協会に入会、マクロビオティックについての勉強を始めると共に、料理教室にも参加、娘の食事の改善だけでなく、私自身を含め家族の食事の改善に取り組みました。その取り組みの成果もあって、半年もしない内に娘のアトピーはすっかり良くなりました。今まで再発もしていません。

現在の私の診療は、ＰＲＡテストをもとにした診断と、マクロビオティックを基本にした生活習慣改善の指導が二つの柱となっています。ただ、食習慣の改善には日常生活において相当な負担がかかることから、食事の大切さは理解して頂けたとしても、なかなか思うように実践して頂けないのが悩みと言えば悩みです。

また、マクロビオティックの考え方や、ＰＲＡテストの結果から診ると、不用意に薬を投与する弊害が気になることから、食事の改善を基本に根本的な治療をと考えるのですが、患者さんの側には、とりあえず今直ぐに、この症状を何とかして欲しいとの思いがあることから、なかなか難しいところがあります。

私の場合、ＰＲＡの臨床応用はＰＲＡテストによる診断が中心となっています。ＰＲＡテスト結果に基づいた食生活、生活習慣の改善を指導すると共に、その経過を、ＰＲＡテストで確認しています。気になる項目をその都度、適宜チェックできるＰＲＡテストは、私の診療に欠かせないものになっています。』

『私のＰＲＡテストの数値の出方は、中村國衛先生や、中村元信先生とは少し違っています。私の場合は、（＋１３）という数値が正常値になります。（＋１２）までは臨床上問題無し。（＋１１）は下限値で、（＋１０）以下は問題ありとなります。かなりひどい症状の人は（＋４）、（＋５）との結果になります。

このテスト数値の診方にもとづいて診療を行っていますが、問題なく診断が実施できています。当初、中村國衛先生には（＋２１）から（－２１）の間でテストをとの指導を受けていたのですが、いつの間にか、この様な数値の出方になってしまいました。何故、この様なテスト数値の出方になってしまったのかは解りません。使っているうちにそうなってしまったと言うしかありません。』

『ＰＲＡテストは有効で診療に役に立っていますが、テストを実施していてイレギュラーなテスト結果が出るケースがありました。どのような場合かと言いますと、急いでいて何と無く意識が散漫になっている時や、ハラハラ、ドキドキしながらテストをした時、室温が低い中でテストをした時などです。

この様な時は、音の出方や、指の感触で何となくわかります。「あれ、これは違う。ちゃんと音が採れていないな。」と感じます。そして、この様な感じがした時は、やはりテスト値がずれています。

反対に、「これは、きちっと音が採れている」と感じて実施したテスト結果は正確で、症状や、その人の健康状態を正確に捉えることができています。正確なＰＲＡテストを実施するには、落ち着いて、快適な環境のところで実施することをお勧めしたいですね。』とのことでした。

志水先生は、ＰＲＡテストで質量を判定できる数少ない先生の一人です。第Ⅲ部のＰＲＡの機能説明の中で少し触れますが、ＰＲＡには物質の質量を判定する技法があります。直接的に質量を測定しているのではないので判定と言っているのですが、かなり正確に判定することができます。（質量の計量ですので、検証は容易にできます。）

ただ、この技法は、装置の操作にかなり熟練する必要があり、正確な判定ができるようになるのは、なかなか容易ことではありません。また、質量の判定については、技術的には興味深いことなのですが、臨床的には質量を正確に計測する方法は他にいくらでもあり、あえてＰＲＡで判定する意味は無く、積極的に取り組まれる状況にはありません。

中村國衛先生も、当初はＰＲＡのデモで血圧を判定したりしていたのですが、臨床では血圧計があり、それで測った方が簡単ですから、意味のないことはしても仕方がないということで止めてしまわれました。ＰＲＡはＰＲＡ

でしか診れないものをテストすることに意味があるということで、ＰＲＡ導入時の説明にも、質量の判定技法についてはほとんど触れないようになりました。

志水先生の場合は、ＰＲＡテストで（＋１３）を基準に、１カウント、１カウントを厳密にカウントしておられることからも解るように、かなり集中してＰＲＡテストを実施しておられます。この厳密なカウント操作の繰り返しが、正確な質量の判定を可能にしたのではと思われます。生化学検査で出た数値と、ＰＲＡテストで出た数値を繰り返し検証する機会があったそうで、「堀尾さん、ＰＲＡで質量も正確に測れますよ。」と言っておられました。

ＰＲＡテストの論文や学会発表は、日本東方医学会で発表された「量子共鳴分析テストと検眼鏡所見との比較検討」や「ＱＲＳによるマッチングテストの有効性を検討した一症例」等があります。この中から検眼鏡所見とＰＲＡテストを比較検討した結果をご紹介します。装置名は発表当時のままＱＲＳとなっています。

量子共鳴分析テストと検眼鏡所見との比較検討

要旨：量子共鳴分析器（Quantum Resonance Spectrometer：以下ＱＲＳ）は、生体の微弱なエネルギーの変化を身体の電気的変化(生体インピーダンスの変化)としてとらえる装置として開発された。

インピーダンスの変化は、検者の原始的感知機能をセンサーとしていると考えられる。

今回、ＱＲＳテスト結果と現代医学的臨床所見との相関を比較するために、緑内障、屈折異常を有する者２３例４６眼、（７５．７±６．４歳、平均年齢±標準偏差）の男女について眼科的他覚検査・自覚検査を行った後、ＱＲＳテストを行った。

緑内障例については検眼鏡的に、緑内障性乳頭陥凹を認め、視野欠損を伴う者を視神経乳頭陥凹比（cup/disc ratio）により分類した。

ＱＲＳで視神経コード・緑内障コード・視力コードによる各コード別のテ

スト結果と、検眼鏡所見、矯正視力値との間に有意な相関があった。

ＱＲＳテストでは、検者の認識や記憶されている知識の度合いにより影響を受け、テスト値に誤差を生じる可能性は否定できないが、意識することにより感知してテストし、数値を相対評価することにより眼科検査と比較し、相関性があったことは新しい眼科的診療法へのアプローチの可能性が考えられた。

キーワード: 量子共鳴分析器、検眼鏡所見、緑内障、視神経乳頭陥凹比、緑内障性乳頭陥凹

Ⅰはじめに

量子共鳴分析器（Quantum Resonance Spectrometer: 以下ＱＲＳと言う）は、生体の微弱なエネルギーの変化を身体の電気的変化、すなわち、生体インピーダンスの変化としてとらえる装置として開発された。

テストは人と装置が一体になって結果を導く。

テスト装置は、検者がテスト対象物を通してテスト項目を認識することにより、検者の身体の反応として表れる皮膚の電気的変化を補足し、音に変換している。

インピーダンスの変化は、検者の原始的感知機能と信号系をセンサーとして使用していると推測される[1)]。そして、ＱＲＳは非侵襲的、即時にテストが可能である。ＱＲＳ医学の応用として、様々な可能性が考えられる。

今回、ＱＲＳテストと眼科臨床との比較検討を行ったので報告する。

Ⅱ目 的

二宮眼科外来通院中の原発開放隅角緑内障（Primary open angle glaucoma：以下ＰＯＡＧ）と正常眼圧緑内障（Normal tension glaucoma：以下ＮＴＧ）を合わせた緑内障の認められる者と屈折異常の認められる者について、あらかじめ眼科的他覚検査、自覚検査を行った。

その後息者の毛髪を利用し、ＱＲＳによるテストを行い、現代医学的臨床

所見とＱＲＳによるテスト結果との相関を比較した。

Ⅲ対象及び方法

６４歳から９２歳（７５.７±６.４歳，平均年齢±標準偏差）の男女２３例４６眼(うちＰＯＡＧ、ＮＴＧ合わせた緑内障１４例２８眼、近視・遠視・乱視による屈折異常を有する者２２例４１眼、眼内レンズ挿入眼３例３眼)について、完全矯正視力、眼圧を測定後、細隙灯顕微鏡、倒像検眼鏡にて前眼部、中間透光体、眼底の眼科的他覚検査を行った。

緑内障例については静的量的視野検査を行い、緑内障性視野欠損の認められる症例を選んだ。

なお、眼圧計はＧｏｌｄｍａｎの圧平眼圧計、細隙灯顕微鏡は日本光学製ＦＳ－３、倒像検眼鏡はハイネ社製ＥＮ３０、視野計は興和社製ＡＰ－３０００型自動視野計を使用した。

視神経乳頭陥凹について、乳頭蒼白部に先行する陥凹の上下耳側方向への拡大、陥凹辺縁部の変化、乳頭上の血管走行の変化、乳頭辺縁部出血、網膜神経線維層欠損等、緑内障にみられる特有の乳頭・眼底所見[2)]をもとに、緑内障性乳頭陥凹によるもの１４例２８眼を陥凹の血管屈曲部を基準として、垂直方向の陥凹乳頭径比（cup/disc ratio：以下 C/D 比）により分類した。

また眼内レンズ挿入眼３例３眼を含む屈折異常を有する２２例４４眼についての矯正視力は、ランドル環による後照式視力表を用いて、視標５列中３列以上判読したものをその視力とみなし、５列中２列判読したものを、その視力から０.５を引いた値とした。

その後、患者の毛髪をＱＲＳ検査板の上に置き、視力・視神経・緑内障の各コードを選択した。各コード毎に共鳴／非共鳴を判別後、カウント値（－２１～＋２１）をテストし、基準値をもとに相対値を求め（図１)、Ｃ／Ｄ比・矯正視力値と比較した。

基準値

大脳、消化器、骨格筋等 20 項目以上のカウント値を平均する。

相対値

算出法

$$\text{コードのカウント値} \geq \text{基準値}：+\frac{|\text{カウント値}-\text{基準値}|}{|\text{基準値}|}$$

$$\text{コードのカウント値} < \text{基準値}：-\frac{|\text{カウント値}-\text{基準値}|}{|\text{基準値}|}$$

図１　ＱＲＳの数値の判定法

Ⅳ結 果

検眼鏡所見から得られた緑内障性乳頭陥凹のＣ／Ｄ比を縦軸に示し、ＱＲＳテストからカウント値と基準値を求め、相対値を算出（図１）し、横軸に示した。

結果は、ＱＲＳで視神経コードを選択した場合（ピアソンの相関係数 γ ＝－０．６８９、Ｐ＜０．００１、図２)、緑内障コードを選択した場合（ γ ＝－０．７９２、Ｐ＜０．００１、図３)。ともに検眼鏡所見との間に負の高い相関があった。

また、ランドル環を用いた視力検査から得られた矯正視力の値を縦軸に示し、視力コードによるＱＲＳテストから算出した相対値を横軸に示した（図４)。

矯正視力が０．５以下の例が少なく、０．６から１．２に偏りが見られるが、高い正の相関があった(γ ＝０．８６０、Ｐ＜０．００１)。

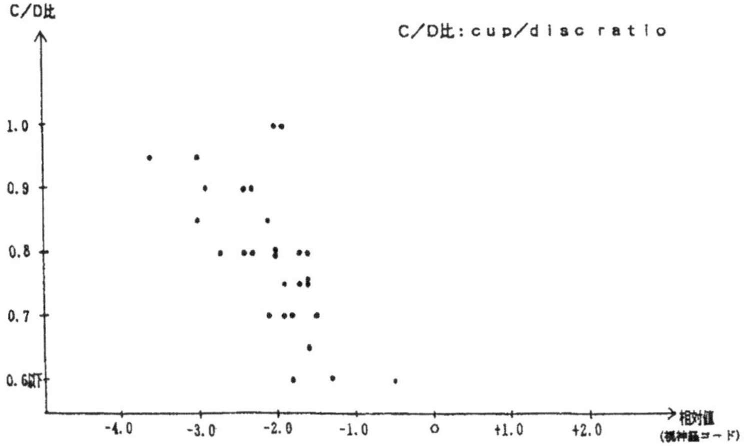

図２　緑内障性乳頭陥凹のＣ／Ｄ比とＱＲＳ（視神経コード）によるテスト相対値

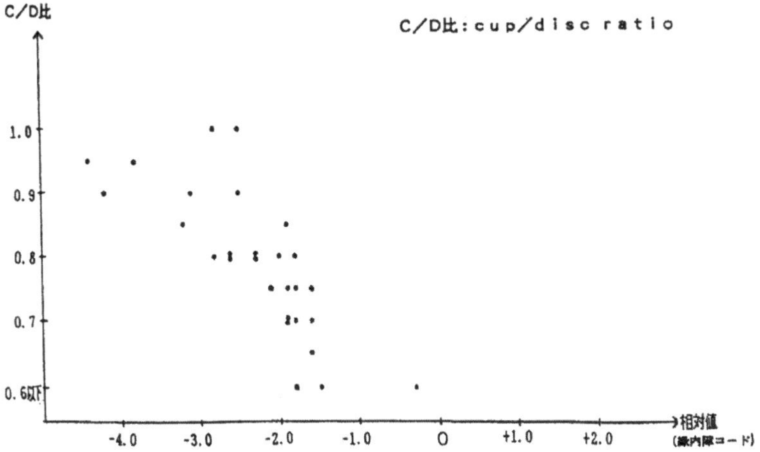

図３　緑内障性乳頭陥凹のＣ／Ｄ比とＱＲＳ（緑内障コード）によるテスト相対値

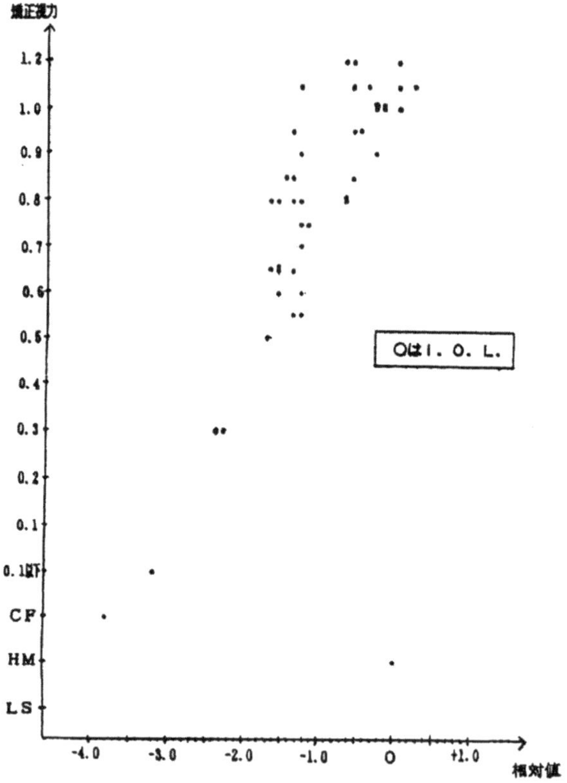

図4　矯正視力とＱＲＳ（視力コード）によるテスト相対値

Ｖ考 察

緑内障は健常眼圧を越えて眼圧が上昇し、視神経線維が進行性に変性・脱落してゆく[3]ことにより、視野障害をおこしていく疾患といわれている。

今回、緑内障の眼科的他覚所見を数値的に分類する方法の一つとしてＣ／Ｄ比を取り上げた。正常眼での生理的乳頭陥凹は、一般にＣ／Ｄ比は０．３以下のことが多く、０．６を越えることはない[2]と言われている。しかし、乳頭径が大きい程Ｃ／Ｄ比は大きくなることが知られている[4]。また、乳頭陥凹縁の決定が必ずしも容易ではないため、Ｃ／Ｄ比で緑内障の程度を分類することは、一つの指標にはなり得るが、決定的なものではない。

今後、ＱＲＳテストの結果と現代医学的臨床所見との整合性を調べる上で、その診断基準として一般臨床所見を考える場合、定量的に更にはっきりと分類することが可能な所見を用いることが必要と考えられた。

一方、ＱＲＳテストは検者の測定対象に対する認識、また、選択したコードのカウント値により結果を出す。この数値は定性的な評価と考えられるが、相対的にみて緑内障の眼科的他覚所見で得られた結果と対応させることにより相関性を見たことから、臨床での整合性が認知できたといえる。

ＱＲＳテストは検者の測定対象物に対する認識、また選択した各コードに対する検者の記憶されている知識の度合いにより影響を受ける可能性は否定できない。しかし、認識することにより、感知して測定するＱＲＳテストで相対評価できたことは、従来の眼科的な手法による評価法と異なる面でのアプローチの可能性が考えられた。

Ⅵ結 論

緑内障性乳頭陥凹のＣ／Ｄ比とＱＲＳの視神経コード、緑内障コードによるテスト結果との間に高い相関がみられ、また、矯正視力とＱＲＳの視力コードによるテスト結果との間にも高い相関があった。

今後、さらにＱＲＳテストと現代医学的検査との比較検討を重ね、その結果の整合性を検討することによって、ＱＲＳテストの臨床への有用性が期待される。

文 献

1)堀尾保次、小笠原耕、中村元信、志水裕介：予防と医学と生体共鳴テスト装置：日本人間ドック学会誌、１５（２）：４３―４６、２０００.

2)白土城照,安達京：眼底読影. 東郁郎（監修）：線内障　診断と治療の最前線：診療新社,５７－６４、大阪、１９９６.

3)岩田和雄：緑内障の眼底所見. 松井瑞夫、岩田和雄（編）：眼底写真のチェックポイント：萬有製薬株式会社、３１、東京、１９９１.

4)太根節直：緑内障. 松崎浩、太根節直（編）：新実際眼科学

金原出版、４９８、東京、１９９０.

（4）ＰＲＡ－ＮＫ型装置の開発者＝中村國衛医学博士

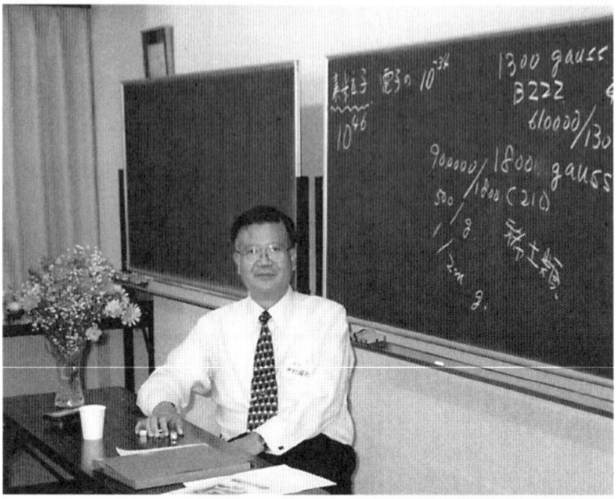

中村國衛医学博士

【中村國衛先生 プロフィール】（1939 年～ 2010 年）／長野県出身／医師／医学博士／ 1967 年群馬大学医学部卒／ 1972 年京都大学大学院研究科修了／ 1975 年米国・国立保健衛生研究所（NIHNCI）に留学／ 1978 年北里大学医学部分子生物学勤務の後、助教授／ 1998 年量子医学研究所・なかむらクリニック開業。

私（堀尾）が、中村國衛先生と初めてお会いしたのは、東京・西葛西で開催されていたＰＲＡの講習会に参加した時のことでした。中村元信先生のおかげで義理の母の体調が良くなったこともあり、ＰＲＡに関心を持ち始めた頃のことで、興味半分での講習会への参加申し込みでした。

ＪＲ西葛西駅に近いビルの一室、３０㎡程の小さな部屋に１０人程が参加しての講習会でした。北里大学分子生物学の助教授として紹介された中村國衛先生は、大きな体で、目はギョロッと、子供の頃の小児麻痺の影響で少し足が悪く、杖をついておられました。一見気難しそうな風貌の方でしたが、話が始まると、自分の言った駄洒落で「ガハハ」と笑う愉快で豪快な先生でした。

ＰＲＡの設計図から推測されるＰＲＡの機構の解説や、その持論の背景となる縦波の磁気の考え方、分子生物学の先にある量子論を基礎とした医学の可能性と、ＰＲＡを応用しての実践。水の持つ不思議な性質やその機能。目に見えない、定量化できないエネルギーについての興味深い話など、小難しい話や奥深い話を、独特の語り口で、おもしろい駄洒落（？）を交えて語ってくれました。

この後、会社の立て直しのこともあり、何度もお話をさせて頂くことになります。ご自宅にもお邪魔をさせて頂きました。その風貌に似合わず（スミマセン）、ワインとクラシック音楽が趣味で、ご自宅でも変わらずに自分の言った駄洒落で「ガハハ」と笑い、ワインとクラシック音楽を楽しんでおられました。私は酒が飲めないのでワインとは縁がないままでしたが、クラシック音楽は、中村國衛先生とのお付き合いがきっかけで、その良さを知ることになりました。

ご自宅では、中村國衛先生の奥様の中村良子先生（当時、昭和大学藤が丘病院・臨床病理助教授）ともお会いさせて頂きました。「ガハハ」と笑う中村國衛先生とは正反対の、物静かで上品で細やかな心遣いをされる先生でした。やんちゃ坊主を温かく見守る母親のような目で、中村國衛先生を見ておられたのが印象的でした。

中村國衛先生自身は「ガハハ」ですから、あまりご自身の苦労話などされませんが、中村良子先生は、毎日、深夜遅くまで、自宅でただ一人、黙々とＰＲＡに取り組む中村國衛先生の姿を見つめておられたようで、その姿を静かに語る中村良子先生の言葉の中に、中村國衛先生がＰＲＡにかける執念ともいえる情熱がひしひしと感じられました。

この本を執筆するにあたり、中村國衛先生が医学者としての生涯をかけて、何故、これほどまでに、ＰＲＡに打ち込むことになったのか。そのきっかけは何だったのか。一度じっくりとお話をお聞きしたいと思っていたのですが、病気療養中のこともあり、少し落ち着かれてからと思っていた矢先、平成２２年6月１４日、お亡くなりになられたとのご連絡をいただきました。ご自宅で、サッカーのワールドカップの日本代表の試合を、ご家族と一緒に見ようと楽しみにしておられた時、気がついたら眠るように亡くなられていたそうで、元気なときに口癖のように言っておられた、「食うときガッポリ、死ぬときポックリ」の言葉のままのご生涯だったそうです。

お別れ会の当日は、中村國衛先生を慕われるたくさんの方がお集まりになり、先生が好きだったクラシックの名曲が静かに流れる中、一人ひとり最後のお別れをしておられました。私も、中村國衛先生が医学者としての生涯をかけて残されたＰＲＡを引き継ぐものの一人として、その思いを胸に、今後とも、ＰＲＡの研究と普及に懸命に取り組まんとの覚悟を、改めてご霊前にお約束いたしまいた。

波動医療の先駆者として

中村國衛先生は、「波動」という言葉を意図的に使わないようにしておられましたから、こういう表現をすると、きっと嫌がられるだろうと思います。「波動と言うだけでは、何の説明もしたことにはならない。何の波かを言わないことには意味がない」。波動だけでは、「ハッドウした？」だと、駄洒落交じりに繰り返し言っておられました。

中村國衛先生の意には沿わないと思いますが、本書のタイトルを「波動医療と呼ばれて」としたことから、この表現にするしかなく、何とかお許しをいただくしかないのですが、中村國衛先生は、わが国での波動医療の先駆者として多くの医学的な業績や、治療実績を残しておられます。

私がお会いさせていただいた頃、すでに中村國衛先生の周囲には、中村國衛先生のおかげで命が助かったと感謝しておられる方がたくさんおられました。娘さんが白血病でもう駄目だと言われていたのだが、中村國衛先生に助けていただいた。その娘さんは元気になり、もうすぐその娘さんに子供が生まれると喜んでおられたお母さんや、妹さんとお父さんが癌で、特にお父さんの喉頭癌がひどく、もう助からないといわれていたのが、奇跡的に良くなって、妹さんもお父さんも元気に生活をしておられる方など、中村國衛先生を神様のように思っておられる方にもお会いしました。

中村國衛先生が言われるには、北里大学におられた頃、大学病院の同僚の医師から、「現代医療では、もう手の施しようがない。國（くに）さん、何か変わったことをやっているようだが、それをやってみるか。」と言われて、何人かの患者さんを引き受けられていたそうで、中村國衛先生は、おそらくその治療過程で、ＰＲＡでの治療に相当な手応えを感じておられたのではないかと思います。

その頃の治療成果をまとめられたのが次ページの表①ですが、驚くような成果を上げておられます。裏づけとなる西洋医学的なデータが付いていないので、厳密なデータとはいえないのでしょうが、実際に治療に当たっておられた中村國衛先生にとっては、ＰＲＡで情報入力した水を飲むだけで、これほどの成果が出るとは、ご自身でも驚かれるほどの手応えであったのだろうと想像できます。お聞きすることはできませんでしたが、中村國衛先生が、これほどまでにＰＲＡに打ち込まれるようになった最大の理由は、これらの治療経験であったに相違ありません。

分子生物学という現代医学の最先端にいる研究者が、医学に素人の私にとってすら、始めて出会った時は、なんと怪しげな装置かと思ったほどのＰＲＡに、これほど熱心に、真剣に、自らの医学者としての生命をかけて取り組むには、相当な勇気と信念が要ったことだろうと、その覚悟の程に頭の下がる思いがいたします。もっとも中村國衛先生は、われわれの前では、そのような態度はおくびにも出さず、「周りからはキ印をつけられているよ。ガハハ」と笑い飛ばしておられるだけでした。

ＰＲＡの開発者として、どのような考え方をもとに開発され、研究を続けてこられたのか、ご自身が主催されておられた日本量子医学研究会で発表されたものや、著書（ミクロの決定圏／エコー出版）の中から、症例も含めて興味深いものをいくつかご紹介したいと思います。

健康とは、病気とは、治癒とは（ミクロの決定圏／エコー出版より＝中村國衛著）

『「健康」とは何かとお聞きして、明解に答えられる方はおられるでしょうか？おそらく、多くの方は「健康とは病気でないこと」、或いは「病気

表 ①

量子医学解析結果　（QRSによる悪性所要患者初回解析）

20011230

		CⅠ 0〜−13		CⅡ −14〜−21		CⅢ −22 ↓		
病　　名	合計	D	N	D	N	D	N	死亡
脳　腫　瘍	17	4	3	5	2	3		1
神経芽細胞腫	1			1				
副　鼻腔腫瘍	4			4				2
甲状腺腫瘍	2	2						
舌　　癌	4	1		3				
咽頭・喉頭癌	4	2	1	1				
気 管・肺 癌	48	9	11	19	2	7		2
食 道・胃 癌	61	30	11	15		5		3
ホジキン病	3			3				
肝　臓　癌	47	12	11	11	4	9		5
胆　嚢　癌	1	1						
膵　臓　癌	15	1	1	8	1	4		3
腎　臓　癌	10	3	3		1	3		2
結腸・直腸癌	28	4	4	6	7	7		5
卵　巣　癌	5	1		3		1		
子　宮　癌	29	3	14	8	2		2	2
乳　　癌	16	5	7	1	1	2		2
前 立 腺 癌	6	1	4			1		1
膀　胱　癌	8	2	3	1	2			2
白　血　病	20	3		4	7	6		2
悪性リンパ腫	9		5	4				1
骨　髄　腫	2		2					
脂 肪 肉 腫	1	1						
皮　膚　癌	1	1						
合　　計	342	166		126		50		
回復・社会復帰		166		117		26		
死亡		0		9		24		33
現代医学的診断		発病初期 無自覚		進行癌・末期癌 治療法無				治癒率 90.35％

D：現代医学による診断あり。
N：現代医学による診断無し。

が治癒すること」とお答えになられるのではないでしょうか。しかし、よくよく考えてみると、この「健康」「病気」「治癒」といった単語は、何を意味するのかを深く掘り下げて考えたことがあるでしょうか？ここでは、序章として、これらの意味の定義や状態を考えることから、「エネルギーの視点」で、これらの事象を捉えることの重要性へと話を進めていきたいと思います。

各々の語源を調べてみると、「健康（health）」は「全体」を意味します。この言葉は“whole”（すべての）、“hale”（健全な）、“holy”（神聖な）などと同じアングロ・サクソン語に由来しています。“cure”（治療する・治癒）と“care”（心配する・看護）は同じラテン語からきています。治癒することは、気にかけて世話をすることなのです。“treat”（治療する・扱う）も同じ意味の古代フランス語に由来し、ある特定の目的に向かって対処することをいいます。“medicine”（薬・医学）もラテン語の“medicina”から来ていますが、この語源は古代インド・ヨーロッパ語にあり、同じ語源から“remedy”（治療矯正する）、“meditate”（瞑想する）、“measure”（測定する）などが派生しています。その語源は、どうやら「秩序を立てるための思慮深い行為」といった意味をあらわしたものらしいです。

このように、治癒・治療・薬あるいは医学はすべて、健康という言葉が含蓄する、「全体」のある側面を回復させる行為を示唆（しさ）しているのです。では、全体にはどのような属性があるのかを考えると、量的に完全（complete）で、かつ質的にも完全（perfect）なものと定義すれば完璧でしょうか。つまり、理想的な「健康」（全体）とは、ただの部分の集合体ではなく、すべての部分が調和的に統合され、バランスを保って配列されているものがそうだといえます。

動的な健康バランス

ここで、キーワードになるのが「バランス」です。人間は、脳を司令塔として全身に張り巡らされた神経ネットワークにより、外界からの刺激（騒音・食物・病原体・電磁波など）に対して、身体の内側の恒常性を維持しようとする調整機構が働きます。その結果、外界の環境要因に順応した体内の平衡状態（呼吸・心拍数・血圧・ホルモンの分泌など）が新たに出来るのです。

私たちに働きかける外界の環境要因は無限にあり、それらに私たちの身体が影響を受ける度に、この“平衡状態”もダイナミック（動的）に変化します。つまり、体内のバランスが大きく崩れる前に、反応系が敏感に作動して、環境に適応できる状態を新たに作り出せることを、「健康である」と定義することが出来ると考えます。したがって、健康とは静的に止まって安定した状態を指すのではなく、時々刻々と変化するものであることをも意味します。

この考え方を推し進めると、体内バランスが大きく崩れて環境に順応できないことが「病気である状態」を指すことになります。しかし、病気の状態になったとしても、人間には恒常性を維持しようとする身体機能・能力が本来備わっていますので、病気の状態も刻々と変化しているのです。

どう変化しているかというと、新たな「健康のバランス」を保つ方向を目指しているのです。この「病気」から「健康のバランス」が成り立つまでの変化の過程を、「治癒の状態」と定義することが出来ます。つまり、「治癒」とは、恒常性という身体機能が上手く発動するための潜在的な力のことを指し、人間を含めた、生きとし生けるもの全てが持つ自然に備わっている能力のことなのです。そして、医学・医療は、一人一人が持つこの「自然治癒力」を如何に引き出すか、或いは、サポートするかという分野・技術であると言えると考えます。

エネルギー場としての生体

近年ようやく生体を「エネルギーの場」と捉える考え方や、研究が認められ始めたことは、私にとって嬉しい限りです。宇宙の動的なバランスは、物質を構成するあらゆる素粒子が、他の量子とエネルギーを交換しながら相互に作用しあって成り立っていることが、幾人かの理論物理学者によって提唱されています。

一昔前は、真空には何も無いと考えられていましたが、現在では素粒子や、量子を生成する無限のエネルギーの存在する場所と考えられるようになりました。その真空状態はZPF（ゼロ・ポイント・フィールド）と呼ばれ、宇宙においては、素粒子や量子が瞬時（正確には10^{-23}秒のうち）に互いに結合したり、土台となる安定した最低水準のZPF（ゼロ・ポイント・フィールド）に戻ったりしながら、エネルギーのランダムな変動をもたらして、常に新たな平衡状態を作り出そうとしているのだそうです。このZPF（ゼロ・ポイント・フィールド）が実は生物の身体の中にもあり、「健康のバランス」を維持する役目を担っているらしいことが、エネルギーの観点から分かってきているのです。

例を一つ挙げますと、フリッツ＝アルバート・ポップというドイツのマールブルク大学の理論生物物理学者が、生物光子（バイオフォトン）というものの存在を実証しています。ポップ氏以前にも、アレクサンドル・グルヴィッチという科学者が、植物は細胞分裂を行なう時に、紫外領域の光線を放射して細胞分裂を行なっているのではないかという提唱をしています。彼は、その未知の電磁波を「ミトゲン線」と名付け、光線のスペクトル分析をはじめ、ガイガーミュラー管による計測などを、生涯にわたって何百回と繰り返し再現性を確かめています。

ポップ氏は、グルヴィッチ氏が使っていた機器よりも遥かに高感度の光電子倍増管装置を完成させて、植物の根などから発する可視領域の光子一つ一つを計測することに成功しました。さらに、このフォトンが、生命の設計図が全て保存されているDNAから発していることを突き止めたのです。発光は必ずしも一定ではなく、普段は2重螺旋構造を採っているDNAの鎖が部分的にほどける時に強く起こることが分かりました。これは、DNAの損傷を修復する酵素が働くからなのですが、その酵素は「光修復酵素」と名付けられており、何故か380ナノメートルの波長で最も効率良く働くのが知られています。

フォトンの放出は、ほとんど全ての生物に認められる現象であり、例えば、白血球による殺菌作用の過程にも放出の増大が見られるというように、生理的な作用と深く結び付いているのです。また、ポップ氏は、癌患者さんや、多発性硬化症（MS）の患者さんでも生物光子の放出量を計測しています。すると、癌患者さんでは光子がほとんど計測されず、逆にMSの患者さんでは過剰に光子の放出が観察され、体内のバランスが大きく崩れていることが分かったのです。

そして、どうやらこのフォトンは、外部からのエネルギーの供給と関係なく、何らかの内部的・自立的なメカニズムのもとで起こるらしいのです。つまり、体内に無数に散らばる抵抗ゼロの点、言い換えれば、微小な超伝導の場としてのZPF（ゼロ・ポイント・フィールド）を基点として、新たな平衡状態を作り出すために、生物光子放出が起こり、体内補正をしてバランスを整えているのではないかというのです。また、こうした光子エネルギーは、体内であらゆる周波数の電磁波に分配され、私達の身体のあらゆる分子を駆動させる力になると考えられているのです。

このように、徐々にではありますが、ポップ氏の他にも、世界中にいる少数の科学者たちが、からだの細胞の協調とコミュニケーション・システムは、共鳴と周波数の複雑なネットワークにより成立しているのではないかと考え始めるようになってきたのです。

目に見えないエネルギーの世界

私は常日頃から、目に見えないエネルギーの世界というものは、水面下の氷山のようであると考えております。目に見える世界は水面上の氷山の一角のようなもので、水面下の世界に比べたら、ほんのわずか見えているにすぎないのです。それに対して、目に見えないエネルギーの世界は、これからもっともっと開拓出来る余地が残されていると思うのです。そして、それは量子共鳴解析装置ＱＲＳ（この著書の中では、ＰＲＡはＱＲＳとなっていますので､原文のままＱＲＳとしています。）を用いることによって図に示したような医療・農畜産業・工業など様々な分野での応用が可能なのであります。

ヒトの病気を例に挙げて考えた場合に、「エネルギーの視点」に立つ、新しいそして重要な価値観というものを提言できます。それは、身体症状として自覚できる病状にまで進行する前の段階、つまり「未病の段階」で、身体エネルギーの歪みを検知して元に戻せば、「予防医学」の実践が可能だということです。

また、病気の原因因子（有害金属や細菌・ウイルス・カビなど）の特定が迅速に診断可能であることから、病気をより根本から治療する「原因療法」が可能なのです。その他、生検試料を必要としないので、痛みの伴わない「非侵襲的な医療」であることや、服用する前に、健康食品や薬が、患者さん本人と適合するか、或いは副作用は出ないかを検査することも可能なのです。

さらに、「原因療法」を追究して行くと、解剖学・生理学・細菌学といった西洋医学的な知識だけでは足りず、様々な分野の知識が必要で、それらが有機的に繋がっているのだということを実感させられます。例えば、有害金属にはどのような種類がどのような形態で存在しているのか、それらが病気の発症とどう関連するのかという事実を知っていないと、病気の原因を探る要因として取り上げられないからです。

新病因論の提起

量子医学（中村國衛先生は本療法を量子医学と名づけておられました）を過去２０年間追究してきて、「原因を診断」することが如何に大切かということが分かってきました。現代の西洋医学では、患者さんの訴える症状を聞いて診断を下しますが、同じような症状でも、患者さん個々人での原因は違うことの方が多いのです。また、単一の原因が病状として現れることは稀で、複数の原因が絡み合って症状として現象化していると考える方が妥当でしょう。しかし、一般病院でのたかだか５分か１０分の診察時間では、じっくり患者さんの主訴を聞く時間もないですし、診察をする医師の側も、病気の原因と成り得る広範な知識を身に付ける暇もなく診察に追われているのが現状でしょう。

しかし、現代の化学検査法では検出不可能なほど微量な重金属でも、生体にとっては重篤な毒物となっていることもあるのです。重金属の生体に及ぼす影響が、如何に危惧するべきものであるかを、この章では広範に症例を挙げて紹介したく存じます。

SHS（Sick House Syndrome；新築家屋症候群）の主原因は？

新建材に使われている重金属類や、ホルマリン等の防腐剤・防カビ剤が主犯と考えられます。かつては、白粉の主原料だった白い色の酸化鉛や、黄色を出すために酸化カドミウムが、ペンキの顔料として混合されていたり、ガソリンの燃焼効率をあげるために、一酸化鉛（PbO）が混入されていたりします。白い壁紙には、防カビ剤として水銀・パラジウムが入れられ、自動販売機にはアルミニウム缶に詰めた飲み物が売られています。

これらは、どれも皆人体に作用し病気の元となり得ます。鉛は大脳の黒質・淡蒼球・錐体外路・小脳・菱脳に作用し、重症の場合にはパーキンソン症状の原因となります。この症状は、鉛が直接からだの中に取り込まれなくても、空気中に漂う水蒸気が、鉛の量子エネルギー（中村國衛先生は、波動と言わず量子エネルギーと言っておられました）を記憶し、鼻腔経由で吸入され、血流に乗って脳に到達し、上記の部位の親和性物質に吸着され、細胞機能の低下を引き起こすと考えられます。

現代医学ではＬ－ドーパを薬として処方しますが、量子医学では微弱な量子エネルギーの情報を記憶させた磁化情報水（現在では処方水。以下同）を作り、飲用して頂きます。鉛の“影”の情報は、磁化情報水の作用により比較的に簡単に消去できます。磁化情報水は血流に乗り、全身を駆け巡って全細胞に吸収され、細胞内の乱れたエネルギー振動を調整して回ります。役目を終わった水は腎臓から尿として排出されます。

重篤な症状を呈するのが「水銀中毒症」です。ある方の場合には、家の内装をやり変えて１ヶ月後、半袖のシャツから露出している部分に豹のごとき赤斑が現れ、痛痒くてたまらなくなりました。某大学病院で受診をしても原因不明と診断されて、ステロイド軟膏を処方されただけでした。症状が改善されず苦しんでいる状況で、当院に来訪されました。ＱＲＳにて検査してみたところ、水銀中毒症だと分かったのです。家の間取り図をスケッチしてもらい、壁紙を一部持ってきてもらって、ＱＲＳで計測したら、案の定、「水銀」が検出されたのです。壁紙を取り替え、磁化情報水を飲用したところ、この方は約２週間で赤斑葉消えて、後に黒い色素沈着が残りました。

テフロン被服フライパン・炊飯器内釜・湯沸しポット・フライ返し由来の亜鉛毒性が及ぼす影響

脳の黒質・淡蒼球の細胞は重金属（鉛・水銀）を好んで吸着する性質のあることが、ＱＲＳによる病態解析で判ってきました。パーキンソン病の患者さんに、鉛の量子エネルギー消去と、脳を活性化するエネルギーを入れた磁化情報水を飲用してもらい、病状が軽快した例も体験しました。

この人の場合には、歯の詰め物の合金に使われていた鉛が原因と推測されましたが、鉛自体が溶け出し、血流に乗って脳まで運ばれるというのは考え難いと思います。それよりも、鉛の量子エネルギーが神経系を伝わって標的に到達し、そこで作用すると考えるべきでしょう。或いは、鉛の量子エネルギーが血液中の水に記憶されて､脳に運ばれたと解釈すべきかもしれません。いずれにしても、歯に入れられた鉛は、脳の黒質とは隔たっているのです。

金や銀との合金として使われるパラジウムも種々の副作用があります。人体にとって有害金属となるものは多数存在しますが、ここではその中でも、未だに有害金属としての認知度が低い、亜鉛についてお話したいと思います。亜鉛は、体内ではSOD（Superoxide dismutase）と呼ばれる活性酸素を分解する酵素には材料として使われていますので、極微量でも必要な金属なのですが、過剰量摂取すると毒性を発揮するようになるのです。

生活必需品の中で、亜鉛を多く含んでいるものがテフロン加工の調理器具です。テフロン樹脂を塗布し重合させるには､酸化亜鉛（ZnO）を水に溶き、テフロン樹脂の表面を硬化させなければならないのです。その酸化亜鉛が高熱で溶け出し、食べ物に混ざり、人体に取り込まれることになるのです。

生体に対する亜鉛の影響は、皮膚炎・蕁麻疹・中枢神経症状・統合失調症などがあります。今や、どこのレストランでも家庭でも、油の使用量が少なくて済む、洗いが楽になる…という特徴から、フライパンなど、殆どテフロン加工製品が使用されているのが現状です。例えば、姉妹で同じメーカーの鍋を買い、暫くしたら同時に胃癌に罹られた方々がいました。また、強い蕁麻疹に苦しんでおられる方々を、ＱＲＳで調べてみると、テフロン加工のフライパンを使っている場合が、症例として次々と出てきています。便利なものが、時として牙を向いてくる例といえるでしょう。

その他には、亜鉛を多く含むものに化粧品があります。以前、皮膚炎の治療にボルチンクザルベという亜鉛華軟膏が使われていましたが、化粧品は皮膚炎の予防効果を狙って、酸化防止剤として亜鉛を加えているのです。したがって、紫外線をカットする乳液や、ファンデーションには、必ずといってよいほど亜鉛が含まれているのです。最近は、それでも亜鉛毒の弊害を気遣う化粧品開発会社は、亜鉛に替わる人体に無害な酸化防止剤の模索を行なうなど、安全な商品の開発に励んでいるようではありますが、まだまだ亜鉛毒の弊害への認識は世間において低いのが実情です。

化粧品による疾患の例を２つほど紹介しましょう。一つ目は、昼用の化粧を落とし、夜用の化粧品をつけると夜中に額に蕁麻疹が出来、痒くて眠れないというＡさんが受診に見えた例です。身の回りのものを徹底的にＱＲＳで調べたところ、夜用化粧品の成分に含まれている亜鉛毒が原因であることが判明しました。夜用化粧品から、亜鉛毒の量子エネルギーをＱＲＳて消去したものを渡したところ、その化粧品を使用しても痒みが出なくなったということです。

二つ目は、統合失調症と診断されて３年ほど入退院を繰り返していた、当時、22歳の女性の例です。彼女を詳細にＱＲＳにて検査したところ、テフロン加工フライパンが主原因であることが判明しました。亜鉛の弊害を中和・改善する磁化情報水を飲用して、テフロン加工フライパンの使用を止めて３週間で精神状態が安定してきました。しかし、春先に化粧をして外出することが多くなると、また精神状態が異常になり、分裂病の再発を思わせました。そこで、化粧品を検査すると亜鉛毒が検出されたのでした。

このように、亜鉛は身の回りの日用品に含まれているわけですが、亜鉛毒の弊害を知った上で、どのような代替品にすれば健やかな生活を送れるのかをお教えしましょう。テフロン加工のフライパンやフライ返し、おたまや炊飯器といった物の代わりとしては、塩素樹脂、チタン加工品などが市販されており、これらは今のところ、ＱＲＳ測定において人体への影響は見つかっておりませんので安全だと考えられます。

また、チタン加工を施してある金属製品の土台には、主にアルミニウムが用いられています。アルミニウムそのものが食べ物に混じると悪影響を及ぼしますが、チタン樹脂から滲出しての影響は今のところ知られていませんので、これも安心して使ってもかまわないと考えます。それから、樹脂加工せず、直接金属が露出している製品では、鉄およびステンレス製のものが良いでしょう。銅製のものは、肝臓に作用してウィルソン病の原因になることが、ＱＲＳの検査でありましたので使用するのは危険です。

カドミウムと鉛の生体に及ぼす作用例

H.N. さん，当時５３歳 , 女性 , 事務職員の方の症例を紹介させていただきます。社内での配置換えで新しい部屋に移動してから２週間後に激しい耳鳴り・目まい・頭痛に襲われ、当院に来訪してきて診察をしたところ、重金属のうちでもカドミウムが中耳に作用している数値が出ました。彼女の会社の作業室の壁の色を尋ねたら黄色とのことでした。冬季でストーブにヤカンを掛け湯気を立てているときほど症状は増強したと言います。

壁の隅を掻き取り宅急便にて送付するように指示しました。結論から先に述べますと、原因は黄色の壁のペンキに含まれているカドミウムでした。彼女の周辺で働いていた他の人々も同様な症状を訴えていたということでした。

更に又、部屋変えがあり、今度は白いペンキ塗りの壁の部屋だったそうです。耳鳴りは止まったのですが、背中が痒くなり、目が見えにくくなったり、ふらついたりと症状が新たに始まり、再検査しました。その結果、皮膚炎と網膜の数値が特にマイナス値が高く出て、鉛毒性が検出されました。白壁の隅を採取してもらいＱＲＳで調べたところ、今度は鉛毒性が検出されました。ペンキの顔料に使われている酸化鉛が主犯人でした。

カドミウムで有名なのは「痛い痛い病」です。東京都の近傍でカドミウム中毒が発生するとは普通は考えません。病因は空気中に充満している水蒸気が、ペンキに含まれているカドミウムの量子エネルギーを吸収・獲得し、それが鼻腔から吸入され、肺から吸収されて血流に乗り、三半規管に作用したのであろうと推測されました。早速、磁化情報水を調製して飲用してもらったところ快癒しました。

ラットを用いた動物実験でも全く同じ結果が得られています。すなわち、紙に染み込ませた酸化カドミウム（CdO）飼育ゲージの外に吊るしておくだけで、ゲージの中のラットがカドミウム中毒症になってしまったのです。

この例でもお分かりでしょうが、従来考えられてきた、物質中心の病態形成に関わる理論とは異なる考え方が必要です。ペンキの成分が体内に取り込まれなければ、人体に害を及ぼすことは無いとお考えでしょう。しかしながら、上記の例から考えますと、鉛やカドミウムが直接体内に入ってこなくても、その影響を受けた水蒸気が、鼻腔を通って吸入されれば、実物が侵入したのと同じ病理原因因子として作用してしまうということを意味しています。この例などは、量子エネルギーと水の特殊性を知らないと考えられない事象かもしれません。鉛の影響は、発癌性とも関連するという結果が動物実験で得られています。

水銀・リン系農薬・鉛（ペンキの顔料）からくる副作用

K.E. さん，当時 66 歳 , 男性 , 会社社長の方の症例をご紹介します。

全身の紅斑（掻痒・熱感あり）があり、某大学病院皮膚科で診察を受けたものの原因不明と診断されました。数ヶ月に渡り症状が続いたので、当院に来訪されました。症状の出始める前に、事務所の内装を替えて白い壁紙にしたと言います。ＱＲＳ装置にて検査した結果、皮膚炎の症状は水銀毒性に起因していました。白色壁紙に含まれる防カビ剤チメロサール（防カビ水銀製剤）が原因であろうと予測がつきましたが、念のために壁紙の採取を依頼しました。

予想通り、壁紙に水銀毒性を発見！この例も、生体に毒性は発揮しないと考えてきた防カビ剤が、皮膚炎の原因となり、現代医学の考えの及ばない症状を誘発していたのです。オフィスの壁紙をチェックしながら全部取り替えてもらいました。壁紙を剥ぎ取り中に一時症状が悪化しましたが、磁化情報水の飲用により、まもなく快癒しました。

この患者さんは化学物質に過敏になり、ゴルフ後の皮膚炎にも罹りました。診断した結果は、ラッソと呼ばれる有機リン系農薬が見つかったこともありました。更には、奥さんが家の中に持ち込んだ植木の土に含まれていた同系の農薬に影響されたり、入り口のドアに塗ったペンキに含まれていた鉛にも影響されたこともありました。

新築家屋と精神分裂病様症状

M.M. さん, 当時２６歳 , 女性 , 家事手伝いの方の症例をご紹介いたします。

妄想・幻聴・幻視が主訴でした。診察時に問診をしていたら、約１ヶ月前に新築家屋に引っ越したばかりということでした。ＱＲＳ解析の結果、環境からの鉛毒性が検出されました。その新築家屋の水回りに使用されている管を調査してみたところ鉛管でした。鉛管は使用中に酸化被膜が出来て、害毒を垂れ流すことはないと一般には考えられていますが、酸化被膜が出来るまでは、水道水が鉛管の内壁に直接接触し、鉛の量子エネルギーの情報を獲得して、蛇口から放水されると推測されます。出来たての家で、再工事というのも勿体ないと言われましたが、水道管を全て塩化ビニルに取り替え、磁化情報水を飲んでもらったら、まもなく症状が嘘のように軽快したとのことでした。

一般に鉛毒性は、白粉・壁（白ペンキの顔料）・歯（補填材：虫歯に詰めて表面はエナメルでコーディングしてしまう）・防音壁・防ダニシート等に由来しますが、鉛の水道管もそのうちの一つに入れておかないといけない環境要因です。

これらの症例は、重金属が重篤な病状を誘発していた例です。その他にも、虫歯の充填材として盛んに使われていた水銀合金（アマルガム）や鉛の副作用は種々の症例がありますが、それらは後述します。

アトピー性皮膚炎・アレルギーの診断と治療

年々、加速的に増加の一途を辿っているのが、アトピー性皮膚炎の患者数です。戦後、栄養不良の世代の新生児に、栄養の良い子は可愛い、或いは頭の良い子供が育つと言って、牛乳を推奨しました。これがアトピー性皮膚炎の原因の一端を担って、乳製品アレルギーを呈する患者さんが出現しました。牛由来の食品・卵・インゲン豆・大豆その他の様々な食料品に感作されて、凄い場合には１２０数品目に対するアレルギーが成立しているという例がＱＲＳ測定をしていてみられました。

農薬を含んだ飼料で育てた母牛の出す牛乳タンパク質は、農薬の影響を受けて、タンパク質の立体構造が変性しアレルギーを起こしやすい物質になってしまうのです。完全無農薬飼料で飼育した母牛の出す牛乳は、牛乳アレルギーの人が飲んでも異常反応は示しません。変性した異種タンパク質を摂取することにより、全身の湿疹をはじめ、喘息・癲癇発作・アトピー性白内障に至るまで発症するのです。

現代の西洋医学においては、原因因子の同定に、パッチテスト・スクラッチテスト・沈降反応等が用いられていますが、手間や時間が掛かりますし、患者さんの心身や金銭的な負担にもなります。ＱＲＳ測定装置による量子エネルギー分析テストを行なえば、迅速に、複数の原因物質を探し出すことが出来るので推奨したいと思います。

実際に診察時のアレルゲンの同定方法をご説明します。まず、試料（毛髪・尿・血液の入った試験容器など）を、ＱＲＳ上のステージに載せます。アレルゲンや食品に関するＱＲＳ用のコードは約２００種類ありますが、食品のうち、「海老」のコードから順にスクロールしながらチェックしていきます。アレルゲンの場合、一つでもチェック漏れや誤りがあることは許されません。もし、その物質が体内に取り込まれたら反応してしまう可能性があるからです。食品のコード群だけでなく、アレルゲンのコード群（ブタクサやダニ・羽毛など）もチェックしておくことを忘れてはなりません。

原因因子が判明したら、患者さんには、それらの物質との接触を避けるように注意し、それらのプラスの量子エネルギーを記憶させた磁化情報水を調製し手渡しします。牛乳がアレルゲンとして捕らえられると、バター・チーズ・乳清・牛肉・牛肝・牛皮など、牛に関するものはほとんど反応してしまいます。パン・クッキー・ケーキ・キャンディ等にも含まれているので注意をする必要があります。アレルギーの原因食品の発見・除去は容易ではありません。しかし、厳密に排除に成功すれば、治癒も目前であり、夢ではなくなります。

患者さんは、磁化情報水を飲用しながらアレルゲンに反応しなくなったら、原因物質を耳掻き一杯位の少量から徐々に摂取して、免疫寛容（Immunological tollerance）の状態にしてしまえば良いのです。正常の免疫反応を備えた個体に、経口的に取り込まれたタンパク質抗原は、アレルゲンになり難いという報告があります。治療は半年から１年は掛かります。辛抱強く取り組むと必ず良い結果が得られるようです。

難病の診断と治療

いわゆる難病と命名されている病気群が存在します。この疾患群は、医師が治療したくても適当な方法が見つからないので、「難病」という棚に上げてしまい、「現代の西洋医学の対象外」に整理してしまった病気群です。

患者さんの立場からすると、たまったものではありません。何とかしてほしいという、はかない希望を胸に訪れた大病院で、片っ端から検査をした挙句の果てに、「これは難病ですから、現代医療では手の施しようがありません」と診断されたら、もうそれは死の宣告を受けたも同然になってしまいます。

ある意味、「難病」とは医師の側の便宜を図るためにあるようなもので、匙を投げられた患者さんにとっては、精神的絶望に追い込まれる言葉以外の何ものでもないのではないでしょうか？目に見える異常生理状態（病気）でも、より初期や、早期に発見されれば治療効果が高いように、肉体の症状が現われる以前に、既に起こっている身体エネルギーの乱れ・変調を捉えて元の状態に戻すことが出来れば、病気が最終段階まで進行してしまい心身共に非常に過酷な体験をしなくて済むはずです。

「量子エネルギーの視点」に立って診断・治療を実践してきた医者として、量子医学が２１世紀の新たな医療として難病にも威力を発揮することをここに提言したいと存じます。実際にどのような「難病」の治療に功を奏することが出来たかを以下に紹介していきたいと思います。

筋骨化症の背後に潜む本当の原因

Ｈ.Ｗくん，当時７歳，男の子の症例をご紹介します。

この子は、進行性骨化性筋炎と診断され、担当医師から治療を放棄されたのでした。２００万人に１人が発病するといわれており、筋肉が骨に変わっていく難病です。担当医師を通じた紹介で、当院のＱＲＳテストを毛髪で依頼されました。

ＱＲＳで分析したところ、筋肉繊維にアルミニウムの量子エネルギーの付着が起こり、神経伝達に障害を受けていることが判りました。早速、磁化情報水を調製・送付して、飲用を勧めました。２ヶ月半後には、全身状態に改善が見られ、元気良く登校しているということでした。「一度会って相談したい」ということで、遠方から上京されました。その前週に毛髪を送ってこられ、「予め調べておいてくれ」という依頼がありました。ＱＲＳの数値では、私も嬉しくなるくらい改善の方向に向かっていました。

ところが、来訪当日、患者さんご本人に測定用のスティック（端子）を握ってもらい、再度検査をしたら、更に全体的には（＋２）点以上改善されていましたが、アルミニウム毒だけは中程度の低下を示していました。お母さんの話によると、来院のために、前夜から実家に宿泊しましたが、そこで食事の支度に使われた鍋がアルミニウム製だったということでした。現在、経過観察中ですが、元気に通学しているという報告です。

この子は７歳にして、有名大学病院で難病のレッテルを貼られ、治療法がないと匙を投げられたのです。幸い担当医師が、私と接する機会があり、量子医学なるものの存在を知っていたので、最も難しい病気の診断と治療に適用できないかと考えたのでしょう。現代医学の医師にとっても「難病」というレッテル貼りは辛いに違いありません。

自分に出来ないことでも、認知度の低い「量子医学」に治療の可能性を賭けてみるという行為は柔軟な考えの持ち主であることの現われでしょう。この子が将来、地球を背負って立つような大物に成長するかもしれないと思うと、一人の生命を量子医学によって救えたことは、私の絶大なる喜びと励みの喚起に繋がるのです！

非定型筋ジストロフィーの病因

某大学病院に非定型筋ジストロフィーで入院し、現代医学の検査を全て行なったにもかかわらず、治癒傾向が見られなかった、当時、２２歳の男性の症例をご紹介させていただきます。

彼は原因不明の難病と言うことで、この疾患と、ステロイド剤の治療効果の相関性はないにもかかわらず、対症療法としてステロイド剤の投与を受けていました。ある会で彼の母親と出会い、ＱＲＳテストの依頼を受けて検査しました。その結果、歯に詰めた水銀合金（アマルガム）が神経と筋接続部位に作用し、情報が筋繊維まで到達しないために、擬似性（非定型性）の筋ジストロフィーと診断されたことが、ＱＲＳで分かりました。

早速、歯の金属を取り替えるように指示し、磁化情報水を調製して飲用を勧めました。１０数本あったアマルガムによる歯の補填を治療し、トレーニングを重ねた結果、自立歩行が可能になってきたと報告を受けています。先進国のうちで、歯科領域の治療に、アマルガムの使用許可が出ているのはアメリカと日本だけです。

日本の厚生省は、「原材料がなくなるまでは、アマルガムを使ってもよい」と言う立場を採っているといいます。水銀合金は重症な副作用を誘発する原因となります。人により副作用の発見部位が異なるため症状の出方もまちまちです。

癲癇発作の本当の原因

Ａ．Ｆさん，当時１６歳，男性の症例をご紹介します。

彼は、１４歳頃から癲癇の小発作が現れ始め、２年後には授業中に大発作に襲われるようになり学校に行けなくなってしまいました。人の紹介で、ＱＲＳテストの依頼を受けたので、毛髪を宅急便にて送ってもらい、量子医学解析を試みました。その結果は、歯の充填に用いられたアマルガム（水銀合金）が、脳の血管運動中枢に作用し、血管と筋肉の連縮を誘導していることが判明しました。詳細に既往歴を聞いてみますと、１４歳で虫歯の治療を受けて以来、癲癇発作が現れるようになったということでした。アマルガムを取り除き、磁化情報水を飲んでもらうことで改善したことはいうまでもありません。

幾つかの例を経験しましたが､アマルガムが各個人のどこに作用するかは、症状が出てみないと解析することは原則的には不可能なことが判ってきました。人により標的となる臓器に違いがあり、法則が見つからないのです。虫歯の治療をし直したら子宮内膜炎に罹ってしまい、妊娠していた子が流産してしまったり、膵臓機能不全（糖尿病）で腎尿細管が破壊されて、慢性腎不全症になってしまい人工透析を受けなければならなくなったりと、原因物質がアマルガム一つであったとしても千差万別の表現型をとるようです。

上記の例以外にも、発癌・多発性硬化症・肺気腫・神経―筋肉連絡遮断症（筋肉がコブ状に盛り上がってきて、１２回もモグラタタキ的に外科手術を受けた患者さんの例）・頸椎や腰椎の傾斜および湾曲症などが、アマルガムと関連していました。

また、前述の鉛も重金属の与える害の最右翼に位置しています。というのも、特に鉛を用いた歯科治療の問題点として、歯科医師が虫歯に鉛を充填後、上にエナメルを被せてしまうからなのです。鉛は溶かしやすく加工しやすいのですが、逆に柔らかく削れやすいので、エナメルで保護すると称して外部からは見えなくしてしまいます。しかし、その副作用たるや、パーキンソン病を始め、発癌性・中枢神経失調・膵臓機能低下から慢性腎炎の主原因と、ありとあらゆる病気の原因になり得ます。

私が約２０年を掛けて量子医学を実践してきて、これらの歯の充填剤こそ医原病（iatrogenic diseases）を助長していると痛感してしまうのです。

日本人の８０％は保険で治療しており、アマルガムを虫歯の穴に詰め込んでいるといわれています。ドイツやスカンジナビア諸国では、９年前に、アマルガムの歯科充填への使用を禁止する法令が布告されているといいますが、先進国では、日本とアメリカが未だに使っています。最近では、日本の歯学部でもアマルガムの使用は教えていないということですが、高齢の歯科医師は未だに使っているそうです。

現代の西洋医学では、症状に合わせた対症療法が主流なため、原因療法などという、時間と手間の掛かる治療法は行ないません。例えば、風邪を引いた人の原因ウイルスを追及しようとすると、手間と時間と経費が嵩み、原因が判明した頃には風邪は治っているといった事態が発生します。現代医学は方法論的にも概念的にも対症療法に適したものしか採用していないのです。

難病中の難病「Behcet 病」の病態解析

ベーチェット病には、神経と皮膚に主症状の出現する２つのタイプがあります。口腔および会陰粘膜の潰瘍、ブドウ膜炎、視神経異常等、ややこしい症状が出現しますが、原因不明、治療法も不明な難病に指定されています。多くの患者さんは眼科を受診しますので、眼科の医師と打ち合わせて、ベーチェット病の患者さん２８名の血液を２ml 採取してもらい、ＱＲＳで解析したことがありました。何と、全員からヨウ素中毒症が検出されました。

ベーチェット病は、黒海沿岸で多発したという記録から認知されるようになった歴史があります。日本も四方を海に囲まれ、生活環境は黒海沿岸に共通したところがあるのでしょう。海産物を多く摂取し、ヨウ素も多く取り込んでいることが予測されます。

ヨウ素は、甲状腺ホルモンの合成に不可欠な材料ですが、ヨウ素代謝異常の人が一定の率で出現し、ベーチェット病に罹るのではないかと考えられます。血液サンプルを採取させてもらった患者さんには、磁化情報水を調製して飲用してもらい、経過は良好でした。その後、私は大学を離れたために追跡調査は中断しています。しかし、ベーチェット病患者さんの２８例中２８例で一致してヨウ素中毒症が検出される確立は、決して無視できるものではないと考えます。

慢性疲労症候群の病態解析

サボリ病とも陰口を叩かれている病気ですが、本人にしてみればどうしようもなく疲れ、何もする気が起きないと訴えます。３１例の患者さんを診察しました。その結果、全員の副交感神経から、サイトメガロウイルスをＱＲＳにて検出しました。患者さんには磁化情報水を飲用してもらい、良い結果が得られたのは言うまでもありません。

サイトメガロウイルスは、末期癌の患者さんの膀胱や肺に出現し、重篤な症状を呈することで知られています。分離・同定するにも時間が掛かり、手に負い難いウイルスです。現代の西洋医学では、慢性疲労症候群の患者さんは原因不明で治療の仕様がないために、精神科に回したり、ナマケ病呼ばわりして、患者さんを精神的に苦しめます。この病気も量子医学的解析法を適用すると、原因も判明し、治療法も見出せるのです。

腫瘍マーカーは腫瘍遺伝子の挙動の反映か？

腫瘍マーカーに関しては、私見ですが、現代医学とは異なる経験をしています。膵臓癌で某大学病院にて手術不能、治癒の見通しなしという宣告を下され、退院の翌日に、当院に受診に来られた、H.M. さんがおられました。ＱＲＳテストをしたところ、確かに膵臓体部に大きな腫瘍があり（悪性腫瘍のＱＲＳ（ＰＲＡ）コード F005（－１８））、周辺のリンパ節にも転移しており（－１６）、手術不可能なことは判明しました。

その時点で腫瘍マーカーである α － fetoprotein は１２０００単位出ていました。そこで、磁化情報水を調製し、1日2リットル以上を目標に飲んでもらいました。毎月、ＱＲＳで検査をする毎に、腫瘍の存在を示す数値が元の健康体の数値へと変化し、4ヶ月経ったら、悪性腫瘍の兆候は完全に消えていました。

ところが、α － fetoprotein の血中濃度は８０００～１００００単位と高く、受け持ち医師からは、手術をして患部を切除した方がよいと勧められました。ＱＲＳテストでは腫瘍は体内に検出されなかったので、絶対の自信を込めて、「手術をしてはダメだっ！」と主張しました。その後も相変わらず、

血中 α − fetoprotein は高いままで続いていましたが、本人はいたって元気で、休日にはゴルフ三昧、現代の流行“顔黒”様に日焼けし、健康そのものに見えました。定期検診で血液検査をすると α − fetoprotein 値は高く、その都度、膵臓の切除を勧められたということです。その度ごとに「やめろ！やめろ！！」と大反対しました。

血管造映写真のフィルムも診まして、確かに膵臓体部に細胞の異常な塊は見えましたが、血管の走行は綺麗でハッキリしていました。ＱＲＳテストでは悪性腫瘍は掴まりませんでした。依然として α − fetoprotein 値は高く、病院では医師に膵臓癌の存在を否定できないと言われてきます。ＱＲＳの検査結果を頼りに経過を見ることにしました。病院を退院してから約２年が経過した時点でも、本人は元気溌剌としており、毎日の生活は充実しているとのことでした。

この例は、腫瘍マーカーであるはずの α − fetoprotein が、ＱＲＳテストによって腫瘍の動態と必ずしも相関せず、腫瘍マーカーとしての信頼性が低いことを示しています。この症例を初めとして、乳癌・肝臓癌・肺癌でも同様のトラブルに悩まされました。

これらの症例に関わった体験から解ったことは、腫瘍遺伝子とマーカー遺伝子は、染色体上では本来かけ離れた遺伝子座（locus）にコードされており、悪性腫瘍になったからといって、腫瘍遺伝子のみが発現してくる場合と、腫瘍遺伝子とマーカー遺伝子が一緒に発現してくる場合とがあるのではないかということです。それが、磁化情報水の作用を受けて、腫瘍遺伝子は眠りに就いたけれども、マーカー遺伝子のみは目覚め続けていると説明できるのではないでしょうか。

即ち腫瘍遺伝子とマーカー遺伝子はごく近傍に存在し、腫瘍遺伝子の覚醒に引きずられてマーカー遺伝子も目覚めてくると考えると納得がいきます。相互の遺伝子は、染色体上では離れてコードされているとすると、別々に行動してもおかしくはないとも考えられます。何故ならば、大腸癌に特異性が高いといわれ、CEA（Carcino Embryonic Antigen）は大腸癌患者さんでも陽性率は１８％、肝臓癌に陽性率の高いといわれる α − fetoprotein でさえ

30%といわれているからです。これらのマーカーが腫瘍遺伝子と共に発見する確率は低いと言わざるを得ないと思います。要するに、腫瘍マーカーが高くなくても癌であったり、癌であっても、マーカーは発見していない場合も多々あることを意味しています。

悪性腫瘍の診断と治療

さて、前述までは私がＱＲＳを用いた量子医学を実践して分かってきた事柄を患者さんの症例を紹介しながら述べてきました。ここでは、視点を変えて患者さんの側から量子医学的治療と関わって感じたことなどを交えながら症例紹介をさせていただきたいと存じます。

まずは、元奈良社会保険病院の院長であり、私が主催する「日本量子医学研究会」でもご自身の体験談を講演して下さった澤田恂医師の症例をご紹介します。』

『私は、平成３年頃から、排尿障害に気付くようになった。７０歳にもなると前立腺が肥大しても仕方がないと思ったが、念のため、前立腺癌のマーカーを測定したが正常値の上限であったので、前立腺肥大と考えていた。

平成９年２月に、排尿障害が顕著になったので、泌尿器科で、α遮断薬の服用を相談したところ、念の為にと、直腸からの指診で異常を発見され、PSA 値を測定したところ、５１．５ng／ml で、生検でも立派な癌細胞が発見された。手術を勧められたが、術前にホルモン投与を受けたところ、PSA は７．５５ng／ml となり、このままホルモン療法を続けたいと思ったが、やはり癌を摘出しておいた方が良いとのことで、摘出術を受けた。

術中、術後、痛みは全然なかった。手術時に転移の疑われるリンパ節を除去し、膀胱を診たところ異常所見があったので、組織を切除して調べたところ、癌細胞が証明され、今後は膀胱癌と一緒に生活することとなった。私は、抗癌剤や放射線治療の副作用を知っているので、これらの治療を断り、男性ホルモン抑制療法として、リューグリン月１回皮下注射のみとした。PSA は０．１～０．２ng／ml を持続している。

平成７年頃より便の潜血反応が（＋）となったり（－）となったりしたが

念の為と考えた。腹痛、下痢、便秘、便の変形など一切なかった。

平成１２年２月、便の潜血反応が（＋）となり、再検しても（＋）であったため、念の為に大腸ファイバースコープ検査を受けたところ、立派な結腸癌が写し出された。

早く取ってしまいましょうと云う外科の勧めで、１２年３月に結腸を２０cm余り切除し、かつ転移リンパ節を取るのに時間がかかったとのことであったが、今回も無痛であった。

術後、肺、肝のCTを調べたところ、肝臓に２．５mm大の異常陰影が見られ、転移が疑われた。術後も食欲旺盛で、腹痛などの症状もなく、IAPなどの癌マーカーも正常閾値を示したが、膀胱と肝転移巣が問題として残った。経口抗癌剤を投与されたが、短期間で止め、専ら免疫力増強に努めた。

平成１３年３月３１日、京都で太古の水研究会が開催され、水と生命、水と健康について興味を持っていた私は会に参加した。そこで、中村先生の素粒子間の波動の解説を聞き、生命現象の基礎エネルギーがここにあり、その調製で健康が維持されると思ったので、とにかく実験してみようと考えた。幸い、術後、膀胱癌と肝癌を持っている私は恰好の実験材料になる。

磁化情報水には副作用は考えられない。臨床データを沢山集めて、現代医学の眼で批判すると、万人が納得する新しい医学が生まれる筈であると考えた。頭髪で異常が見つかると云うのにはいささか驚かされたが、検査を受けてみたところ、殆どの項目でデータは信用しうると感じた。

膝関節の異常を指摘されたが全く自覚症状がないので、どうかなと思っていたが、１年経過して膝関節痛が発生して歩行障害が生じ、極初期に異常が発見されたことに驚きを感じた。やはり、素粒子間の量子エネルギーが生命現象の基本であり、この方法で発病以前に異常を発見することは、現在求められる予防医学の根幹をなし、且つ異常を早期に矯正して健康を維持することは、医学の理想ではないかと考えている。そこで、現代医学を以って批判しながら研究を進めていきたいと考え、出来るだけ沢山の、医学的批判に耐えるデータの集積が目下の課題と考えている。

更に最近、活性酸素が病気の原因だと云う考えが広まり、活性酸素を中和・除去するアルカリイオン水が注目されているが、例えば、生体磁気矯正水と併用すると効果が相加されるのか、削減されるのか等も検証すべき問題であると考えている。

現在、私は、薬は服用せず、茸、海藻、野菜、豆、魚を主とした副食、玄米を主食としたものを５０回以上噛み、うす味にした食事をしている。幸せなことに、家内が至ってほがらかで、毎日「笑」の絶えない生活が出来ること、痛くても少なくとも３０分歩行することなどが効いているとみえて、免疫力に問題なしとの結果が報告されている。
私の目下の問題は減量である。

量子医学を厚生労働省に認めてもらう為には、現代の西洋医学による批判に耐えるデータの蓄積が基本となるので、患者の皆様は、磁化情報水を飲む前に必ず病院で確実な診断を受けていただき、飲んでいる間は３ヶ月に１回程度、検査データその他を整え、治療した場合はその医学的証明を求めていただきたく思います。症例は多数であることが望ましいと思っています。

症例１：Ｍ．Ｍ．さん，現在３７歳，女性，乳癌患者さんの症例報告

『私の場合、人生は「一難去ってまた一難」という表現がピッタリかもしれません。主人の母を７月に亡くし、葬儀が終わって一週間程経った夜に、突然、部屋のクーラーが止まってしまいました。みるみる間に室温は４０度近くなり、私はタオルで汗を拭っていました。その時、左の胸に明らかに異様な硬さのシコリがあることに気付きました。その瞬間、直感的に癌だとは思いましたが、まだ２歳の小さな息子のことを思うと、どんなこじつけでも良いから否定したいという気持ちがありました。

心の中は、凄まじい恐怖心が渦巻いていましたが、息子のために一刻の猶予も無いという思いから、翌日早朝には病院に向かっていました。MRI・超音波（エコー）・マンモグラフィーを経て、最後には細胞診を受けました。その結果は、乳癌の２期 A（2.5 × 3.5cm 角）というものでした。結果が出るまでの一週間、否定し続けた悪夢が現実のものとして自分の人生に降りかかってきました。

セカンドオピニオンを得るため、その後３軒の病院を訪ねましたが、結果は同じで、手術・抗癌剤を勧められました。病院を渡り歩く間に、私は癌に関する出版物を買い情報収集に努めました。全部で２００冊以上になる本を片っ端から読みました。自分の置かれている状況を把握したかったのです。

その結果、抗癌剤を使うことにとても抵抗を感じるようになりました。抗癌剤は、結局、細胞の再生を阻むもので、健康な細胞も無差別に殺し、体全体としては免疫力や体力が下がることになると分かったからです。ガン宣告から１ヶ月ほど経った頃、私は左胸の全摘手術を受け、抗癌剤は受けないという結論を出しました。

手術を９月に受け、その年が終わり、新年が明けました。その頃から腹部と脇腹に刺すような痛みを感じる様になりました。痛みは、頻度・強さ共に日増しに激しくなり、とうとう夜中も激痛で目を覚ましてしまうという有様で、私はろくに眠れない状態に陥りました。毎週測っていた腫瘍マーカーも痛みに比例して上がり続けていたので、私の中では転移したという思いが膨らんでゆきました。手術をして下さった医師は、レントゲンを撮っても影が写っていないから現段階では転移を認めませんと仰いました。

理不尽な思いを払拭できないまま、病院・現代医療の世界を去り、癌が消えるという有名な温泉へと湯治に出かけました。３０冊ほどの本を買い込み、湯治場でも祈るような気持ちで読み続けました。自分を救う方法を求めるのに必死でした。

その中に、磁化情報水についての本がありました。私は丁度、温泉に来る前日に出会った、不思議な男性のことを思い出しました。癌患者の足元をみる怪しい病院の待合室でした。当時の私は、怪しいとは思いつつも何もしないではいられない心境だったので、そんな所にも行っていたのですが、そこでこの男性は私に、こう声をかけて下さいました。

「貴女は何故ここに居るのですか？」私は乳癌であることや、今は全身に痛みが走って辛いことなどを話しました。すると、彼は「そうなんですか。でも今は乳癌も１００％治る時代だからね」と仰いました。それまでの経験からすると、この言葉は衝撃的でした。退院時に、私は５年生存率が７５％

だと言われていたからです。驚きがもちろん一番強い感情でしたが、自分の中に藁にもすがりたい思いがあったので、私はその方の名刺を頂き、翌日温泉に出発していたのです。

湯治場で一ヶ月過ごし、帰宅をする頃には、夜、充分な睡眠が取れるくらいに痛みは軽減していましたが、まだ完全に消えたわけではありませんでした。そこで帰宅と同時に、名刺を下さった男性に電話をし、先日話してくださった治療法は磁化情報水を用いてのものかどうかを尋ねました。男性は「その通りですよ。」と答えられ、最も信頼のおける方を紹介して欲しいと頼む私に、内科医である中村國衛先生をご紹介下さいました。

すぐに予約を取り、２００１年４月４日にクリニックに伺うと、中村先生はＱＲＳを用いて私の病状を調べて下さいました。結果は、悪性腫瘍（－5）・リンパ（－5）・乳房（－8）・肝臓（－4）・卵巣（－5）・子宮（－5）というものでした。痛みのある部分と癌のある部位がピッタリ合っている事に、まず大変驚きました。MRIやレントゲンといった費用もかかり、身体への負担も重い検査を経ることもなく、只、ＱＲＳの前に座って小さな銀色の棒を持っているだけで、事細かに病巣の有りかを明かしてゆくことが出来たのです。このことだけでも、ＱＲＳの力に絶大なる信頼を感じ、私は先生にこんな質問をしました。「最短でガンを完治させた患者さんはどれくらいの時間がかかりましたか？一日に何リットル飲まれたのですか？」すると、先生は「小学校入学前の脳腫瘍の男の子が毎日６リットル飲んで、２週間後には悪性腫瘍が良性化して、３ヶ月後には塊が無くなっていたよ。」とお答え下さいました。「では、私も一日６リットル飲みます！そして２週間後に再診の予約を入れて下さい。」

その日から、１．５リットルのペットボトルの水を一日に４本飲む生活が始まりました。水を少しでも多く飲みたい一心で、お風呂に長く入ってみたり、お水のスペースを確保するために食事量を減らしてみたり、色々と工夫をしながら最低6リットルというノルマを自分に課しました。温泉療養で消えつつあったおなかの痛みは、水を開始して５日目位まで徐々に強くなり、最後は刺すような痛みにまでなりましたが、少しも怖くありませんでした。

今にして思えば「もうこれしか自分には無い」という強い想いがあったのだと思います。そして、痛みのピークを迎えて翌日には、体中の痛みという痛み全てが「すとん」と完全に消え去ってしまいました。それからも、再診までの残りの日々は最低6リットルを守り通しました。

いよいよ２週間が経過し、２度目の診察日、４月１６日になりました。クリニックへの道を、私はワクワクしながら急ぎました。駅の改札から地上へと続く長い階段を一気に駆け上がり終えた瞬間、ふと脳裏に２週間前の自分の姿がフラッシュバックの様に映りました。「階段の壁を伝うようにして登り、しかも強い疲労感のため途中で休息を摂った。その同じ階段を今、私は駆け上がって、もう地上に立っている…。」胸がいっぱいになりました。中村先生の顔を見るや、私はこの２週間の間に自分に何が起きたのかを矢継ぎ早にまくしたてました。先生はニコニコし、そんな私を見守って下さり、そして診察後「癌細胞は、もうひとつもないよ」とのお言葉を下さいました。

ガン宣告を受けてから、その瞬間までの自分の姿や苦しみ・悲しみが走馬灯の様に駆け巡りました。同時に、それら全てから解き放たれ、自由になった喜びがフツフツと湧き上がりました。「まだ生きられる！子供の成長を見届けられる！！」その思いで再び胸がいっぱいになり、ただ、ただ、感謝・感謝で涙がこぼれました。

その日から既に４年が経つでしょうか？磁化情報水を飲むことは、もう私にとってはすっかり習慣となっております。今は、一日最低でも３リットルは飲んでいます。当時２歳だった息子は、今年小学校２年生になります。宿題もしなければ、時間割さえ調べようともしない息子を叱り飛ばす度に、感謝の念を禁じえません。こんなありふれた親子の日々を味わえる幸福をくれたのは、間違いなく量子医学での磁化情報水飲用療法です。この療法があることを、一人でも多くの病気で苦しんでいる方々に知ってもらえたらと、テレビに笑い転げる息子の声を聞きつつ、切に願う私であります。』

M.M. さんは「X ／ 35（35 分のエックス）」という自叙伝を出版されています。「生きたい！生き続けたい！！」と強烈に思い続けて彼女の意思が、最終的に量子医学との出会いを彼女自身で実現していくのです。しかし、量子医学に行き着くまでに試した様々なことや、その過程で出会った人々は、どれか一つ欠けても、今こうして自分が生きていることに繋がらなかったであろうと大切に想っているそうです。

症例２：A.K.さん，現在60歳，女性，胆のう・肝臓癌患者さんの症例報告

『平成１３年の４月に胃が痛くてかかりつけの医者へ行き、痛み止めを打っても効かなかった。他の病院で胆嚢炎と診断されて、即入院して下さいと言われた。胆石があったのだが、膵炎も併発しており、すぐに手術は出来ないとのことで、絶食後１０日目で胆石を取り除く手術をした。久しぶりの食事のオモユをカミカミ噛み締めて食べていたら、先生方に呼び出されて、まだ術後の傷が完全にはふさがっていないので車椅子で部屋へ向かった。

そこでは、先生方が座って待ち構えており、信じられない宣告をされたのだ。「胆嚢の細胞を病理に出したら、胆嚢ガンがあると判明し、肝臓にも癒着していたから肝臓にガン細胞が転移している疑いがあります。だから、肝臓の手術を再度しましょう」と言うのだ！私は、ガン宣告を受けたことにショックを受け、頭の中が真っ白になり、車椅子の上で貧血で倒れてしまった。

その時、自分の意識が遠のくのを感じながら、私の心はこう叫んでいた。「私にはもう水しかない！もう、自分の身体を切って開けるのは嫌だ！」「死んで家族に迷惑をかけるかもしれないけれども、私は、あのお水にかける！」と。もちろん、家族には手術と抗がん剤投与を勧められ、磁化情報水での治療は猛反対された。

５月３０日に一旦病院を強行退院し帰宅した。その前に、友人が病院に私の毛髪を採りに来てくれて、なかむらクリニックに持って行って検査を依頼してくれていた。お陰で、家に帰ってくると、院長直筆の診断書と、私用に調整してくれた磁化情報水が届いていた。

私は急いで、診断書を取り出し、「ガンではない！」と書いてあることを期待した。しかし、そこには「既にガンは肝臓とリンパ節に転移しているため、切開手術をしても全て取り去ることは出来ないでしょう。それよりも、この水をガバガバ飲めば２〜３週間でガンは消えます。」と書かれていた。

不安に駆られて、中村先生に直接電話をすると、「大丈夫。ガンは直ぐに消えますよ！その代わり、とにかく沢山お水を飲んで下さい。」と軽くこともなげに話して下さった。

私は、それから毎日６リットルの磁化情報水を１１日間飲み続けた。そして、なかむらクリニックの診察の予約を入れ、ＱＲＳの前に座ったのだ。果たして、驚くことにＱＲＳ測定では、ガンはもう消えていたのだ。「奇跡が起きた！」と思った瞬間であった。これで私は生きられる、そう思えたことがどれはどの喜びであったことだろう。

きっと、病気で苦しんでいる人々は、病気になった境遇に怒り・悲しみ・絶望し、そして闘病生活が長引けば長引く程、疲弊して希望を失っていくのが、私には良く分かる。でも、「生きたい！どうしても生き続けたい！！という強い想いがあれば、何らかの方法を試すチャンスが寄って来ると思う。私の場合は、それが量子医学・なかむらクリニックとの出会いであった。

私が胆嚢ガン・肝臓ガンを克服できたのは、まずは「この治療法に賭けよう・信じようと思う私の気持ち」があったからであり、「この治療法と私との相性が合ったこと」そして「私の身体の受け入れ態勢が整っていたこと」が大きいのではないかと今になって思うのだ。今も、こうして元気に生活している私を生き証人として、１人でも多くの病気で苦しんでいる人々に量子医学という素晴らしい医療が存在することを知ってもらいたいのだ。』

症例３：Ｓ．Ｓ．さん，現在 51 歳，男性の父親と妹，咽頭癌と子宮癌の症例

『９年前、父親が吐血した。喉頭癌で１０日後に岩手医科大学で手術することになったと母親から連絡があった。以前、癌細胞が正常細胞になっていく写真が載っている本を見て、自分が癌になった場合は、水で治そうと思っていた。慌ててその本を探したが、いったいどの本のどこに載っていたかわからず半日がかりで探し出した。

北里大学の先生であることはわかったが、電話番号がない。電話帳で調べて電話したが、「中村國衛という人はいない」と言われた。「ここは病院なので、もしかしたら隣の大学にいるかもしれない」と言われ、再び電話した。

なんと中村先生が出た。「これで父は助かる」と確信した。渋る中村先生を説得して、父の情報水を作ってもらうことになった。

ほっとしたのも束の間、再び母親から電話が入った。今度は妹に子宮癌が見つかった上、末期の４期だということだ。医者からは「東北大学医学部で放射線治療を行うので、身辺を整理して２週間後に入院するように」と言われたといって憔悴しきっていた。妹は高校の音楽の教員に正式採用になったばかりで、これからという時であった。

私は妹に「もう病院では助からない。治す方法があるから兄ちゃんに任せてくれ」と電話した。再び中村先生に電話して、父のほかに妹の治療もお願いした。今度は少々怒ったような声で「俺を殺さないでくれ！眠る時間が無いんだ！」と言いながらも妹の情報水を作ることを承諾してくれた。

父は妹の検体（髪の毛）を持って急いで上京した。そして、中村先生の自宅でお会いして話を伺い、この治療法に確信を持った。翌日、情報水をいただきに再び自宅を訪ねた。９０歳を過ぎたおばあちゃんが2階から降りてきて、磁化情報水を渡してくれた。そのとき「不思議にこの水を飲むと、皆、病気が治るんだよね。」という言葉を添えて渡してくれた。この一言が、本当に直るのか１００％の自信のなかった私達を勇気付けてくれた。

父は、この水を大切に持ち帰り、妹と一生懸命飲み始めた。他の治療方法や病院を親戚に勧められても一切応じず、水の力を信じてひたすら飲み続けた。そのため、原液がすぐに足りなくなった。一度数値が悪化したことがあった。「もしかして効かないのでは？」と疑ったのは私だけで、父と妹は飲み続け、その後急速に数値上の改善が見られた。治療を開始して１０ヶ月後、癌の数値は２人とも＋２１になり治療は終わった。

この治療が成功したのは、家族に信頼関係があったからだと思っている。誰が水を飲むことで癌が治ると思うだろう。「水なんてそんな方法で助かるわけがない！」などの親戚の批判を受け、私からは「どうせ助からないから、俺に任せろ」などと乱暴な言葉を浴びながら、私の提案した治療法を受け入れてくれた家族に感謝している。

どんなすばらしい治療法があっても、選択するのは本人である。その基準となるのは直感と信頼関係であり、それは最初から存在しているのではなく、日常の積み重ねで出来るものである。病気を治すということは、毎日の一見無駄だと思えるような小さな努力の積み重ねで可能になることがわかった。私たちの命が助かったのは「奇跡」である。しかし、奇跡というのは偶然に起きるのではなく、今まで自分たちがいかに生きてきたのかという結果のような気がしてならない。』

患者さんの立場に立った医療

私が医師として最も大切にしていることは、「医者と患者の信頼関係の構築」です。患者さんの訴える症状をどれだけ汲み取って、疾患との関連性を想起出来るか、或いは疾患の原因と成り得る知識・事象をどれだけ想起出来るか、そしてその患者さんの体質的・精神的な癖を考慮したうえで、如何に適切な治療法を提供して差し上げることが出来るかを、常に心掛け、努力しているつもりです。

ちなみに、当院で提供できる治療法とは、症状や病状に合った適切なＱＲＳ用コードの選択や、服用薬があるならば、その効果の判定や飲み併せの危険の有無のテスト、それから、処方した磁化情報水の効果を更に高めるための、健康食品の適合性検査の実施などを、主に指します。

医師としては、出来る限り患者さんの立場に立った医療を実践していきたいと思い続けているわけですが、あくまでも医療とは、患者さんの治癒が上手く行われるように助けること以外の何ものでもないとも思うのです。そこに、医者と患者の微妙な関係性のバランスが存在するのですが、病気を抱えて、何とかしたいとお考えの方々に、提言したいことを２つ述べさせていただきます。

まずは、最初の章でも述べましたように、治癒とは生まれつき身体に備わっている能力を最大限に引き出して、元の健康な状態に、体内のバランスを整えることを指すと定義しますと、やはり患者さんが、自身の身体のサインや、体調の変化に敏感になっていただきたいのです。

例えば、私の場合は、物が見えづらくなってきて、そのうちにチカチカ光が見えるようになると、目の奥（おそらく三叉神経）がものすごく痛くなり、続いて頭痛や吐き気がしてくると、これは自分がいつも辿る、風邪の進行ステップだなと理解できるのです。

こうなった時は、私の場合はＱＲＳにてパルス療法とパンチショット療法を行ない、風邪ウイルスの量子エネルギーを矯正して、磁化情報水を飲みながら、ちょっと休息します。午前中にこの症状が現れても、上記の方法で、午後か夕方には、その症状が消えて元に戻っているということがよく起こります。

このような体調の変化を経験する度に、人間の身体とは、時々刻々と変化しうるものだということを実感させられます。自然医学・統合医学の権威であるアンドルー・ワイル医師も、彼の著書で、「自分の健康を保つための知識の大部分は、医師としての教育・訓練の過程で身につけたものではない。私はそれを自分や他人をよく見ることから、直観したことや考えたことから、自分のからだで知ったことから学んだ。」と書いております。自分をより良く知ることで、次に採るべき対処法の選択が出来ると心得ていただきたいのです。

そして、もう一つ提言したいことは、主体性を持って治療に望んでほしいということです。今までに紹介してきた多くの患者さんの症例をお読みになってお分かりかと思いますが、大変な病気を克服されている方達は、皆、主体性を持って様々な選択をし、病気と向き合っているのです。

量子医学を全面的に信じて磁化情報水の飲用のみで病気を治した方、手術を受けて磁化情報水の飲用を試してみた方…と、人によって治療方法が多岐にわたっています。人間一人一人の顔や個性が違うように、各人に最適の治療法は違って当たり前だと思います。

したがって、患者さん一人一人の体質や病状に合わせてテーラーメイド医療を､私は量子医学を続けていくことで実践していきたいと考えています。患者さんに最適の医療サポートが出来るように、でも、あくまでも病気を治すのは患者さんの意志が優先されるように、そういつも願っているのです。

量子医学の未来

最後に私が思い描く量子医学の未来像を述べさせて下さい。

テーラーメイド医療の話をしましたが、逆に現代の総合病院や大学病院に診察を受けに行くと、どこまで個人の体質や病状に合わせた親身な医療を実施できているかということを常に考えさせられます。

時間の取れない診療システム上の都合もあるのでしょうが、あまりにも診療時間が短く、診断を下すまでに、検査などで何日もかかることが多いのです。短時間での診療を余儀なくされれば、処方も効率を重視して、病状をパターン別に分類し、そのパターンに一番合致した薬を投与することになります。患者さんの病状のみを診ていて、病人そのヒトを診ている訳ではないように感じます。

一方、個人の量子エネルギー測定装置（ＱＲＳ）を用いた診察では、何千種類もある測定項目から、一人一人の症状や主訴に合わせて、時間をかけて診察を行ない、その人に合った磁化情報水を処方します。一人に対して、最低でも１時間、長い場合は２～３時間の診察時間を要しますから、効率は非常に悪いかもしれません。

しかし、それにも増してかけがえがないと実感出来ることは、診察が終わる頃には、しっかりと患者さんとの心の繋がりが出来ていることです。ヒトとして患者さんを診る場合には、量子エネルギー測定装置（ＱＲＳ）は強力なコミュニケーションツールになりうるのです。

さらに、病気が身体症状として現れる以前の、量子エネルギーの歪みを捕らえることが出来るという特質は、未病を防ぐ「予防医学」の具体的な方法論や、システムの確立に大いに貢献すると考えられます。

そこで、実際にＱＲＳの普及の形態としては、個人経営のクリニックへの普及はもちろんのこと、在宅医療への参入や、人間ドッグなどの病院の検査法の一つとして、西洋医学との整合性を測りながら、時間は掛かっても現代医学との融合を図っていきたいと考えています。

そして、一番叶えたい大きな夢は、「境界なきチーム医療の実現」（統合医療）です。西洋医学は、確かにレントゲンの開発・抗生物質や抗がん剤などの新薬の開発・外科手術の技法の高度化などにより、ある一定の治療効果を上げているのは事実です。

しかし、全身性エリテマトーデスに代表される膠原病やクローン病、パーキンソン病といった原因不明の難病は、治療不可能であると匙を投げられているのが現状ですし、レントゲン・CT・MRI・血液検査・腫瘍マーカー値の測定・病理細胞の検査をフルセットで行なっても、悪性腫瘍があるのかないのかハッキリと断定出来ないケースなど、その手法・療法の限界や問題点を露呈しています。

更には、心や精神に関する疾患は、脳内の神経伝達物質量を調節する薬を投与することでの対症療法以外は、際立って治療効果を発揮する方法を確立できていないのが現状です。

そこで、西洋医学の優れた点は認めた上で、限界や問題点を凌駕するべく新しい医療の確立が望まれるわけです。私は量子医学こそ、その可能性が非常に高いと確信しているのです。

生体を「量子エネルギー（微弱磁気エネルギー）の集合体」と捉える新しい視点に立つことによって、量子共鳴解析装置（ＱＲＳ）の診断により、上述の難病などの原因が、迅速に特定できる可能性が高いですし、西洋医学でも診断の白黒がつけづらいケースの、量子医学的な判断を提供できるのです。

そして、この新たな視点により、病状が悪化する前に、未然にエネルギーの歪みを捉えて病気を予防できる可能性や、高次のエネルギーが精神状態を反映するのであれば、量子共鳴解析装置（ＱＲＳ）を用いることなどにより、心・精神を測定して、診断・治療することも可能になると考えられます。

更には、この新たな視点に立つと、経絡の気の流れを重視する気功師・鍼灸師・整体師や、ヒトの心を扱う臨床心理士や心理カウンセラー、身体や健康に良い食べ物を追及している食研究家など、あらゆる分野の方々との医療チームの形成が可能になってくると考えられるのです。

私は、この課題に対して「日本量子医学研究会」で多くの熱意ある方々と共に、問題点や実現に向けての共通認識を討議して参りました。しかし、まだまだ現実化するには、幾つもの段階を踏まなければならないでしょう。この“境界なき医療チーム”に興味と賛同を示して下さる方がおりましたら、一人でも多くの方と共に未来医学を創造していきたいと考えております。』
（以上「ミクロの決定圏」エコー出版＝中村國衛著より）

リウマチマウスを使っての動物実験

中村國衛先生は北里大学に在職中、いくつかの動物実験を実施されていますが、その中の一つをご紹介して、中村國衛先生の項を終わりにしたいと思います。リウマチマウスを使っての動物実験で、ＰＲＡテストの精度や処方水の効果を検証しておられます。少し専門的な表現があって読みづらいかもしれませんが、ＰＲＡ（ＱＲＳ）開発当時の研究成果でもありますので、発表論文をそのままご紹介します。なお、ＰＲＡの機能等の表現について、現在とは少し違う表現や考え方の箇所がありますが、原文のまま掲載いたしました。

実験動物の病態解析における微弱磁気エネルギー測定の意義

北里大学医学部分子生物学　中村國衛

〔要旨〕慢性関節リウマチ・モデルとして開発されたSpecific Pathogen Free (SPF)-NZB/KN系マウスの病態を経月的に量子共鳴解析装置（Quantum Resonance Spectrometer, QRS）で検索した。上・下肢、脊椎の軟レ線撮影像を判読して数量化した値と比較した所、負の相関を示すという結果が得られた。NZB/KNマウスに種々抗リウマチ剤を投与し、薬効の判定をQRSで検討した結果、容易に、また定量性をもって病変の進行度の判定ができることが解った。またそれら薬剤を実験動物には投与せずに、直接QRSによって測定することで、どのような疾患にどの程度の効果を発揮するかを予測することが可能であった。更に発症前・健康時のNZB/KNマウスの生体磁気コードを採取しておき、その磁気を記憶させた＜磁気矯正水＞を市販ミネラル・ウォーターに1/200量加え、5か月間投与した雄NZB/KNマウスの関節症状は、単にミネラル・ウォーターのみを投与された群と比べて、顕著に遅延した。

序論

疾病モデル動物が呈する種々の病態とヒトの類似疾患と比較検討することは決して容易な作業ではない。現象の裏にある変化を、病理形態学、臨床病理学、分子医学的手法を用いて追及するのが一般的な戦術ではあるが、病変の程度を定量的な数値で表現し比較検討しない限り、疾病モデル動物としての意義を確定する事は難しい。

微弱エネルギー解析装置を用いると、ヒトに限らず実験動物でも共通の＜コード＞を適用して、病気の程度を数量化できるという特徴がある。当研究においては従来用いられてきた軟レ線撮影像の判読に加え、QRS を用いて、生体微弱磁気を測定し、リウマチ・モデルマウスとして樹立された NZB/KN マウスの病態を数量的に解析した。また、抗リウマチ薬の効果判定における QRS の有用性も顕著であった。即ち、実験動物には投与しなくても、予め薬剤の効果が予測可能であることが判明した。更に NZB/KN に種々の濃度の薬剤を投与することで、リウマチ・モデルマウスの呈する症状を数量的に解析し、薬効の判定をすることができた。関節リウマチの磁化矯正水による治療効果も QRS により数量的な判定が可能であった。病態モデル解析のための定量的な新技術が開発されたと言える。

材料および方法

［**実験動物**］：従来慢性関節リウマチ・モデルマウスとして開発、報告されてきた NZB/KN マウスは、環境要因または感染因子の混入による関節リウマチ発症の可能性を排除するために Specific Pathogen Free（SPF）化を目指し、塩野義製薬株式会社油日ラボラトリーズにて SPF 化に成功したものを用いた。抗リウマチ薬の効果を判定する実験は、大村実験動物研究所（神奈川県座間市）から各製薬会社研究室に供給された NZB/KN マウスを用いて行われ、実験終了時に血清を分離後冷凍保存し、著者宛てに送付された。

［**軟レ線撮影像の読影**］：軟レ線撮影装置（SF-21，島津製作所，京都）を用い、ネンブタールで麻酔したマウスをレ線フィルムカセット上にセロテープで固定して撮影を行った。フィルムを現像後、解剖用実態顕微鏡を用いて、上・下肢および脊椎の関節の構築を判読し、1 変化につき 1 ポイントを与え

て記録した。各個体ごとのポイントを合計し、平均値を算出し、有意差判定の資料とした。

［**微弱磁気エネルギー解析**］：QRSの機構、原理、機能等は既報の文献を参照して頂きたい。QRSのは株式会社量子医学研究所製J-1型を使用した。測定項目、対応コードは各表に掲載してある。

［抗リウマチ薬］：S製薬会社製S-2474、対照として用いたIndomethacineおよびCyclosporin A（SIGMAChem. Co., St. Louis, Mo）、T製薬会社製KE-298、対照として用いたD-Penicilamine, Cyclophosphamide（SIGMA Chem.Co.）等で、詳細は各表の脚注に記載した。

結果

(1)　SPF化したNZB/KNマウスの経月的解析

生後4か月から9か月までの月齢のマウスを用意し、毎月1定月齢のNZB/KNマウスを断頭して屠殺した。フィルム・カセット上に動物を固定して軟レ線撮影を行い、実体顕微鏡下で詳細に判読して得られた＜スコア＞と、血清を検査対照としたQRSによる生体微弱磁気測定結果とを比較した。雌NZB/KNマウスでは、9か月令まで関節炎の症状は捕えられなかったが、雄NZB/KNにおいては、月齢と共に(－)スコアが増し、骨—関節病変の進行が判読された（表Ⅰ）。

(2)　慢性関節リウマチ・モデルマウスNZB/KN系に種々の薬剤を投与した際の病態の解析。

軟レ線撮影像を判読して得たトータル・スコアとQRSによる各項目ごとの解析値の合計およびその平均値が表Ⅱに記載してある。この実験ではS製薬製S-2474の2mg/kgから50mg/kg/dayまでの各種濃度の薬剤と、対照としての非ステロイド系鎮痛消炎剤Indomethacin 2.0mg/kgおよび免疫抑制剤Cyclosporin A 50mg/kg/dayを6か月間投与し、生後8か月令で屠殺し、軟レ線撮影を行って病変を判読し、更に分離調整された血清を用いて病態をQRSにより解析した。

本来軟レ線撮影像という定性的な記録験材料を用いて、定量的な病態解析をすることには無理がある。しかし、骨破壊、関節表面の不規則性、関節腔の乱れ、石灰化像等を読取り、スコア化する作業に習熟すると相応の納得の行く結果が得られるようになる。この方法で得られたスコアと、血清を用いてQRSにより解析して得られた結果とは相関することが確認された。（表Ｉ．Ⅱ）抗リウマチ薬S-2474の投与量を増すにつれて、両方法で得られたスコアは減少することが読み取られる。対照として用いたIndomethacin 2.0mg/kg/dayおよびCyclosporin A 50mg/kg/dayと比較してもS-2474を50mg/kg/day投与した群は低値を示し、薬剤の有効性が捕らえられた。　Ｔ製薬会社が開発したKE-298　100mg/kg/dayをNZB/KNマウスに6か月間投与して得られた結果は表Ⅲに纏めてある。対照群よりはトータル・スコアは低いが、治療効果はさほど高くはないことが読み取られる。

⑶　QRSによる抗リウマチ薬の薬効予測

実験動物に薬剤を投与することなしに、QRSに種々の関連ありそうなコードをセットし、そのコードに対する共鳴・非共鳴を判定し、効果の度合いを予測した。

S-0000は痛風、関節リウマチ、五十肩、変形性関節症、悪性腫瘍にも効果を発揮することが予測された。一方骨粗鬆症、アレルギー、魚の眼、いぼ、火傷、真菌感染等には効果がないと予測された。

K-0000はS-0000と比較するとエネルギー・レベルは低かったが、アレルギー、アトピー性皮膚炎にも効果を発揮しそうであった。（表Ⅳ）

⑷　磁化矯正水による関節リウマチ治療実験

生後1.5か月令のNZB/KNマウスは、関節症状を殆ど発症していない。この時期にNZB/KNマウスの代表コードを採取したところ、A306というコードが捉えられた。このコードを用いて、磁化矯正水を作成し、市販ミネラルウォーターで1/200に希釈、5か月間投与してから動物を屠殺し採取した血清を用いてQRSにより解析した。また関節炎の標準コードであるD812および免疫力調整コードであるB222をそれぞれ単独に印磁した磁気矯正水を作成し、ミネラルウォーターで200倍に希釈したものを5か月間投与した。

表Ⅴに示す如く、ミネラルウォーターのみを投与したNZB/KNマウスのスコアは高値を示したが、磁化矯正水を飲用した群のマウスでは、症状の進行の遅延が認められた。陽性対照との間には危険率 $p<0.001$ で有意差が得られた。

また、これらのマウスの関節の病理組織標本を作成し、ヘマトキシリン・エオジン染色を施したのち関節病変を顕微鏡で観察したところ、QRSによる判読結果とほぼ相似の傾向が観察された。

考察

ヒトの病気のモデルを開発できれば、その病気の発症機序の解明、予防法および治療の開発のためにも強力な武器になることはいうまでもない。しかし、ヒトに見られる諸症状に相似の現象としてモデル動物の症状を同定するに至るまでには困難な作業と、実験結果の積み重ねおよび深い洞察力が要求される。それ故に疾病モデル動物の樹立は重要な研究として評価される。

慢性関節リウマチは、自己の免疫反応系に異常が発生し、骨・関節組織に反応する自己抗体の合成および自己反応性リンパ球が現れるようになり、その結果、痛みを伴う関節組織の変形を主症状とする難病が形成されてしまう。この難病のモデルマウスとしてNZB/KNが樹立され、これを用いて抗リウマチ薬の開発が行われている。

NZB/KNが関節リウマチのモデルマウスであることを確認するには膨大な作業と研究結果の蓄積が必要であった。その過程をクリアーし、次いで治療薬の開発を試みるに際して、至適薬量の検索、薬効の判定を行うには従来法ではさらに膨大な作業が要求される。この過程を生体または物質の出す微弱エネルギー解析法を適用すれば、比較的簡単に作業が進行することを発表することが本論文の主目的である。

慢性関節リウマチの骨・関節病変を数値化して表現することの難しさは並大抵のことではない。実体顕微鏡下で観察しながらスコアを記録し、病像のパターンを覚えてしまうことが必要である。しかし、生体微弱磁気解析技術を用いて病態を解析すると、容易に数量化された結果が読み取られる。そして両方法による結果は統計学的に相関することが判明した。

Streptozotocin により誘導されたラット糖尿病の QRS による病態解析の結果及び歯科充填材料の生体に及ぼす影響についても既に報告したが、種々の病態解析における生体微弱エネルギー解析法の威力は絶大である。

生体微弱磁気エネルギー解析法の原理は、物質を構成する原子の内部から発生する横波の磁気(中性子および電子の運動に基ずく)と縦波の磁気(電子と素粒子群の共鳴状態から発生する微弱エネルギー)の大きく分けて２種類のエネルギーを測定する技法であると考えている。この２種類の異なるエネルギーに関する記載は別の稿で述べる。従って素粒子レベルのバランスの乱れも情報として捕捉できることが理解できる。即ち、本論文に記載された測定結果は sub-atomic な量子レベルでの現象を読み取ったことになる。この理由から『量子医学』という全く新しい医学分野が誕生しつつあると提言しているわけである。

量子医学技術の効力は病態解析において威力を発揮するだけではない。疾病の発症予防、治療にも適用可能である。当研究では NZB/KN マウスに発症すべき骨・関節症状が、磁化矯正水の投与により軽減したという実験結果を報告した。雄 NZB/KN マウスの必発する症状が情報を記憶させた水によって軽減されたという結果は、計り知れない応用展開の可能性を示唆するものである。筆者も未発表データとして既に膨大な結果を蓄積しているが、量子医学的技術の威力は正に驚くべきものがある。次世紀の全科学を包括する可能性を含んだ基本概念と実用可能な技術を提供するものであると確信している。

表I　Analysis of Arthritis in SPF Male NZB/KN mice by X-Ray Photoscoring and QRS

X-ray p-score

	♀4M 1	2	3	♀9M 1	2	3	♂4M 1	2	3	4	5	♂5M 1	2	3	4	5
Hand	14	16	15	14	14	17	52	56	56	56	47	69	78	85	86	87
Foot	29	26	28	26	31	30	79	67	82	76	95	77	98	105	114	112
Tail	0	0	0	0	0	0	0	0	0	0	0	0	3	5	2	2
Total	43	42	43	40	45	47	131	123	138	132	142	146	179	195	202	201
Average	42.7 ±0.5			44.0 ±2.9			133.2 ±6.5					184.6 ±21.0				

	♂6M 1	2	3	4	5	♂7M 1	2	3	4	♂8M 1	2	3	4	♂9M 1	2	3	4
Hand	87	90	72	88	62	75	84	74	78	99	102	94	97	99	94	102	104
Foot	105	117	108	102	108	114	114	111	111	123	128	122	130	127	128	130	131
Tail	3	3	0	3	19	2	16	0	9	4	8	5	4	15	15	3	2
Total	195	210	180	193	189	191	214	185	198	226	238	221	231	241	237	235	237
Average	193.4 ±9.8					197.0±10.8				229.0 ±6.3				237.5±2.2			

QRS Score Using Individual Sera (Quantum Resonance Spectrometer:QRS)

	♀4M 1	2	3	♀9M 1	2	3	♂4M 1	2	3	4	5	♂5M 1	2	3	4	5
Hand	±	±	+1	+3	+4	+3	-3	-3	-4	-5	-5	-12	-13	-12	-13	-12
Arthrit./pain	+2	+3	+4	+6	+5	+4	-6	-6	-6	-7	-6	-15	-14	-14	-15	-13
Arthritis	+5	+4	+4	+5	+6	+4	-6	-6	-6	-7	-6	-15	-13	-14	-15	-14
Sholder	+3	+3	+4	+5	+5	+5	-6	-5	-6	-7	-6	-11	-12	-13	-12	-13
Vertebra	+4	+4	+5	+5	+6	+6	-5	-5	-5	-6	-6	-12	-11	-12	-13	-12
Hip joint	+6	+6	+7	+7	+6	+7	-6	-6	-6	-7	-6	-9	-10	-11	-10	-9
Knee joint	+5	+6	+5	+6	+6	+7	-3	-4	-6	-5	-6	-8	-9	-8	-9	-10
Foot joint	+6	+6	+7	+6	+5	+4	-6	-6	-6	-7	-6	-13	-12	-13	-12	-13
Foot bone	+7	+7	+6	+4	+4	+4	-6	-5	-5	-7	-8	-10	-11	-12	-12	-11
Foot finger	+6	+7	+7	+5	+5	+4	-7	-6	-7	-7	-7	-13	-14	-13	-12	-13
Subtotal	44	46	50	52	52	48	-54	-52	-57	-65	-62	-118	-119	-122	-123	-120
Average	17.7±1.2			50.7±1.9			-58.0±4.9					-120.4 ±1.9				
Dermatis	+4	+4	+5	+5	+5	+5	-11	-12	-11	-11	-10	-11	-12	-12	-11	-12
Kidney	+8	+7	+8	-19	-19	-18	-9	-10	-10	-11	-11	-11	-12	-11	-12	-11
♂Genit organ	-	-	-	-	-	-	-11	-11	-11	-11	-12	-10	-11	-12	-11	-10
Neuritis	+6	+5	+6	-6	-7	-7	-10	-10	-10	-9	-11	-11	-12	-11	-12	-12
Subtotal	18	16	19	-20	-21	-20	-41	-43	-42	-42	-44	-43	-47	-46	-46	-45
Average	17.7±1.2			-20.3±0.5			-42.4±1.0					-45.4 ±1.4				
Total	62	62	69	32	31	28	-95	-95	-99	-107	-96	-161	-166	-168	-169	-165
Average	64.3±3.3			30.3±1.7			-98.4±4.5					-165.8±2.8				

	♂6M 1	2	3	4	5	♂7M 1	2	3	4	♂8M 1	2	3	4	♂9M 1	2	3	4
Hand	-15	-16	-16	-14	-15	-18	-19	-18	-19	-22	-21	-21	-22	-21	-22	-23	-21
Arthrit./pain	-21	-21	-22	-21	-23	-22	-21	-21	-20	-23	-22	-21	-22	-23	-24	-23	-22
Arthritis	-19	-20	-19	-22	-20	-21	-21	-22	-21	-22	-23	-22	-22	-23	-24	-24	-23
Sholder	-14	-13	-14	-15	-14	-18	-18	-18	-18	-22	-22	-23	-21	-23	-24	-24	-23
Vertebra	-16	-16	-17	-16	-16	-18	-18	-19	-18	-21	-21	-22	-21	-20	-21	-22	-23
Hip joint	-13	-13	-14	-13	-14	-19	-18	-19	-18	-20	-21	-22	-21	-21	-21	-22	-23
Knee joint	-13	-13	-12	-14	-13	-19	-18	-17	-18	-19	-20	-21	-20	-20	-22	-21	-23
Foot joint	-20	-19	-20	-21	-20	-21	-21	-22	-21	-22	-21	-23	-21	-23	-23	-24	-22
Foot bone	-21	-21	-20	-22	-21	-19	-20	-21	-20	-22	-21	-22	-23	-21	-22	-23	-24
Foot finger	-21	-21	-21	-22	-21	-21	-21	-20	-21	-23	-22	-23	-22	-22	-22	-24	-24
Subtotal	-163	-172	-175	-180	-177	-196	-195	-197	-194	-216	-214	-220	-215	-217	-225	-230	-228
Average	-173.4±5.8					-195.5±1.1				-216.3±2.3				-225.0 ±4.9			
Dermatis	-15	-14	-15	-14	-15	-18	-19	-18	-19	-20	-21	-22	-20	-21	-21	-22	-21
Kidney	-17	-17	-16	-17	-16	-20	-20	-19	-20	-22	-21	-22	-22	-22	-21	-22	-23
♂Genit organ	-13	-14	-13	-13	-14	-17	-19	-18	-18	-21	-22	-21	-21	-21	-22	-21	-23
Neuritis	-14	-14	-13	-13	-14	-19	-19	-18	-19	-21	-22	-22	-21	-22	-23	-21	-23
Subtotal	-59	-59	-57	-57	-59	-74	-77	-73	-76	-85	-85	-87	-84	-86	-87	-86	-90
Average	-58.2±1.0					-75.0 ±1.6				-85.3 ±1.1				-87.3±1.6			
Total	-222	-231	-232	-237	-236	-270	-272	-270	-270	-301	-299	-307	-299	-303	-312	-316	-318
Average	-231.6 ±5.3					-270.5 ±5.0				-301.5 ±3.3				-312.3±5.8			

表Ｉ：ＳＰＦ化NZB/KNマウス雌雄両性を経月的に軟レ線撮影像の数量的な判読結果と，生体微弱磁気をＱＲＳで解析した結果とを比較検討した．雌雄共４か月例から９か月例まで観察した．

表Ⅱ X-ray Graphic & QRS Scoring of Arthritis in Male NZB/KN Mice

X-graphic score

	Control 1 2 3 4 5 6 7 8 9 10	S-2474:2mg/kg 1 2 3 4 5 6 7 8 9 10	S-2474:10mg/kg 1 2 3 4 5 6 7 8 9 10	S-2474:50mg/kg 1 2 3 4 5 6 7 8 9 10	Indomethacin:2mg/kg 1 2 3 4 5 6 7 9 10	Cyclosporin A:50mg 1 3 4 5 6 7 8 9 10
Hand	59 66 72 63 78 73 74 74 86 75	77 57 40 58 74 70 65 64 62 74	54 50 55 65 64 64 59 63 55 59	38 44 42 36 31 30 26 29 30 29	81 78 67 79 79 84 77 89 88	42 63 61 63 46 60 63 58 41
Leg	68 80 80 82 92 91 87 81 91 92	84 83104 99 90 94 99 96 88 88	94 90 86 86 90 95 91 78 86 84	68 64 60 58 54 55 55 50 44 45	92 81 86 96 90 96 97101 94	76 86 86 83 80 81 79 76 88
Total	128 152 170 161 177 146 145 164 155 167	161 144 164 164 150 140 147 164 160 162	148 141 154 150 141 140 151 159 141 143	106 102 85 81 74 108 94 85 79 74	173 153 169 174 182 159 174 180 190	118 147 126 142 129 149 146 141 144
Average	156.5 ±13.7	154.9 ±8.1	147.8 ±7.5	88.8 ±12.2	172.8 ±10.7	136.8 ±10.2

QRS score

	Control	S-2474:2mg/kg	S-2474:10mg/kg	S-2474:50mg/kg	Indomethacin:2mg/kg	Cyclosporin A:50mg
Hand	18 16 17 16 17 17 17 18 18 19	14 14 14 13 14 13 14 14 14 14	10 9 10 9 10 10 11 11 11 11	9 8 9 10 9 10 8 7 7 7	18 17 17 18 18 18 17 16 18	11 11 10 11 10 9 11 11 12
Arth/pain	16 18 19 18 19 18 18 18 18 19	16 16 16 16 16 16 17 16 17 16	11 12 12 11 13 13 13 13 13 13	8 8 9 9 8 9 8 9 7 8	18 17 17 18 18 19 18 17 18	11 11 11 11 11 9 11 11 12
Arthritis	16 18 19 18 19 18 18 18 18 19	16 16 16 16 16 17 17 16 17 16	11 12 12 11 13 13 13 13 13 13	8 8 8 9 8 9 8 9 8 8	18 17 17 18 18 19 19 17 18	11 11 11 11 11 10 11 11 12
Back bone	13 14 15 15 14 15 14 15 14 14	12 12 13 14 13 14 14 13 14 14	9 10 10 9 11 11 11 11 10 11	6 7 7 7 6 7 6 7 7 7	13 12 12 13 13 13 13 12 13	7 7 7 7 7 6 7 7 7
Hip joint	12 13 14 13 14 14 14 14 13 13	11 11 12 13 13 13 13 12 13 13	6 8 7 7 8 8 8 8 7 8	7 8 8 8 7 8 6 8 8 8	11 11 10 11 11 11 11 10 11	4 4 4 4 4 4 4 4 4
Knee joint	13 14 15 14 15 14 14 15 15 15	11 11 12 13 13 13 13 12 13 13	9 10 10 9 11 11 11 11 11 11	6 7 7 7 6 7 6 7 7 7	13 13 12 13 12 13 13 11 13	6 6 6 6 5 6 6 6 6
Foot joint	17 18 18 18 18 18 18 18 17 18	11 12 11 13 13 13 14 13 13 13	10 11 11 11 12 12 12 12 12 13	7 8 8 9 8 9 9 9 7 8	18 17 18 18 18 18 18 17 18	11 11 11 11 11 9 11 12 12
Foot bone	16 18 19 18 19 18 18 18 18 19	10 11 11 12 12 12 13 13 13 13	10 10 11 11 11 11 11 11 11 11	7 8 8 9 9 9 9 9 7 8	18 18 18 18 17 18 18 17 18	11 11 11 11 11 10 11 11 11
Foot fing	17 18 18 19 20 18 18 18 18 19	10 11 11 12 12 12 13 13 13 13	10 11 10 10 11 11 11 11 11 11	7 7 7 8 8 8 8 8 7 8	19 18 19 18 17 18 18 17 18	11 11 11 11 11 10 11 11 11
Dermatitis	14 15 16 17 17 17 16 15 14 17	10 10 10 11 11 12 12 12 12 12	7 8 8 7 8 8 8 8 8 8	7 8 7 9 8 9 8 8 7 8	18 18 17 18 18 18 17 16 18	8 7 8 7 8 6 8 8 8
Kidney	11 13 13 13 13 13 13 14 13 13	10 10 10 20 11 12 12 12 12 11	6 7 9 8 9 9 9 9 9 8	5 6 5 5 5 6 6 6 5 6	13 12 12 12 13 13 13 12 13	7 7 7 7 7 8 7 8 8
Repro org.	10 12 11 12 13 12 13 13 13 13	9 10 9 10 11 11 11 11 12 11	8 11 10 11 11 11 11 11 11 11	4 5 5 5 4 5 5 5 4 5	14 14 14 13 13 13 13 12 13	7 7 7 6 7 8 7 8 8
Neuritis	8 9 10 10 10 9 10 10 10 11	10 9 10 11 11 10 11 11 12 11	6 8 7 8 8 8 8 8 8 8	3 4 4 4 4 4 4 4 3 4	11 14 14 13 14 13 13 13 13	6 5 5 6 6 7 6 6 6
Total	182 204 207 211 198 196 202 211 204 209	150 155 166 174 175 153 164 168 167 170	113 127 136 136 135 117 122 136 137 137	84 92 90 91 84 92 99 100 96 92	202 197 200 201 203 198 204 187 187	111 109 109 111 114 111 109 102 115
Average	202.4 ±8.3	164.2 ±8.3	129.6 ±8.7	92.0 ±5.1	199.0 ±4.8	110.1 ±3.5

表Ⅱ：抗リウマチ薬S-2474 2～50mg/kg/day，非steroid系消炎鎮痛剤 Indomethacin 2mg/kg/day，Cyclosporin A 50mg/kg/day を雄NZB/KNマウスに生後1.5か月例から6か月間投与した後撮影した軟レ線撮影像を判読して得られたスコアと採取した血清をQRSによって解析した結果を掲載した．QRSによる結果は，本来（－）表示になるべきであるが省略してある．

表Ⅲ Analysis of Arithtis in male NZB/KN Mice Quantum Resonance Spectrometer(QRS)

Item	Code	Control								KE-298 per os								D-Penicillamine per os								Cyclophosphamide ip									
		1	2	3	4	5	6	7	Avr.	1	2	3	4	5	6	7	Avr.	1	2	3	4	5	6	7	Avr.	1	2	3	4	5	6	7	8	9	Avr.
Hand	D442	21	21	21	21	21	21	21	21.0	11	11	11	11	11	11	12	11.3	15	15	15	15	15	15	15	15.0	13	13	13	13	13	13	14	14	15	13.6
Arthr + pain	E962	21	21	21	21	21	21	21	21.0	13	14	14	15	16	14	15	14.4	20	20	20	20	20	20	19	20.0	19	18	18	19	19	19	20	19	20	19.0
Arthritis	I043	21	21	21	21	21	21	21	21.0	13	14	15	14	13	14	15	14.0	18	18	18	18	19	18	17	18.0	20	20	20	20	20	19	18	18	18	19.2
Vertebra	E424	21	21	21	21	21	21	21	21.0	14	13	14	14	13	13	13	13.4	19	18	17	17	17	16	17	17.3	21	19	19	19	19	19	20	19	19	19.3
Hip joint	D159	13	13	14	14	14	14	13	13.6	4	4	4	4	5	6	6	4.7	8	9	8	9	10	12	12	9.7	13	14	15	16	17	18	19	20	21	17.0
Knee joint	E204	18	20	18	20	20	21	20	19.6	13	13	14	13	12	13	13	13.0	16	15	16	17	18	19	19	17.1	19	19	19	19	20	19	20	21	20	19.6
Foot joint	D903	21	21	21	21	21	21	21	21.0	15	12	14	14	15	15	14	14.1	21	21	19	18	18	18	17	18.9	19	19	19	18	19	18	18	18	18	18.4
Foot bone	C836	21	21	21	21	21	21	21	21.0	14	14	14	15	14	15	14	14.3	19	20	19	20	19	18	19	19.1	20	20	20	20	20	20	19	20	21	20.0
Foot finger	E098	21	21	21	21	21	21	21	21.0	14	13	14	13	14	13	13	13.4	20	19	20	19	19	19	19	19.3	20	19	19	19	19	18	19	18	19	18.9
Dermatitis	H139	21	21	21	21	21	21	21	21.0	16	17	17	18	19	16	17	17.1	20	20	19	20	21	19	17	19.4	19	20	19	20	21	21	21	20	20	20.1
Kidney	D802	21	21	21	21	21	21	21	21.0	16	15	16	15	15	15	14	15.1	20	19	18	19	20	13	17	18.0	19	19	18	18	18	19	18	18	17	18.2
♂Genital o.	D995	21	21	21	21	21	21	21	21.0	15	15	15	14	14	12	14	14.1	19	19	20	19	19	19	19	19.1	20	21	19	21	21	20	20	19	18	19.9
Neuritis	D254	21	21	21	21	21	21	21	21.0	16	17	17	17	16	14	18	16.4	19	20	21	20	19	20	21	20.0	20	19	19	18	19	18	18	19	20	18.9
Total		262	264	263	265	265	266	264		174	172	179	177	178	171	178		234	233	230	231	234	226	228		242	239	237	240	245	241	244	244	247	
Average		264.1 ±1.2								175.6 ±3.0								230.9 ±2.8								224.1 ±3.0									

表Ⅲ：抗リウマチ薬KE-298[(2-acethylthiomethyl-3-(4-methylbenzoyl)propyonic acid]5%アラビアゴム水溶液に懸濁して、D-Penicillamineは水溶液として各100mg/kg/day, Cyclophosphamide 50mg/kg/dayを雄NZB/KNマウスに生後10週例から胃ゾンデを用いて22週間経口投与した後採取した血清をQRSによって解析した結果を掲載してある。QRSによる結果は、本来（−）表示になるべきであるが省略してある。

表Ⅳ Predictive Analysis of the Drugs for Rheumatoid Arthritis

Item	Code	S - 0000	K - 0000
Arthritis/pain	E462	+5,500	+154
Osteoporosis	D590	-11	-8
Uric acid arthritis	D738	+8,737	+237
Arthritis	D812	+7,890	+369
Shoulder construct.	E123	+17,879	+369
Degeenerative joint	E558	+16,615	+374
Muscle rheumatism	E869	+23,300	+378
Muscle pain	G347	+19,089	+370
Rheumatoid arthritis	J031	+22,508	+378
Gout	J033	+29,903	+202
Malignant neoplasm	F005	+37,776	+456
Allergy	G383	±0	+358
Atopic dermatitis	F919	±0	+358
Corn	G690	-4	-11
Wart	I171	-6	-5
Burn	E774	-9	-6
Fungal infection	F634	-10	-13

表Ⅳ：抗リウマチ薬として開発中の薬剤の各種症状に対する効果をQRSによって予測した．（＋）値の高さは薬効の強さを示し，（－）値は病状を悪化する可能性を意味している．

表Ⅴ Prevention of Arthritis in NZB/KN Mice by Peroral Administration of Magnetized Water

MGWCodes		Control			A306 (1.5M NZB/KN mouse code)				D812 (Code of Arthritis)			B222 (Code of immune)	
Animal No.		1	2	3	1	2	3	4	1	2	3	1	2
Hand	D443	-21	-21	-21	-3	-3	-3	-3	-5	-5	-6	-21	-10
Arthritis with pain	E962	-21	-21	-21	-3	-3	-3	-3	-3	-4	-5	-5	-5
Arthritis	D812	-18	-18	-19	-6	-6	-6	-6	0	0	0	-6	-7
Foot joint	D903	-21	-21	-21	-6	-7	-5	0	0	0	-8	0	0
Foot joint bone	C836	-21	-21	-21	-4	-4	-4	-5	-16	-18	-18	-6	-7
Foot finger	E098	-21	-21	-21	-4	0	0	-4	-5	-5	-5	-5	-5
Dermatitis	H139	-21	-21	-21	-15	-15	-16	-16	-18	-19	-19	-17	-16
Kidney	D802	-21	-21	-21	-5	-5	-5	-6	-5	-7	-8	-6	-6
Genital org	D995	-21	-21	-21	-8	-9	-9	-10	-8	-9	-9	-14	-15
Neuritis	D254	-20	-20	-20	-14	-13	-14	-15	-21	-21	-21	-16	-17
Total individual		188	-198	-200	-68	-65	-65	-68	-81	-88	-99	-96	-89
Average (group)		-195.3 ± 6.4			-66.5 ± 1.7				-89.3 ± 9.0			-92.5± 4.9	

表Ⅴ：1.5か月例雄NZB/KNマウスの生体磁気コード（Ａ３０６）を採取し，ミネラルウォーターに印磁したものをミネラルウォーターで1/200に希釈して飲ませた群，関節の標準コード：Ｄ８１２または免疫能調整用コード：Ｂ２２２を印磁し，希釈した水を５か月間飲ませた群の血清を用いて，ＱＲＳにより解析した．ＱＲＳによる結果は，本来（－）表示になるべきであるが省略してある．

参考文献

(1) 中村國衛ら：新たに開発された磁気共鳴分析装置 Magnetic Resonance Analyzer（MRA）の診断学的適用および病態解析における有用性。磁気共鳴と医学　3:32-36,1992.

(2) Nakamura K.,et al.:Spontaneous degenerative polyarthritis in male New Zealand Black/KN mice. Arthritis &Rheumatism 34(2):171-179,1991.

(3) Nishikaku F., Nakamura K., Kashiwazaki S., Koga Y.: Prevention of spontaneous polyarth-ritis in NZB/KN mice by treatment with a novel thiasole derivative SM-8849. Drugs under Ezp. Clin.Res .XX(3):85-92,1994.

(4) 中村國衛：微弱エネルギー測定装置の原理と機能。サトルエネルギー学会誌　1(1):13-18,1996.

(5) Nakamura K.: The dawn of Quantum Medicine. The Journal of Subtle Energy Researches 1(2):23-28,1996.

(6) Nakamura K., et al.: Analysis of subtle bio-magnetism of diabetes mellitus in rat by the Quantum Resonance Spectrometer（QRS). J Subtle Energy Res. 1(1):43-50,1996.

(7) 中村國衛ら：歯科充填材料の人体に及ぼす影響。サトルエネルギー学会誌　1(2):19-22,1996.

(8) 中村國衛：気のエネルギーの定量的測定。サトルエネルギー学会誌　2(2):69,1997.

第Ⅱ章　臨床現場レポート＝ＰＲＡに取り組む医師

ＰＲＡ臨床研究会＝年々深まる臨床応用

臨床でＰＲＡに取り組む医師が、年一回、定期的に集まってＰＲＡ臨床研究会が開催されるようになって、昨年度（２０１３年）で第１１回となりました。

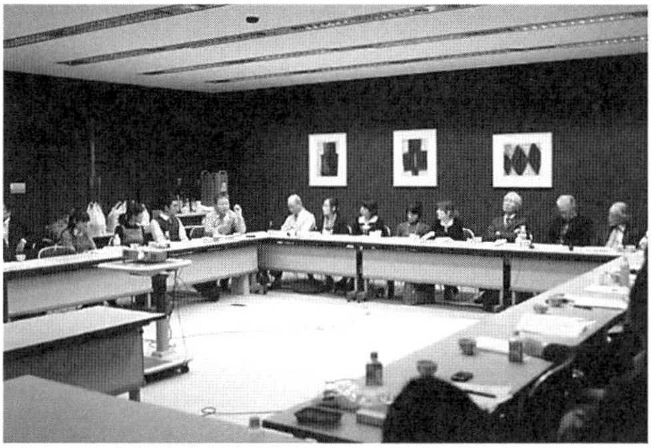

第１１回ＰＲＡ臨床研究会

ＰＲＡ臨床研究会が開催されるようになったきっかけは、２００３年の暮れ近くに開催された懇親会でのことでした。ＰＲＡをお使い頂ける医師が３０名近くになったので、一度、ＰＲＡに取り組む医師の親睦を図るための懇親会を開催してはどうかとの話が持ち上がり、その年の日本東方医学会で、中村元信先生、志水裕介先生、万井正章先生、岡本仁志先生が、ＰＲＡ関連の症例の発表をされることになっていたことから、その後に、東京・九段のグランドパレスホテルで懇親会を開催することになりました。

懇親会には２０数名の医師にお集まりいただいたのですが、その中に、兵庫県・淡路島の瀬川茂夫先生（瀬川診療所院長）もおられました。ＰＲＡに取り組んで頂いた医師としては最高齢で、パソコンも使ったことがないという７５歳からの挑戦でした。なかなか口うるさい先生（すみません）で、私（堀尾）がもっとも苦手な先生でした。ＰＲＡの操作マニュアルについても散々厳しい指摘を受けていました。

大阪の公開講座にご参加いただいたのが御縁だったのですが、その時は、「大阪だから来た。東京だったら来なかった。東京には行きたくないし、行く気もない。」と、何故か頑なに言っておられたのを覚えていて、懇親会にお誘いしても当然来られないだろうと思いながらも一応声を掛けさせて頂いたところ、何と「出席する」とのご返事だったのです。

せっかくの親睦会に、あの口うるさい先生にこられては、親睦会が台無しになってしまうのではないか。困ったことになったというのが、正直、その時の本音でした。

当日、ご出席いただいた先生方に自己紹介を兼ねてそれぞれご挨拶をいただきました。瀬川先生の順番になり、瀬川先生がマイクの前に立たれました。いったい何を言い出されるのか。あれほど「東京には行かない」と言っていたのに、わざわざ出てきて何を言おうとされるのか。内心ひどく緊張したのを覚えています。

ところが話し出された内容は、私だけでなく、中村元信先生をはじめ懇親会に参加されていた先生方全員が驚かれるようなお話だったのです。詳しくはこの後、瀬川先生の稿でご紹介させて頂きますが、ＰＲＡを使っての新しい治療法・パンチショット法（瀬川先生が名付けられた手法で、処方水作成のウェルに手を入れて治療をする方法）の驚くような成果についてのお話だったのです。

これは私どももまったく想定していなかった手法で、その場で痛みが取れるという画期的な治療法でした。あれほど嫌がっていた東京行きを破ってまで懇親会に参加されたのは、このことをＰＲＡを使う先生方に伝えたい。自分自身でも驚くようなこの成果を、理解し、評価してくれる場所は、ここしかないというとの思いでのご参加だったようです。

確かに、この手法を、ＰＲＡを使ったことのない医師に説明しても、「そんな馬鹿な」と言って一笑に付してしまわれることだろうと思います。しかしＰＲＡを使っている医師であれば、「そんな馬鹿な」と思いながらも、自ら試し、検証すればよいだけのことで、何も難しいことではありません。結果はすぐ判ることです。

この後、このパンチショット法は各先生により追試され、手法も様々に工夫されるようになり、現在では、ＰＲＡ診療での重要なルーチンワークの一つとなっています。

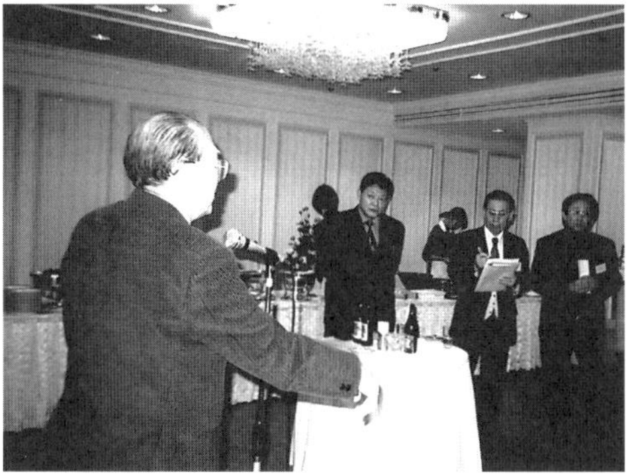

第１回懇親会での瀬川先生

この出来事がきっかけで、もっと積極的に互いの臨床成果や研究を持ち寄り、それぞれ臨床で生かせるようにするべきだとの意見がまとまり、ＰＲＡに取り組む医師だけが集まっての研究会（ＰＲＡ臨床研究会）が開催されることになりました。

この後、この研究会は毎年１回、定期的に開催されるようになり、先にも述べましたように、昨年（２０１３年）１１月２４日には、第１１回ＰＲＡ臨床研究会が東京国際フォーラムおいて開催されています。

この研究会の参加者は、ＰＲＡを使う医師及び医療資格者に限られています。理由は、ＰＲＡを使っていなければ、研究会で発表された臨床成果や、研究発表の成果を確認や検証のしようがないこと。また、ＰＲＡを使っていない人が参加すれば、どうしても質問や議論が初歩的なものになってしまい、臨床応用の深まりを目指すという目的にそぐわないことになってしまう。ＰＲＡを使わない人たちとの議論は、他の医学会で積極的に発表するようにして、そこでのディスカッションを大切にしていくべきだとの方針からです。

われわれＰＲＡの普及に取り組む者にとっては、ＰＲＡの臨床成果を発表するこの場に、ＰＲＡに興味を持っていただく医師の方にも参加いただき、是非、その発表を聞いて頂きたいとも思うのですが、残念と言うしかありません。

日本生まれの新しい医療

このＰＲＡ臨床研究会のおかげで、私どもがＰＲＡを引き受けた１６年前とは全く比較にならない程、ＰＲＡの臨床応用の研究は深まりました。例えば、パンチショット法一つをとっても、瀬川先生の発表の翌年の研究会では、それぞれがその効果を確認、検証した結果の報告や、より確実に成果を上げるためには、左右どちらの手がよいか、片側のみか交互か、時間や強さはどれくらいがよいのか、処方水との関係はどうか等が議論され、さらにその翌年の研究会では、その適応範囲の確認や症例の発表、パンチショット用に試作した外付けパット型ウェルの効果の検証結果報告や、遠隔治療でのパンチショットの症例報告、その翌年には遠隔パンチショット法の検証の症例報告や、より具体的な手法についての発表がある等、研究会が開催されるたびに手法が充実、ＰＲＡ診療の有効な治療法の一つとして、その手法が確立されてきました。

この他、この１６年の間に、ＰＲＡを応用しての診断や治療について、数え上げればきりがないほどの方法や考え方が提案され、検証され、確立されてきました。

中村國衛先生がＰＲＡを開発され、本療法に取り組み始められた頃は、アルバート・エイブラムスに始まる装置の設計図やその操作法は伝えられていたとはいうものの、臨床応用のための指導書や教科書は無く、臨床ではまったく手探りの状況の中での歩みであったと言えます。

現在、臨床でのＰＲＡの症例数は、正確にカウントをしたことはありませんが、ＰＲＡをお使いいただく先生方の症例数を全て合わせると少なくとも５,６万人にはなるかと思います。現在の診療体系は、これらの症例や臨床経験、体験をもとに、様々な試行錯誤の結果確立されてきました。

この診療体系は、中村國衛先生に始まるこの２０年の臨床の歩みの中から生まれてきたものであり、その意味では、装置の原理はアメリカで生まれたとは言うものの、この波動医療（私たちは非物性医療と呼んでいますが）は、日本で誕生した新しい医療と言えます。

ＰＲＡに取り組む医師

本書を出版するにあたり、ＰＲＡを臨床に導入する先生方にインタビューをお願いしたところ快く同意をいただけました。それをこれからご紹介させていただきます。

ＰＲＡが臨床現場でどのように使われているかについては様々で、中村元信先生のように、ＰＲＡだけで開業され、未病をテーマに診療に当たられる先生もおられれば、中村國衛先生やこれからご紹介する伊志嶺せち子先生、藤井崇知先生のように、ＰＲＡを使って難治性の病気に取り組む先生、マクロビオテック（食養生）の取り組みにＰＲＡを活用される小沢博樹先生や志水裕介先生、心身相関をテーマに取り組む万井正章先生、サプリメント外来にＰＲＡを活用される神津健一先生、整形関連、特にリハビリに多くの成果を上げておられる脇元幸一先生、福井 潤先生、そして最も多いのが香川景継先生をはじめとする多くの先生が、従来の内科診療の中にＰＲＡを取り入れ、診断や治療のための補助手段として活用されています。

それぞれの先生のところに取材にお伺いして、お話をお伺いしていく中で、何人もの先生に、「今ではＰＲＡ無しで診療が成り立たなくなった。」とのうれしいお話をいただき、これまでの苦労が報われた思いがいたしました。それぞれの先生の診療テーマに沿って、ＰＲＡもなかなか頑張っています。ＰＲＡの普及に携わる私が言うのも変ですが、ＰＲＡを褒めてやりたいような気分です。

香川クリニック　香川景継（医師）

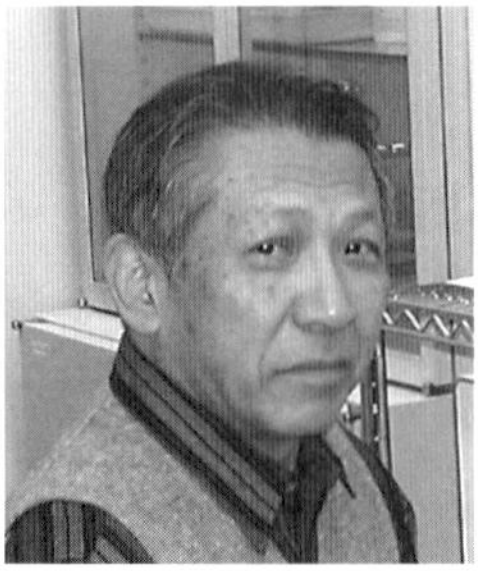

【香川景継先生プロフィール】

（1940 ～ 2012 年）1964 年・東京慈恵会医大・大学院卒／医師／医学博士／内科認定医／日本内科学会会員／日本糖尿病学会会員／日本体育協会公認スポーツドクター／海外巡回診療に従事／昭和 47 年 12 月より、香川クリニック院長

『内科診療に欠かせないものに』

内科医としての従来の診療の中で、ＰＲＡを最もうまく活用されている先生のお一人です。取材では３、４時間お話をお聞きできれば良いかと思っていたのですが、何と２日間、びっしりとお話をお伺いすることができました。精力的にＰＲＡでの診療に取り組んでいただいている先生で、驚くほど多くの症例をお聞きすることができましたが、それでも、まだまだ言い足りないことがあるとのことで、この後も、興味深い症例があるたびに、わざわざ電話連絡をいただいています。

ＰＲＡを生かし、さらなる成果を上げていくためには、最新の医学情報を常に勉強することが必要で、おかげで趣味（クレー射撃）のための時間がなくなってしまったとこぼしておられました。

ＰＲＡに取り組むようになったきっかけは

『私がＰＲＡに取り組むようになったきっかけは、患者さんが、内科医の私のところに来て、「薬はいらない」と言われる。内科というのは薬で治療をするので、薬はいらないと言われても困る。減らすことはできても薬をゼロにすることはできない。だけど「薬はいっぱい貰っている。総合病院に行って１５種類も１６種類も貰っている」と言われる。なかには心臓と肺で２６種類もの薬を貰っている人がいた。

まず、これを何とかできないものかというのが一つ。今一つは、「大学病院にも専門病院にも行きました。検査もいろいろやりました。ＣＴもＭＲＩもＰＥＴもやりました。だけど何も見つかりません。だから大丈夫ですと言われるのですが、でも、腰は痛い、頭が痛い、胃はむかむかする。これはどうしてでしょうか。」と聞かれる。

診療をしていて、この２つのことがよく言われる。「大学病院で判らないものが、どうして僕のところに来てわかると思うのか。」と聞くと、「先生はベテランだからわかるだろうと思って来た。」と言われる。検査結果では問題がないと言われたが、何故、胃がムカムカするのか。胃が時々痛いのか、不安で仕方がない。ひょっとしたら癌を見逃しているのかもしれない。そんな不安を持ってお見えになる。

長年、内科医として患者さんと向き合って、様々な疾病の診断、治療を行ってきた中で、どうしても現代医学の限界を感じざるを得ない局面にしばしばぶつかってきました。「体の調子が悪い」と言って来られているのに、検査で異常がなければ診断のしようがなく、「しばらく様子をみましょう」と言うしかありません。一般の病院であれば、神経内科での診察を受けるよう指示されることでしょう。

何かこれらのことを解決する方法はないかと、１５年位前から、いろいろな治療法や診断法の資料を集めるようになりました。整体、気功、鍼とか、手かざしとか、何とか電波とか磁気とか。いろいろなものに興味を持ち、東京を始め、いろいろなところにも出かけて行きました。

そんな時に、ＰＲＡのセミナーの案内が来ました。以前に、〇リングテストとかのことも知っていて、これは面白いかもしれないと思って出かけることにしたのです。朝からセミナーに出ようと張り切っていたら、腰がグキッときてぎっくり腰、それでも這うようにしてタクシーで会場に向かいました。セミナーの途中で、あまり私がムズムズしているので、講師の中村元信先生から、「どうされたのですか？」と尋ねられ、実は腰がと言うと、それじゃと言って、その場で講演を聞きながら、４０分、パンチショットをやってもらいました。不思議なことに帰りにはすっかり楽になっていました。

この時、セミナーを聞いていて、これはいいと思ったことは、パンチショットの成果もさることながら、診断や治療の結果がパソコンできちっと表示されるということでした。いままで見てきた様々な療法では、治ったでしょう、いいでしょう位で、評価を示すことができない。この方法だと、これはどこにどういう問題があり、どの程度だというのが評価（数値化）できる。

自宅に帰ってから、もう一度聞きたくなり、今度は家内と一緒に、岡山で開催されたセミナーに参加、ＰＲＡに取り組むことになりました。』

聴診器代わりのＰＲＡ＝内科診療に欠かせないものに

『私のクリニックには診察室が２つあります。第１診察室、第２診察室となっているのですが、その第２診察室にＰＲＡを置いています。ＰＲＡでの診療を希望される患者さんや、私自身が気になる患者さんの診察は、第２診察室に入っていただき、従来の検査とともに、聴診器代わりにＰＲＡテストを実施しています。本格的にＰＲＡテストをやるために検体（毛髪）をお預かりしている患者さんのテストは、外来の患者さんの診察が終わってから実施しています。

臨床でのＰＲＡの利点は、従来からやっているレントゲンやＭＲＩ等の画像診断や、血液検査に加えて、ＰＲＡテストを実施することで、画像や血液検査だけでは判断がつかない問題点を、その場でチェックできること。不定愁訴などに的確に対処できること。心理的要因やその他生理的要因以外の病因を多角的にチェックできること。

さらには、患者さんの症状や体質にあった薬や、治療法の効果の確認や、副作用のチェックが可能になること。従来の治療法と並行して、処方水（情報水）やパンチショット法のように、体への負担が少ない治療法を進められることなどが挙げられます。

これ以外にも、ＰＲＡは未病の段階からチェックできることから、中村元信先生がやっておられる未病診療もやりたいのですが、広島では、なかなか未病診療の意識が低く、費用をかけてまでという方は少なく実現はできていません。しかしＰＲＡ診療の大きな可能性の一つとして、未病診療は、ぜひ取り組んでみたい分野だと考えています。また、精神コードを応用しての心療内科も取り組んでみたい分野の一つです。

臨床でのＰＲＡの使い方としては、検体（主に毛髪）をお預かりして実施するＰＲＡテストや、処方水の作製は有料でやっていますが、診察室で私自身が診断や薬の処方の確認のために使用するときは無料で実施しています。

ＰＲＡテストの精度については、私の臨床での感触では９５％と言えます。５％の差は、ＰＲＡは敏感に反応し過ぎるので、症状として現れていないものまで拾ってくることが原因と考えています。（私のクリニックでは、まず、ＰＲＡを補助的に使っての診断の後、従来通りの検査を実施しています。ＰＲＡテストの後、従来の検査結果が出てきますので、常に、ＰＲＡテストとの整合性が検証できる状況にあります。現在、症例数は約５，０００症例です。）

ＰＲＡの感度では驚くような経験をしました。

（**４４才・女性**）過去に、子宮筋腫で子宮の全摘手術を受ける。ＰＲＡテストでは、こんな場合、子宮筋腫は正常値として出るはずなのに、テストが異常値に出る。テストが間違っているのかと思って、何度もやってみるのだが、どうしても異常値が出る。ご本人に手術のことを詳しく尋ねていくと、子宮の全摘手術の際に、子宮筋腫と腸管が癒着していて、手術では、それを剥がしていたことがわかる。腸管をテストしてみると異常値が出たので、結局これは、子宮筋腫の一部が腸管に癒着して、それが取りきれずに残っているので子宮筋腫が異常値に出たと納得ができた。

癌の感知についても、中村國衛先生の研究発表（地球大学研究誌・１９９７年／ガン細胞５～１０個を感知）にあるように、かなり初期から捕捉することができています。

先日もこんなことがありました。

（**５５才・女性**）他の病院で、胸部レントゲンで右上葉に２～３mmの陰影。放射線科の先生が癌を疑い、ＣＴを勧める。ＣＴの前日、当クリニックに来院される。持参されたＸ線フィルムでＰＲＡテストを実施したところ、高分子腺癌と出る。翌日のＣＴでは５mm 以下で不明との結果で、２ヵ月後、再度ＣＴをと言われる。２ヵ月後、再度ＣＴをと言っても、これをこのまま２ヶ月も放っておいて大丈夫なのかと、ご主人が大変心配をしておられました。

ＰＲＡテストの症例は、５，０００人を超えましたが納得のいく成果を上げてくれています。　ＰＲＡは、現在の私の診療に欠かせないものになっています。お見えになられた患者さんを、何も言わずにＰＲＡの置いていない第１診察室に入ってもらおうとすると、評判を聞いてやってこられた患者さんには、ＰＲＡを置いてある「第２診察室でお願いしたいのですが」と言われる有様です。

患者さんからは、「他の病院には何故無いのでしょうか？」と聞かれるのですが、「そうですね。何故なんでしょうかね。」と答えるしかありません。』

確信の診療が実現

『日々の診療において、患者さんを診ていて少し気になるようなことがあったり、判断に迷うことがあると、患者さんにＰＲＡのスティックを握ってもらい、気になるテスト項目をその場でチェック、自らの診断の裏付けを、ＰＲＡで確認するようにしています。診断で補助的にＰＲＡを使うようになって既に５，０００人以上の方を診ていますが、手応えは十分です。

（**２７才・男性**）息子さんが結婚する前になって、耳鳴りと、めまいがどうにもならないといって来られる。他でいろいろ調べてもらったのだが、どうにもわからないとのこと。ＰＲＡでチェックしてみると、ヘルペスで三半規管がやられていることが判る。処方水は出さずに、アシクロビンという抗ウイルス剤だけで大丈夫と判断。３日間、治らない効かないと言っておられたのだが、４日目に効いて、結婚式が無事できたとのことでした。

（**３３才・女性**）妊娠している奥さんが、「目がチカチカしてよく見えない。右手が痺れる。５年前にもあったのだが、今回もまたひどくなった。」と言って、奥さんの髪の毛を持ってこられる。本当は、研究所（自費診療）での診断の扱いなのですが、少し気になるので、とりあえず耳と頭の関連をチェックしてみると、脳腫瘍の疑い。目の中の網膜にも問題ありと判り、脳神経外科を紹介する。「ＰＲＡでは、脳の左側、菱脳に何かある。あまり悪性とは出ていないので、神経膠腫か神経腫のようなものと思われるので参考に。」といって送る。その後「ご診断の通りでした。」と連絡がありました。

（**生まれて２０日目の赤ちゃん**）診断だけでこられる。全身が真っ赤になっている。ＰＲＡでチェックしてみると乳児湿疹。お母さんに「大丈夫ですよ。」と言うのだが、なかなか信用しない。１ヵ月後、きれいに無くなる。「ありがとうございました。」と、そのお母さんからわざわざ電話をいただきました。

（**３３才・女性**）右側下腹部痛。虫垂炎の疑いで来院。ＰＲＡテストで卵巣炎と判明。抗菌剤５日間で治癒。（６５才・男性）眼科で異常が無いといわれるが、右目がおかしい。頭がすっきりしない。ＣＴ特に異常無しとのこと。ＰＲＡテストで脳血管障害が出る。抗凝固剤（バファリン）を投与。２週間、目がよくなり、頭がすっきりしてきたとのこと。

レントゲン、エコーを見ても診断のつかないことがあります。その場合にはＰＲＡで確認するようにしています。画像だけでは判断がつきにくい場合、レントゲンやエコーの写真の問題ヶ所にスティックを当てて、ＰＲＡテストをやると判断が容易につきます。先日も肺線維症を見つけて総合病院へ送りました。ＣＴをやって「間違いありません。相等のご診断です。」との連絡をくれました。

ＰＲＡを使っておられる先生方のご参考までにご紹介しておきますと、毛髪などの検体や、患者さんにスティックを握っていただくテスト法以外に、この画像にスティックを当てる方法と、もうひとつ、患部に直接、スティックを当てる方法も使えます。数値が取りやすくなる感触があります。是非、試してみてください。

逆流性食道炎の場合、レントゲンでもなかなか診断がつかないことが多い。酸を抑える薬を処方すれば、はきけ、痛みがいっぺんにとまるのですが、その患者さんが通っておられた病院では、潰瘍の薬を出していた。「呑んでいてもぜんぜんよくならなかった。今まで病院でもらっていた薬はなんだったんだ。」とぶつぶつ言っておられました。

胃カメラをやって、なんともなくて、胃炎とか言って他の病院にかかっていた人が、ＰＲＡでやると胃潰瘍が出てくる。胃の出血も出る。抗潰瘍剤を出すと治った。

この前も、背中が痛いとのことで、エコーを撮ったのですが、何も写らない。ＰＲＡでチェックしてみると腎臓結石が出てきたので、専門医のところへ送った。５ｍｍ位の石が３つあった。たぶん１つが尿管に流れたのだろうとのことでした。症状が治まったので帰ってこられました。

胃がんもスキルスのタイプは、ファイバーで見ただけではわからないことが多い。ＰＲＡでチェックすると確実に診ることができます。また、従来の診断では、すい臓ガンなんかも一番診断がしにくいのですが、ＰＲＡがあるので助かっています。この他、黄疸が出ているときに、原因が何かをチェックしたり、アトピーのある子供のアレルギーの原因を探すなど、活用範囲は広い。

難しい症状の時は、ＰＲＡでチェックをして絞っていきます。怪しいと思うものは、他の検査結果（血液検査、画像、培養）と併せて納得できるまで診ていく。たいていは、ＰＲＡで出ているのに他の検査法で出ないことの方が多いですね。

例えば、ＰＲＡで肝臓が少しおかしいと出ているのに、詳細に診ていっても捉まらない場合がある。しかしこれは、ＰＲＡが何かあるぞとのヒントをくれているので、見逃してはいけないテスト結果。ＰＲＡで原因を多角的にチェックとともに、従来の検査法と照合しながら答えを出していく。近代医学的な手法と、ＰＲＡ、両方からやって確信があるから、自信を持ってやっていける。

「ＰＥＴで調べたがわからない。一度香川先生のところへ行って聞けといわれてやって来ました。」という人がお見えになる。その先生がどこで私のことを聞かれたのか知りませんが驚いています。「原因不明の病気を見つけるのが早い。あそこに行けば見つけてくれる。」と、そんな評判を聞いて、普通の診断で簡単に見つかると思ってこられる方が増えて困っています。ひどい場合には、自分が診断に来るのに合わせて、別の人の髪の毛を預かってきて診てやってくれと言われたり、大学病院の検査結果の確認に、うちに来て、そして確認して、納得して、それから手術を受ける。逆ではないかと思うのですが、そんな状況です。

原因不明の症状では、ヘルペスが原因だったとの症例をいくつか経験しています。

（**４２才・女性**）左耳鳴り、難聴起こり、原因不明。２週間続いていて、時々めまいもあるとのこと。耳鼻科検査では正常。ＣＴ検査でも正常。ＰＲＡテストを実施したところヘルペスとの相関が出る。アシクロビンを１０日間投与。改善する。

（**６１才・女性**）左坐骨神経痛がたびたび起こり歩けなくなる。整形外科では原因不明。ＰＲＡテストにてヘルペスが原因と判る。アシクロビン投与で、その後症状なし。

（**３１才・女性**）中学時代、髄膜炎。その後、難聴になり１６年間続く。精神的にも鬱になり、いろいろ治療をしたが治らない。ＰＲＡテストでヘルペスが原因と判る。処方水４ヶ月服用中、症状が改善するとともに、精神的にも改善する。お母さんが喜ばれて、まわりの人にＰＲＡの効果を宣伝してくれています。』

早く処置を＝テスト結果がその場で出る

『ＰＲＡを臨床で使っていて助かるのは、テスト結果がその場で出ることです。風邪なんかの場合、インフルエンザのチェックは、まずＰＲＡでやっています。インフルエンザは、２日位してから抗原抗体反応が出るので、症状が出て、すぐには出ないときがあります。簡易テストで出ないケースでも、ＰＲＡテストでは出ます。その後の検査で確認は取れるとはいうものの、早く処置ができるということで助かっています。何百例もやっていますが、間違ったことはありません。

インフルエンザ抗原精密検査には４〜５日かかります。これはその場でわかる。だけど検査もやっておきます。常に裏づけとなる検査データは取っています。（インフルエンザ抗原精密検査でも、発熱後、２４時間以内では陽性にでないことがあり、また、数日たっても陽性に出ないことがありますが、ＰＲＡでは陽性と出ます。）

気分が悪い、フラフラする。動くと気分が悪い。脳血管障害か貧血か、これも、その場でわかります。普通は半日かかる。足であれば、尿酸性か、リウマチ性か、筋肉性かが判ります。血液疾患もわかります。不定症状を見るには便利です。

（**６５才・男性**）朝、右手が重く、右足の歩行がしづらいとのことで来院される。待合室を覗くと体が傾いていく。これはおかしいと思って、すぐ職員に指示して、患者さんの毛髪（約３㎝・３０本）をカット、毛髪でＰＲＡテストをする。左側、橋の近くの脳梗塞と判る。すぐに救急車で大学病院に送る。救急隊員にはＰＲＡのテスト結果を伝えておいたところ、ＭＲＩ、ＣＴ診断も同じ結果。その後、軽快退院。脳外科の先生が、ＣＴも撮らずに何故これがわかったのか不思議がっておられたと、救急隊員から報告がありました。

（**６５才・男性**）尿がおかしい。鮮血がちょっと出た。何となく勘で、前立腺ガンと思って、ＰＲＡでやってみたら、それが出た。これはすぐに精密検査に行ったほうがよいと指導、その人は信用してくれて、すぐに大学病院に行って見つかる。病院では、初期なのでホルモンで治るとのこと。「早く見つかってよかった。行ってよかった。よく捉まえてくれた。」と言って喜んでくれていました。

（**４５才・女性**）グレープフルーツジュースでアナフラキシーショックを起こされた。グレープフルーツジュースを飲んで、しばらくしたら、体が熱くなって気分が悪くなったとのこと。フレッシュなのを飲んでおかしくなった。普段、食べていて何もなかったのに、ジュースを飲んでおかしくなった。どう違うのか判らない。デパートの前でやっていたので飲んで、しばらくしたら気分が悪くなり、動悸は打つし、肩はかゆいし。問診で食べたものを確認して、ＰＲＡでチェックしてわかる。食べ物のアレルギーを普通にやったら１項目、１５００円。保険でも４００円。それを２０項目もやったら、患者さんに怒られますよ。

（**５９才・男性**）時々、右下腹部痛。他県に仕事で出張中に虫垂炎の診断を受ける。電話で相談があり、クリニックに毛髪を預かっていたので、毛髪でＰＲＡテストを実施。憩室炎の再発とわかり、持参していた抗菌剤を飲んでもらい、症状が改善する。

息子が東京の大学病院に勤務しているのですが、彼もＰＲＡのことは知っていて、先日も帰ってきたときに、交通事故などで緊急で運ばれてきた患者さんを診ていて、こんな時に、ＰＲＡがあればと思うことがよくあると言っていました。交通事故の時、上から見てもわからない。緊急で来たら検査ができないこともある。ＰＲＡで、緊急時のパターン項目を作っておいて、それをチェックすれば、内臓破裂とか全部わかる。ＭＲＩでもわからないこともある。見つければすぐに処置をすればよい。検査データを見てもわからないというような状況に立ち会うと、あれがあればすぐわかるのにと残念に思うとのことでした。

まだ若いので、もう少し臨床経験を積んでからＰＲＡの練習をさせた方がよいと、中村元信先生が言ってくれているので、まだＰＲＡの練習はさせていません。

これ以外にも、ＰＲＡで助かるのは、介護施設に入っている人。「先生、熱が出ました。」と言って電話がかかる。往診に出る前に、ＰＲＡで事前にチェック。風邪と判る。予備知識を持って往診に行けます。「腹が痛い。」、消化器官関連を簡単にチェック。胆嚢がおかしいなと診て、往診に行く。「先生こんな状態だけど、どうでしょうか」と言って電話がかかってくる。「大丈夫、あれを飲んでおけばいい。」。本当に助かります。

病気の経過を診るのにも役立ちます。「扁桃腺。痛みがなくなりました」と本人が言っても、ＰＲＡでチェックすると、まだ問題ありと出る。腫れも少し残る。もうしばらくは薬を続けましょうと説明する。ＰＲＡで治癒の経過を診ることができる。本人の自覚症状にかかわらず、その疾患が今どんな状況にあるかがわかる。治まっているのか、いないのか。治まりつつあるのかどうかがわかる。

「もう治ったか診てほしい。」と、患者さんが言ってくる。気になる人はＰＲＡでチェックして、経過を教えてあげる。怪しい時は精密検査。悪くなっている場合には、それまでかかっていた病院に行って診てもらった方がよいと指導する。ただ、病院に行って、何故わかったのかと聞かれても、決して髪の毛でわかったと言っては駄目だと教える（笑）。

経過観察は時間がかからない。項目を絞ってやればいい。内臓なら内臓、Ｃ型肝炎、すい臓など、２,３項目チェックすればわかる。

少し不思議な経験をしたのでご紹介しておきます。他の病院に入院されていた方なのですが、何となく胸騒ぎがするので、その人のＰＲＡテストを毛髪でやっていたら、今、亡くなりましたとの電話がかかってきた。心臓が止まった時間を確認し、まだ、心臓の数値が取れているので、そのままテストを続けたところ、それから５０分で取れなくなりました。死ぬ瞬間の、それぞれの臓器もカウントしてみました。移植学は正しい。心臓が止まってから脳死まで１時間でした。』

多角的に診る＝原因の追究が容易に

『内科の場合、検査数値とか画像で異常が無ければ、何とも無いと判断。それでも症状があれば、後は、神経内科へとなりますが、症状が出ているということは、生命にかかわるほどのことは無いにしても、そこに何かがあるはず。人間の体は物だけじゃない。自分の感情や考え方だけでも症状が出てくるように、肉体的なものだけが原因ではなく、今の医学ではわからない変化とか異常がある。それらが原因として症状に出てくる場合がある。

ＰＲＡを使って、原因が何かないかといろいろと調べてみる。工夫してみる。何か違うことをやってみる。最先端の医学情報を常にチェックするのはもちろんのこと、人間の体を診るのに、医学の世界の知識のみで見ていては非常に狭い世界でしか診ることができない。医学の世界以外にも目を向けて勉強する。そしてＰＲＡで確認してみる。そうすることで医学の盲点をカバーすることができる。正面からのみ診るのではなく、側面から、上から下から診ることができる。見逃すことがあれば、自分の勉強不足であり、手抜きだと思っています。決してＰＲＡのせいじゃない。

「原因がわかりません。」「めまいがします。」「他でどうにも治りません。」というような人が、「あそこなら判るかもしれない。あそこに行ってみよう。」と言ってやって来られる。診断の時にＰＲＡテストを全部やるのは大変だから、まず、自分で考えられる範囲の疾患のテストをやってみる。それで判らなければ、毛髪を預かっておいて後でやってみる。そうして原因を見つけたら、「やった！見つけた。」ですよ。そしてそれが証明できて、結果が出たとなったら最高です。臨床が面白くなる。楽しくなる。

ＰＲＡと今の医学と一緒にすれば、もっと精度の高い、確実な診断と治療が可能になります。今の医学は部分で分けてしまって、全体が診れなくなっている。分析的に診ることには優れていますが、全体をトータルで診ることができない。全身は一つのものとして機能しています。例えば、１つ１つの項目はたいした異常でない数値であっても、それが１０集まると何らかの異常として出ることもある。これがわからない。

ＰＲＡを使うことによって、表に現れなかったものが診えてきます。隠されていたものが見つかる。関係性が診えてくる。心も体もトータルで診ることができます。ＰＲＡで見つかるということは、何かあるという確信がある。後は近代医学で確認をする。ＰＲＡを一般的検査と一緒に使用しています。血液検査などと一緒の位置づけです。

不定愁訴で気になるのは、重金属。何となく体調が悪いというようなときには、一応、重金属をチェックするようにしています。例えば、痛い、かゆいというケースで、魚をたくさん食べる人から錫が出てくる場合があります。これは、魚を取る網をとめているのが錫で、その網で取る近海の魚には錫が入っているということが原因ではないかと考えています。

それから、マグロはリンが多く、妊娠中の方は、週１回以上は食べないようにされた方がいいでしょう。その他、亜鉛が足りないと味覚障害になります。亜鉛は牡蠣に多く含まれています。また、かぼちゃの種をオーブンで焼いて食べるようにすると改善します。

若い人に多いのがアルミニウム。これはジュースのアルミ缶が原因と考えられます。古く、長くなるとアルミが酸で溶け出す。別に症状が無いからいいのですが、ＰＲＡでチェックしていると、若い人にアルミの数値が高い人が多く見られます。それから、若い人に多いのがビタミン欠乏症。Ｂ6，Ｂ12が不足しています。

重金属、ビタミン、ミネラルは気になるので、診断時にチェックしなくても、処方水の作成時には、重金属、ビタミン、ミネラルのコードは、常に入れるようにしています。

この他、精神的ストレス等を診るために、生活環境、職場環境、友人関係などのコードを採っています。家庭環境、学校環境のコードを使って、イジメも診ています。このテスト結果を参考にして、お話ししていくと、「やっぱりそうか。」という人が多くおられます。』

適合性テスト＝薬疹も無く、適切な処方が可能に

『内科医にとって薬疹は一番気になるところですが、ＰＲＡの適合性テストを実施することで、ＰＲＡ導入後６年になりますが、薬疹は一例も出ていません。ＰＲＡが無い頃は、「アレルギーありますか、ありませんか？」と患者さんに聞くしかなく、「ありません」と聞いて薬を出して、薬疹が出ると医者の責任。違う薬を使って何かあったら大変です。

ＰＲＡを診療に取り入れてから、そんなストレスからは、ほぼ解放されています。反対に、全く薬が使えないという人には、ＰＲＡの適合性テストで使える薬を調べています。「私にも使える薬があった。」と喜んでくれています。点滴を使って治すケースもあり、「死ぬからやめてくれ。」と言われるのですが、「大丈夫、僕の首を懸けるから。」と言って治療しています。

薬の処方は、最終的に蕁麻疹をチェックしています。何千人とやっていますが、薬疹は１例もありません。ＰＲＡをお使いの先生のために、参考までに私のやり方を紹介しておきます。まず、ＰＲＡで患者さんの蕁麻疹のカウントを取り、次に、薬をプレートに乗せてカウントを取ります。数値が同じであればＯＫ。上がれば段階的に症状が出る。下がればショックが出ると診ています。効果を診る場合は、病気のカウントを取り、正常値の範囲内に収まれば良しと診ています。

薬の説明書には、薬理作用の副作用について１００以上の副作用が書いてあり、どれが該当するのかわからないのが実情です。

以前、こんなことがありました。ＰＲＡでチェックして、使える薬と使えない薬を書いて、患者さんに渡しておいたのですが、腰が痛くなって整形外科に行ったら、副作用が出ると書いているのに「大丈夫。そんな強い薬じゃないから。」と言って、その薬を使われた。全身発疹ですよ。医者としてサインして、書いているのに、それを無視したのです。

タミフルも事前に副作用のチェックができることから安心して処方しています。この６年間で、何例か異常行動の副作用が予測されたので、処方を中止しています。昨年も、３名使っていません。何故、処方してくれないのかと言う保護者の方には、ＰＲＡテストの結果を見せて納得してもらっています。

反対に、使っても大丈夫と出れば勧めています。この間も、中学の野球の全国大会が控えているので、タミフルを使うか使わないかで、母親とお祖母ちゃんとが議論。適合性をチェックしてみると､大丈夫と出たので勧めると､「先生を信じる。」と言ってタミフルを。「無事､全国大会に出場できました。大丈夫でした。ありがとうございました。」と言って電話をくれました。

このＰＲＡ適合性テストは、臨床で本当に役に立っています。別の病院にかかっておられた方が、薬を変えてからどうも調子がよくない、ＰＲＡでチェックしてみてほしいとお見えになる。確かによくないと出る。本人にもそのテスト結果を見せると、本人も納得され、担当の先生に、前に出してもらっていた薬に変えて欲しいと言ってごらんと指導する。

近所の高校生。皮膚科に行くと症状がひどくなる。ＰＲＡでチェックすると、ステロイド剤がよくない。ステロイド剤は止めて、抗ヒスタミン剤の軟膏だけに変えるように指示。結果はＯＫ。その後は、皮膚科の先生も、私の処方で薬を出しておられるようです。

抗ガン治療で飲んでいるものをチェックする機会がありました。３つ飲んでいる内の１つが駄目とわかる。本人に確認すると、どうも本人にもそれは判っていたみたいで、その１つは止めることにする。その後は順調だそうです。

これ以外に、化粧品が合うか会わないかを持ち込まれることがあります。その他、サプリメント、栄養食品も持ち込まれます。ビタミンについても適合性テストをやっています。食品についても、卵、大豆、ミルク等、本人は気がついていないのですが、ちょっとまずい、体に合わない人がおられます。これらのチェックにも役立っています。

薬の適合性の症例は最も多く、たくさんありますが少し紹介をします。

（**５６才・女性**）甲状腺機能亢進症でメルカゾール服用中、急性肝炎。ＰＲＡテストでメルカゾールが肝障害の原因となることが判り、服用中止。ＰＲＡテストにもとづき、チラールＳに変更。肝機能正常化。

（**３０才・女性**）咳、痰が持続。ニューキノロンを投与されるが改善せず来院。ＰＲＡテストでニューキノロンは無効。セファレルム系が有効との結果。変更して改善。

（**２１才・女性**）アトピー性皮膚炎。皮膚科の軟膏で悪化。ＰＲＡテストでステロイドが原因。抗ヒスタミン剤のみで改善。

（２０才・女性）アトピー、じんま疹を繰り返しており原因不明。ＰＲＡテストで化粧品に反応。化粧品を変更して改善した。

風邪は、インフルエンザかどうかのチェックをするとともに、薬の適合性のチェックもやっています。製薬会社の販売の人から、「今の風邪には何が効きますか？」とよく聞かれるので、「何故聞くのか」と確かめると、どうも他の先生に情報を教えて喜ばれているらしいのです。それから、風邪のウイルスに対して抗菌剤は効かないと言われていますが、ＰＲＡテストの結果や、治療の経過を診ていると、効かないことは無いようです。治癒までの期間が半分になっています。

私たちが学校で習った時から、教科書的な病気が変わってきています。例えばマイコプラズマ、１０代が罹って、高熱と乾いた咳が出ると習っていたのですが、今は、中年に多く、熱が出ない。咳が出る。マイコプラズマだと全く治療法が違います。他の病院ではマイコプラズマと気づかずに、そこでもらった薬を２週間ほど飲んでいるのだが効かないといって、私のところにやってこられる。ＰＲＡでチェックをしてみると、マイコプラズマとわかり処方する。３日で咳が止まる。

下痢でこられた患者さんをＰＲＡでチェック。アデノウイルス、ロタウイルス、ノロウイルス等、ウイルスや菌の同定ができて、薬が同定できて、副作用がわかる。最終的には、それを便、血液で確認する。下痢がひどく、朝までトイレに入っていて、そのまま私のクリニックへ、薬をみつけて、２日で治す。当たり前にできるようになります。

ＰＲＡの適合性テストの実施で、最適の薬剤の処方が可能になり、治療期間が短縮。患者さんにとっては良いことなのですが、治るまでが早いから、来院の回数が減る。嬉しいような嬉しくないような。病院経営の面から考えると辛いところでもあります（笑）。』

最適な治療法の判断に

『ＰＲＡでの適合性テストは、治療法の適応についても判定が可能です。例えば、抗ガン剤治療や放射線治療などについても、その効果の有無や、副作用の程度についての判定ができています。また、その他の治療法についても同様にチェックが可能で、既成概念に拘ることなく、適合性テストの結果に基づき、適宜指導しています。

当クリニックでは、腰の牽引や、いろいろなリハビリテーションもやっていますが、事前にＰＲＡでチェック、適と出た場合にのみ実施するようにしています。

（**５３才・男性**）胃カメラで胃癌（腺癌）と判り、病院では手術をすると言っているとのことで、相談を受ける。ＰＲＡの適合性テストでは、手術が一番よく、リンパ腺の転移もないので大丈夫と説明。本人は安心して手術を受ける。術後、処方水を４ヶ月飲んで経過は良好とのこと。

（**４５才・女性**）膵臓癌、リンパ腺転移あり、手術ができない。抗ガン剤投与で改善していたが、最近、症状悪化。ジュムサールの副作用が強い。ＰＲＡテストの結果、ＴＳ－１はＯＫで、ジュムサール投与量を調節、改善してきている。

（**７０才・男性**）大腸癌手術、肝臓転移あり。遺伝子治療中。エルブラッド８５ｍｇでＣＥＡが低下せず。ＰＲＡ適合性テストで１００ｍｇ以上が有効と出る。エルブラットを１００ｍｇに増量するとＣＥＡが低下する。抗癌剤の種類や、有効量の決定が可能に。

大学病院の検査結果の確認に、うちに来て、確認して、納得して、それから手術を受ける。そんな人が増えてきて困っています。検査結果をいっぱい抱えてやってきて、これをチェックしてほしいと言われる。「うちではそんなことはやっていないから。」と断わると、「それじゃ、これらの検査結果は何もないものとして、最初から診断してくれ。」と言われる。そう言われたら断るわけにはいかないのでやるしかないのですが、やることの意味は同じことで、少しつらいものがあります。』

治療の可能性を拡げる

『ＰＲＡテストに基づき処方した水と、薬とを併用して服用してもらって、治療の成果を上げています。

（**４２歳の女性。教師**）２０年間、アトピーで悩む。今までにいろんな治療をやる。ＰＲＡの会社のホームページを見て、広島の病院とのことで私のところに来られる。深刻な顔。顔にブツブツが出て、手の皮がむけている。可哀想なのは、オムツをしている。陰部周辺がベタベタで大変なことになっている。２週間に１回来てくださいということで来ていただくことになる。

治療を始めてから１年になりますが、今はまったく何もありません。最初に抗アレルギー剤を出していたのですが、薬も止めています。処方水だけを飲んでもらっています。最初、処方水には、アレルギー関連の同調コードを入れていたのですが、症状がひどくなってきたので、次回からは、アレルギー関連の同調コードを全部はずすことにしました。Ｚコードも入れない。直接、原因のところは抜いて、皮膚とか根元的な同調コードだけを入れるようにしました。２ヶ月ほど様子を見ながら、少しずつ同調コードを足してゆき、４ヶ月目で、アトピー性皮膚炎、ハウスダスト等、関連する同調コードを入れました。６ヶ月目からはＺコードも入れ、全部のコードを入れるのに半年かかりました。それに合わせて薬も徐々にきっていき、１年目、まったく薬を飲んでいません。手もつるつる。花粉症があったようですが、全くでなくなったとのことです。

この方から、「私と同じような悩みを持った人はたくさんいる。このことを教えてあげたいのだが、私が言ったのでは信用してくれそうもない。是非、ホームページを作ってほしい。」と言われて、ホームページを立ち上げることになりました。今は２ヶ月に１回来院されていますが、「２年前までは地獄だった。１年前から天国です。」と言ってくれています。

アレルギーやアトピーの場合は、処方水のコード処方を慎重にしないと、薬との併用で悪化する場合があります。若い女性の場合もアレルギー関連を入れると悪くなります。最初は基本的なコードしか入れないようにしています。かゆみがあれば、かゆみのコードは入れますが、アレルギーの原因コードは入れません。

ＰＲＡを導入した当時は、入れなさいと教えられていたので入れていたのですが、悪くなるので入れないようにすると、うまくいくようになりました。アレルギー関連コードは、２～４ヶ月して入れる様にしています。そうすると結果がよくなる。まずは、体全体を改善していって、その後、部分をという感じです。

皮膚科でもらっている薬は止めさせないようにしています。よくなれば自然に止めますから。やっている治療を否定しない。処方水との併用で効果がよくなります。４歳の子供のアトピーもやっていますが、皮膚科に行っているので、それに対応した処方水を作っています。子供の反応はすごいので驚きます。

アトピーは、生まれて食べさせた離乳食とかに問題があるのではと考えています。必ず食事で出てくる。処方水のコード処方には、まず全身の改善を目指した総合的な同調コードを入れます。後は、痒みくらい。そして２ヶ月位して改善がみられるようになったら、少しづつアトピー関連の同調コードを入れていくようにする。子供の場合、不用意にアトピー関連の同調コードを入れて、いったん症状を出してしまうと、次から飲まなくなってしまいます。子供の場合、親の了解、理解を得てやらないとうまくいきません。

花粉症も治りますが、これも人によって全部入れるかどうか調整する必要があります。この他、処方水と薬を併用して成果を上げたケースに、

（**６４才・女性**）乾癬。症状強く、公立病院に週１回通院。６ヶ月間、処方水を飲んでいるが、月１回の通院になり、ステロイド量を少なくして（十分の一）、症状良くなっている。

（**５１才・女性**）左眼瞼のアミロイドーシス。手術ができない。ステロイド（５㎎）と処方水併用で小さくなっている。

（**４３才・女性**）１０年以上アトピーで、臀部など症状が強い。処方水と抗アレルギー剤併用で、６ヶ月で正常に。今は処方水だけを飲んでいる。
などが挙げられます。

抗ガン剤や放射線治療の副作用もかなり軽減できますが、抗がん剤と併用して飲む処方水も、アトピーのケースと同様、注意が必要です。併用時には、癌関連の同調コードは入れないようにします。まずは、体全体を良くするようなコードを入れてやっていき、その後徐々に、癌関連の同調コードを入れていくようにしています。

（**７６才・男性**）だるさと貧血にて来院される。レントゲンにて肺・右上葉３０×３０㎜扁平上皮癌あり。公立病院で放射線療法４クールとの説明を受ける。ＰＲＡテストの結果も、放射線療法の効果はＯＫと出る。処方水を投与。治療後、食事も変化無く、貧血も軽度。主治医がびっくりしていたとのこと。退院。

ヘルペスの痛みにも有効です。アシクロビン（抗ウイルス剤）と、顔面神経、三叉神経、神経細胞など神経関連の同調コードを入れた処方水を出しています。アシクロビンの点滴をやり、処方水（原液）１０ｃｃを1日・５回、アシクロビン５回飲むと、見事に効きます。ヘルペスの痛みだけでなく他の症状にも、処方水は、処方した薬の効果を高めてくれます。』

ＰＲＡ処方水の効果

『処方水の一番の悩みは、効果に個人差があることです。効かないことは無いのですが、驚くほど効く場合と、あまり効かない場合とがある。また、性格的に受け入れられない人もいるようです。だけどそんな人でも、処方水を飲み続けることで変わってくるという感触は持っています。よく効くようになってくる。処方水を飲むのを、最初の２ヶ月で止める人がいますが、続けたほうがいい。効果が現れるのに時間がかかるケースがあります。

処方水の作成には、常に工夫が必要です。作った処方水の効きがよくないときは、何が悪いのかをよく調べなくてはなりません。必要な同調コードが不足しているのか、新しい同調コードが必要なのか。エナジーの強さか、エナジーの回数か。原液がよいのか、それとも飲む量を増やした方がよいのか等々。反対に、効きがよかったら、何がよかったかを確認する。うまくいかなかったら、工夫、工夫、また、工夫ですよ。どうしたらよいか考えて、また階段を一つあがる。その繰り返しです。

処方水を使って悪くなることはありません。副作用がないから、最悪でも今までと同じです。薬と処方水でやれる。これほど楽なことはありません。処方水を飲んでいる人には、薬を飲むのも処方水で飲んでもらっています。処方水を飲んでいて、半年も処方水を止めると、体調がぜんぜん違うのがよくわかります。現在、処方水を飲み続けている人は３００名位おられます。

薬は症状を抑えることができても、細胞そのものを変えることはできません。ＰＲＡをやっていて思うのは、処方水は、細胞の働きそのものに影響を与えているのではないかということ。細胞の働きを活性化するというか、正常な働きを取り戻すというか、細胞の働きと性質を変えられる可能性があるのではと考えています。遺伝子の同調コードや、様々なタンパク質の同調コードなど、コードを工夫すれば、もっといろいろな可能性が見えてくるはずです。

薬はいわば警察で、説得して治そうというのが処方水。このやろうと言って殺すわけじゃない。だから時間がかかる。そこのところがなかなか理解してもらいにくいですね。

処方水は飲むだけではなく、スプレーも使っています。患部に吹き付けてもらっています。また、入浴時、お風呂に処方水を入れて入ると、リラックスできるようです。

処方水だけでなく、医王石の粉末とワセリン、プラスチベースをベースにした軟膏も、ＰＲＡで処方しています。軟膏は患部に塗る。目の病気には、まぶたに塗ってもらう。眼圧が高いときや、白内障、１日、２回塗ってもらう。膝や肘など痛い場所に塗る。かゆい場所にも塗る。アトピーの場合、一緒に、抗ヒスタミン剤を塗ってもらうこともあります。』

ＰＲＡから診たガン

『ＰＲＡでテストをすると胃癌と出るが、痛みも無く、少し食欲が落ちるくらい。普通に生活できていた。腺癌（アデノカルチ）はプラスに出る。膵臓転移は無い。癌がそこで落ち着いていると、ＰＲＡでマイナスに出ない場合があります。体が受け入れていると診られるようなときがあり、発育を阻止しているときはマイナスと出ないケースがあります。

この人には念のため胃癌の検査を薦めたところ、すぐに入院。手術は手遅れとのことで、抗がん治療を始めたのですが、１ヶ月で亡くなられてしまいました。体が何とか癌を抑えていたのだが、そんな時に、抗がん治療で免疫を抑えてしまったので、それで一気に爆発してしまい、いっぺんにドーンときてしまった。そんな感じでした。

ガンは診断が難しい。医者の立場から言うと、ほっといても治るケースも結構ある。その診断をどうするか。ガンの症例の評価ほど難しいものはない。

「後、３ヶ月です。」と言われて、それじゃ好きなことをやって死のうと思って、金も使い切ってしまった。でも、まだ生きている。５年たっても、まだ死にません。調べてみたら何も見つからない。何か特別なものを食べましたかというと、別になにも無いという。医者からはだめだと言われ、家族は遊びなさいと言うから好きなようにしていたら、ますます太って死ななくなってしまった。

その他、思い切って酒を飲んだら治ったとか。あそこの水を飲んだから治ったとか。あそこで触ってもらったから治ったとか。あのサプリメントがいいとか。実際に治っているのですから、それらを否定できない。ただ、それを他の人がやって、どうなるかとなると、なかなか難しい。これが癌の評価の一番難しいところなんです。だから、なかなか言えない。自分はこれで良くなったと思っている。だけど、それを言ってしまうとおかしくなる。そんな方がたくさんおられます。その時に治ったものがあれば、それでいいとしか言いようがない。

癌の薬を飲んでいる人、術後の人が、処方水を飲んでいるとすごく調子がいい。ところが飲むのを止めてしまうと、とたんに悪くなることがあります。そんなケースが２, ３例ありました。

大腸がんの女性の方。術後診てほしいとのことで診ていたのですが、その方からＦＡＸが入り、「ありがとうございます。処方水を飲んで、術後もすごく調子がいい。手術をした先生もびっくりされています。」とのこと。それ以後も処方水を送っていたのですが、ある時から、処方水を頼んでこなくなった。気になって電話を入れてみると、「主人が定年で、お金が無いので。」とのこと。「お金はいいから処方水は飲み続けるように。」と言ったのですが、そのままになってしまいました。お母さんが外来でお見えになっておられたので、その後、どうなりましたかと尋ねると、そのお嫁さんは３ヶ月前に亡くなられたということでした。飲み続けておられればと思って残念でなりません。

肺がんで放射線療法の方。処方水を飲みながらやったら、まったく副作用が出ない。抗がん剤、放射線治療には、絶対に処方水を飲ませるべきだと思っています。副作用が半減するどころではない。３分の１になります。

ＰＲＡテストで肺癌がわかり、扁平上皮癌とわかる。紹介した病院から放射線治療をやるとのことだったので、ＰＲＡで放射線治療との適合性を診ると、有効と出る。５クールやる。副作用が何も無く、何とも無い。眠れるし、食欲もある。その方から「１ヶ月、私はホテルに居ったようだ。」との連絡がありました。それから良くなったのでと、処方水をやめて１年後、再発。ホスピスへ。そのホスピスでは、ホスピスで出すもの以外、一切受け付けない。おじいちゃんは「あの水がほしい。水がほしい」と言いながら亡くなられたとのことでした。「本人が飲みたいといっているのに、何故、飲ませなかったのか。」と言って、おばあちゃんが怒っておられました。

43才の男性。春に検診で癌がわかり、手術をする。２ヶ月入院して、９月から勤務に戻る。その年の１１月頃、玄関でひっくり返る。癌が脳に転移。特にくも膜全体に転移していた。ガンマナイフ、放射線をやってもぜんぜん効かなかった。４月、てんかん発作。意識不明で緊急入院。「１週間の命」と言われる。処方水原液を２０ccづつ４回、チューブより入れる（看護師理解あり)。翌日、意識回復後、話せるようになる。下肢、上肢とも動き、１週間後、退院。１日４回、1mlづつ処方水原液を飲ませるように指導。記憶が少しおかしいが、５,６,７,８月、普通の生活をしておられて、９月に眠るように亡くなられた。「苦しまずに亡くなることができました。ありがとうございました。」と言って連絡をいただきました。

私の場合、ＰＲＡ療法は近代医学的手法と併用してやっています。中村國衛先生や他の先生のように、ＰＲＡ処方水だけでの治療はやっていないので、ＰＲＡ処方水だけでの癌の症例はありません。ただ、今までやってきた感触から言いますと、ＰＲＡ処方水で、癌を治すとはいえないものの、癌の暴走を抑えるような働きがある。また、早期癌での効果は十分期待できるのではないかと考えています。

先程も言いましたように、近代医学的手法と併用した場合に、処方水でその副作用を抑えることができます。抗ガン剤の副作用を抑えることができ、ご飯を食べられなかったのが、食べられるようになります。処方水を飲むと、多分、モルヒネの量も三分の一で済むはずです。癌の方には、処方水原液を１日・６０ｃｃ飲んでもらうようにしています。』

医者が要らなくなる？？

『ＰＲＡについて大きな誤解があるようです。装置のことをよく知らない人から、「そんなに何でもわかる装置なら、医者は要らなくなりますね。」と言われますが、とんでもない誤解です。ＰＲＡは、医者だからこそ有効に使える装置であって、医学知識のない素人の人には使えない装置なのです。

医学知識のない人が、たとえ装置を使えるようになったからといっても、何もわからない。何もできない。数値を出すことができるだけ。頭が痛いといってきて、どんな項目をチェックすればよいのか。黄だんが出て、何を調べればよいのか。そしてそれをどう読み、どう手を打てばよいのかわからない。中途半端な医学知識でこれを使えば、効果が無いだけではなく、どんな医療事故につながるかわからない。

腰が痛いときに腰だけじゃない。筋肉、神経、骨、血管、リンパ管という整形関連だけでなく、転移を考えたり、内臓のこと、例えばすい臓その他のこと。さらには男性の場合であれば前立腺のガンの転移など、様々なことを想定して診断をしなければならない。少し乱暴な言い方になりますが、素人は怖さを知らない。素人の人が、この装置を医療目的に使うとすれば、こんな怖いことはありません。

ＰＲＡはメーカーが、医者もしくはしかるべき医療資格のある人にしか提供していないので安心していますが、同種の他社の装置は、一般の人にも販売していると聞いています。それらの装置が医療目的以外に使われているのなら問題はありませんが、医療目的に使用することだけは止めてもらいたい。また、そのような人のところへ不用意に治療に行かれることのないようにしていただきたいと思います。

まだまだ数は少ないとは言うものの、１０年前とは違い、現在では、私だけでなく、ＰＲＡの臨床応用研究に取り組む医師は全国におられます。是非、そちらで受診されることをお奨めします。』

ＰＲＡを使いこなせない

『これほど臨床で役に立つ装置であるにもかかわらず、ＰＲＡを導入後、未だ充分にＰＲＡを使いこなせていない先生がおられるとのお話をお聞きすることがあります。ＰＲＡテストがなかなか安定しないので、パンチショットや処方水での治療だけにＰＲＡを使っておられるとのことですが、それではあまりにも残念ですので、少し本題からは離れますが、参考までに、私の経験をお話しさせていただきます。

おそらくＰＲＡテストのプローブ操作のところで悩んでおられるのだと思うのですが、私も始めの頃はそうでした。他の先生の中には、１ヶ月もかからず音が安定し、２～３ヶ月でテスト結果も安定するようになった方もおられるようですが、私の場合は、テスト結果が本当に安定するまでに１年かかりました。

私の経験から言わせていただきますと、プローブ操作の習得や、テスト結果の安定のために近道はありません。繰り返しやるしかありません。プローブ操作は簡単な動作ですが、それでもその動作を、頭を使ってやっているうちは駄目です。頭を使うのは、誰の、何をテストしようとしているのか、同調コードは何か、それだけ。後は、プローブ操作の指先の微妙な変化に意識を向けるだけのことで、プローブ操作は無意識に行えるように慣れるしかありません。

そして家族や知人の毛髪をもらって、実際にテストをやってみる。失敗してもいいのです。ともかく何度も繰り返しやってみる。最初から１００点満点のテスト結果を求めないことです。失敗を繰り返しながら、何度もやって、確率を高めていけばいいだけのことのですから。ともかく数をこなす。私も当初は、１日、５０００回以上打っていました。（ＰＲＡをお使いの先生の間では、何故か、プローブ操作を「打つ」、「たたく」と表現される方が多くおられます。）

練習の間のテスト対象者は、当初、私は病気でない人を対象にしました。病気の人は数値が変化していくから、はじめは数値が安定している健康な人を対象に練習をしました。次に慣れてきたら、症状のある人のテストを始めました。いろいろな症状を取ったり、同じ症状の人を、何人も取ると、自分の数値と、従来の他の検査法との相関性が見えてきます。繰り返しやっていくと、自分で、どの程度のカウント値であれば、他の検査法ではどれくらいになるかが掴めるようになってきます。数値は、各先生で違うのだから、そこを掴まないと駄目。

今は、毎日、１５～２０名のテストをしています。普通の診断でこられた方は、料金を取っていません。診断の補助として使っています。今までに５,０００人くらいをテストしています。患者さんの毛髪は、検査に使いますからと言うと、別に不思議がらずに渡してくれます。毛髪の成分分析や、遺伝子検査のようなこともあるので、あまり違和感がなくなってきているのでしょう。

私の場合、毎日やっていても、テストが本当に安定するには１年かかりました。ただその１年の間でも、やればやるほどできるようになっているとの実感は掴んでいました。常に後で、自分で行ったＰＲＡテストの結果を、従来の検査結果で確認できていたからです。今では、カウント値は、１回目のカウント操作で、だいたいどの位いくかがわかるようになりました。悪い人の場合は、最初で判ってしまいます。結局は、繰り返しやって、感覚を自分で掴むしかありません。これは他の検査法でも同じことだといえます。例えば、レントゲンでも読む人の経験で違ってくるのですから。

ＰＲＡテストと並行して、従来の検査も実施、常にその整合性を確認しながらやってきているので、自信を持って言えますが、ＰＲＡテストの整合性は高い。９５％。１００％と言ってもいいのですが、５％の差は、オーバーに出ること。しかしこのオーバーにも意味があることから、本当は１００％と言いたい。ＰＲＡを導入しておられる先生方には、是非、自信を持って使いこなしていただければと思います。

臨床にＰＲＡを取り入れるようになって様々な成果が上がり、あそこは良く診るとの評判になって、いろいろな患者さんにお見えいただけるようになりました。大学病院でわからなかったものでも、あそこに行けばわかる。「わからない病気の場合は、香川に行け。」と言って、難しい症状の方が遠くから訪ねてこられます。最先端の医療設備の整った大学病院で分からないものを、私のところに訪ねてこられてもどうかと思うのですが、これも勉強と思って、ＰＲＡを駆使して頑張っています。

日々の診療の中で、自分が診ていなくても、とんでもない病気の人や、出合ったことのない様な既往歴を持った患者さんには髪の毛をもらうようにしています。そして自分の勉強のためにテストをしています。その病気の同調コードも取ります。せっかくの機会ですから勉強をさせていただいています。

ＰＲＡを使ってよりよく診るために、最先端の医学情報もチェックしています。内科病理を常に勉強して、新しい同調コードを作っています。新聞、雑誌で紹介されている医学記事をもとに同調コードを作って確かめていますが、おもしろい結果が出ています。臨床医として、常に新しいことを勉強していかなければなりませんが、ＰＲＡにしっかりやれと尻をたたかれている毎日です。ＰＲＡが後ろから押してくれています。』

納得の医療

『私は近代医学で育ってきました。４０年、西洋医学をやってきています。西洋医学だけでは駄目というと迷いが出ますが、西洋医学を捨てては駄目。薬を否定される方がおられますが、全否定はおかしい。それぞれの良いところを取り入れればいい。不用意に他の療法に取り組むと生兵法になります。私は西洋医学の成果を高めるためにＰＲＡを使っています。近代医学の弱点を補う、近代医学の完成のために使う、そこにＰＲＡの役割があると考えています。

「何となく体調がよくなく心配で、近代医学で出ていないがＰＲＡで診てほしい。」「総合病院で検査してもらった結果をＰＲＡで診てほしい。」「手術を勧められているが、やってもよいかどうか診てほしい。」「薬の副作用、効き目の確認したい。」等と言って、私のところにやってこられます。

数値化できなかったものを数値化して見せることで、患者さんが納得する。その納得は信頼に結びつく。ただ口で治っている、治っていないと言うより、数値を見せることで納得する。症状は治まっていても、数値がまだ良くなりきっていなければ、もう少し薬を続けましょうと言える。患者さんも納得する。気持ちよく飲んでくれることで、よく効く。

現在、全国で約６０名の医師がＰＲＡを導入し、臨床に取り組まれ、その成果を様々な医学会で発表しておられますが、まだまだ一般には馴染み無く、ほとんどの医師は知らないというのが現状のようです。ＰＲＡを使いこなせるようになるためには、少しトレーニングが必要とはいうものの、いずれは医療現場に、特に私のような街の開業医には、当たり前のように普及していくのではないかと考えています。

評判を聞いてテレビ局が来ましたが、何なのかわからずに帰ってしまいました。３時間、クリニックにいて、取材にこられた本人のＰＲＡテストをやったり、いろいろと説明しましたが、結局、要領を得ないまま帰って行かれました。ＰＲＡを理解するためには、自ら真剣にＰＲＡに取り組むか、患者さんとしてお見えになられて、その成果を実感しない限り、きっと理解できないのではないでしょうか。

大学病院の先生からも手紙をいただいたことがあります。「何かすごいことをされているそうですが、どんなことなのでしょうか？」「何をされているのでしょうか？」「興味がすごくあります。全部、結果が当たっています。おかしいと指摘されたところをやってみたら、やっぱりそうでした。」などなど。興味があればお話ししますよと返事をしておいたのですが、お話をしても、なかなか理解はしていただけないのではないでしょうか。

今の診療は、患者さんを見ずに、パソコン画面を見るようになった。おばあちゃんが「あそこの先生うまくなった」と言うから「診察がうまくなったの？」と言うと、「いや、パソコン打つのがうまくなった。今までは顔を１回しか見られなかったが、３回見れるようになった。パソコンがうまくなったから。」患者さんはよく見ておられます。

ＰＲＡを導入してから、私自身、すごく楽になりました。それ以前は、診療が終わった後、機嫌が悪かった。一日の診療が終わって家に帰っても、気になる患者さんのことを考えると何となく不機嫌で、夜、眠れないこともよくありました。ＰＲＡを診療に取り入れるようになってからは、納得して診療が終われるようになり、家での機嫌もよくなり（家内曰く）、よく眠れるようになりました。ＰＲＡを導入して、患者さんにも喜んで頂いていますが、何よりも喜んでいるのは、私と家内かもしれません。』

（香川先生は、残念ながらこのインタビューをさせて頂いた３年後にお亡くなりになりました。ＰＲＡをとても評価して頂き、その普及を常に気にかけて頂いていました。お亡くなりになるときも、ご子息にクリニックは継がなくても良いが、ＰＲＡだけは続けるようにと言って頂いていたそうです。ご生前にこの本の出版をご報告できればよかったのですが、間に合わず申し訳なく思っています。原稿はご生前のものですが、とても書き直す気になれず、そのまま掲載させて頂きました。）

南陵藤井内科／宇治ＰＲＡ臨床応用研究所　藤井崇知（医師）

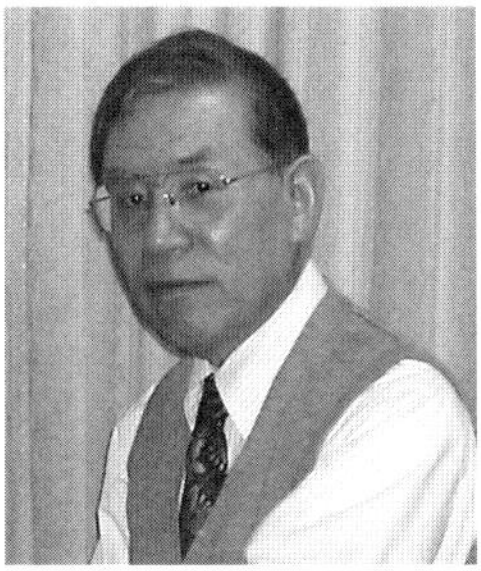

【藤井崇知 先生プロフィール】

1937年生／山口県出身／医師／医学博士／京都府立医科大学院卒／京都府立医科大学神経生理学講師／1984年京都市立看護短期大学教授／1990年京都市中京保健所所長／2004年老健施設 いこいの里施設長／2006年宇治川病院／2013年南陵藤井内科 開業

【南陵藤井内科】京都府宇治市南陵町２丁目１－２７８／電話：0774-77-8370（**院長**）藤井崇知（**診療科目**）内科、未病健診（予約制）（**診療時間**）午前9：00～12：00・午後1：30～4：30（土曜日は午前中のみ）（**休診日**）月曜・日曜・祝祭日

『ＦＴ式健診コード表』が完成

藤井崇知先生との出会いは、私共にとってとても強く印象に残るものでした。

今から１０数年前、当時は、日本東方医学会がＰＲＡの様々な臨床成果の主な発表の場となっていました。中村元信先生、志水裕介先生、万井正章先生、脇元幸一先生等の発表が毎年行われ、私もＰＲＡの回路の検証についての発表をさせて頂いていました。

この学会発表の場において、いつもかなりうるさく、しつこく質問をしてこられたのが藤井先生でした。その頃は、今のクリニックを開業される前で、まだ京都市の中京保健所の所長をしておられた頃でした。

当時は、ＰＲＡ装置の機能の検証が今ほどに進んでおらず、原理についても、私共の考え方が充分に整理できていないなど、私共にとってまだまだ暗中模索の時代でした。そんな中、藤井先生にとっては当然の疑問だったのでしょうが、質問を受ける側の私共にとっては、どうにも嫌味としか受け取れないような厳しい質問の連続でした。

その藤井先生が保健所の所長を退任され、医療の現場に戻られるに際して、ＰＲＡにも取り組んでみたいとお話を頂いた時には驚きました。あれほど否定的な質問ばかりされていたのに、よくそんな気になって頂けたものだと嬉しく思うと同時に、こんなうるさい先生（すみません）に来られたら、これからの対応が大変だなと思ったのを覚えています。

何故、ＰＲＡに取り組んでみようと思われたのですかとお尋ねしたところ、『万井先生に誘われてＰＲＡに取り組む先生方の懇親会に参加させて頂いた。２０数名の医師が参加しておられたのだが、どの先生も嫌味の無い気持ちの良い方ばかりで、何とも心地の良い楽しい会だった。装置に興味を持っていたことに加えて、この人達が取り組んでおられる装置なら大丈夫だろうと思った。』とのことでした。

（この時の懇親会は、ＰＲＡに取り組んで頂ける先生が集まっての初めての会合でした。徐々にＰＲＡに取り組んで頂ける先生が増えてきたことから、一度、お互いに顔を合わせて交流を深めようという集まりでした。

この日は、日本東方医学会の先生方の発表終了後、会場近くのホテルに集合しての懇親会となりました。この時は、藤井先生だけでなく他の先生方からも同じように、「こんな気持ちの良い医者ばかり集まる会合は珍しい。」と言って頂ける本当に心地の良い懇親会となりました。）

藤井先生は、現在、京都府宇治市内で南陵藤井内科を開業されていますが、このＰＲＡの取材にお尋ねした頃は、京都市内で勤務医をされる傍ら、マンションの一室でＰＲＡの臨床応用の研究に取り組んでおられました。

ＰＲＡで正確に診断し治療するためには、「適切な同調コードの選択」と、「新しい同調コードの研究と採取」が重要と、特に新しい同調コードの研究と採取には熱心に取り組んでおられました。最新の医学情報に基づいた新しい同調コードの採取や、詳細な解剖図や病理学をもとに、より細部にわたる同調コードを採取するなど、勉強、勉強の毎日だと言っておられました。

この詳細に診ることが必要ということでは、Ｃ型肝炎ウイルスで以下のような経験をされたそうです。

『ＰＲＡテストで、従来からある肝炎ウイルスの同調コードでチェックしてみると、「Ａ型肝炎ウイルス」が＋４、「Ｂ型肝炎ウイルス」が＋４、「Ｃ型肝炎ウイルス」が－５６の結果となった。次いで、新しく採取した「Ｃ型Ⅰ」、「Ｃ型Ⅱ」、「Ｃ型Ⅲ」、「Ｃ型Ⅳ」、「Ｃ型Ⅴ」の同調コードでチェックしてみると、「Ｃ型Ⅰ」が－６８、「Ｃ型Ⅱ」が＋４、「Ｃ型Ⅲ」が＋４、「Ｃ型Ⅳ」が＋４、「Ｃ型Ⅴ」が＋４との結果。さらに新しく採取した「Ｃ型Ⅰａ」、「Ｃ型Ⅰｂ」の同調コードでチェックしてみると、「Ｃ型Ⅰａ」が＋４、「Ｃ型Ⅰｂ」が－８６の結果となった。』

藤井先生が患者さんご本人に確認したところ、「私はＣ型Ⅰｂです。」と言っておられたとのことで、この症例では、ＰＲＡテストが正確であったということはもちろんのこと、同調コードを駆使してより詳細にテストすればするほど、「Ｃ型肝炎ウイルス」－５６、「Ｃ型Ⅰ」－６８、「Ｃ型Ⅰｂ」－８６というように、マイナス値が深まり、病気の核心に近づいて行けるとの手ごたえを感じた貴重な経験になったとのことでした。

『ＰＲＡでの治療において、なかなか治らない、切れが悪いという様なときには、処方している同調コードに問題があるのではないかと考えてみる必要があります。その病気に対しての詳細な同調コードが採れていず、適切な同調コードが処方されていないということが考えられるので、ＰＲＡ療法では、適切な同調コードの処方に成功すれば、かなりの成果が上げられるのではないかと期待しています。

ただ、一口に「適切な同調コードの処方」とは言っても、なかなか簡単なものではなく、本当に適切な同調コードが処方できるようになるには、ＰＲＡでの臨床経験と、最新の医学知識の勉強、さらには医学だけにとどまらない幅広い視野からの診たてなど、診療に携わる医者の能力が試されることになります。』

どんな同調コードを使ってテストをするか、必要な同調コードは何か、どのような同調コードを採ればよいのか。これがＰＲＡ診療の最も大切なポイントであるとして、一つの症例を上げてくれました。

『うつの患者さんを診ていた時のことでした。うつということで、ＰＲＡテストには精神コードがあるのでそれを中心にチェックし、処方コードも精神コードを中心に処方していました。使用した同調コードは「躁うつ病」、「メランコリー」、「悲しみ」、「悲嘆、深い悲しみ」、「精神分裂」、「幻覚、妄想」、「パラノイア」等でした。

処方水を飲んで頂くようになって半年が経過した頃、症状も改善されてきて、笑顔も出るようになってきました。ＰＲＡテストの結果も、「躁うつ病」、「メランコリー」、「悲しみ」、「悲嘆、深い悲しみ」がマイナスからプラスに、「精神分裂」、「幻覚、妄想」、「パラノイア」がマイナスからゼロになってきました。

ところが何かいま一つ元気が出ない。笑顔が出るようになってきているのに、元気が出てこない。どうしてだろうと思って、念のためにと、セロトニンなど脳内モノアミン関連のコードを採取、ＰＲＡテストでチェックしてみたところ、なんと－９０というびっくりするような数値が出てきました。

後から考えてみれば当たり前のことで、「心身一如」と考えれば、心の問題だからと言って心だけを診ていては駄目で、当然、体の面からも診ていなければならなかったのですが、その時は、ＰＲＡには精神コードがあるからと、精神的なことは精神コードで診ればよいと単純に考えてしまっていたのでした。

現代医学では心を直接診ることができない。ＰＲＡではそれを診ることができるということで、精神コードだけで対応しようとしたのですが、やはりそれだけでは駄目。体の面からも診る必要があるということを痛感する貴重な経験になりました。』とのことでした。

藤井先生は仏教の修業をされたり、気功にも取り組まれるなど、西洋医学以外の様々なものにも取り組んでおられます。それらの観点からの同調コードもたくさん採取されていますが、やはり西洋医学を基本とした同調コードの採取が最も多く、相当な数の同調コードが採られています。

それらの成果は、毎年開催される臨床研究会で発表されていますが、２０１２年１１月の第９回ＰＲＡ臨床研究会では、ご本人の頭文字を取って「ＦＴ式健診コード」と名付けた新しい健診コードの一覧表が発表されました。

従来の健診用コードは、以前からの同調コードを使った「General Inspection」６６コード、「男性チェックリスト」４６コード、「女性チェックリスト」４７コード等をもとに、適宜必要なコードを追加して健診を実施していたのですが、「ＦＴ式健診コード」では、基本健診に必要と思われる健診項目を網羅、不足する同調コードを新しく検出した男性用１３７項目、女性用１４５項目の基本健診コード表となっています。

全身チェックに際しては、特に癌の有無のチェックが重要とのことで、癌健診用に新しく４つのコード（NF-κＢ・Wnt/βカテニン・HIF－１・癌幹細胞）を採取、それに基づいてＰＲＡテストを実施した７症例が発表されました。また、癌の部位の特定のためにと、新しい癌幹細胞コード・３３項目も併せて発表されています。

ご参考までに、ＦＴ式健診コードの項目一覧をご紹介します。

【ＦＴ式健診コード（男女共通）】

免疫機能／交感神経系／副交感神経／NF-κＢ／Wnt/βカテニン／HIF－１／癌幹細胞／アマルガム充填／パラジウム／金属入歯障害／結石障害／間質の炎症／血管間質炎／脳,脳血管障害／左前大脳動脈閉塞／左中大脳動脈閉塞／左後大脳動脈閉塞／右前大脳動脈閉塞／右中大脳動脈閉塞／右後大脳動脈閉塞／脳底動脈粥腫性ﾌﾟﾗｰｸ／左頚動脈粥腫性ﾌﾟﾗｰｸ／右頚動脈粥腫性ﾌﾟﾗｰｸ／左椎骨動脈ﾌﾟﾗｰｸ／右椎骨動脈ﾌﾟﾗｰｸ／脳動脈瘤／くも膜下出血／脳出血／ｱﾃﾛｰﾑ血栓性脳梗塞／ﾗｸﾅ梗塞／塞栓／心原性梗塞／左細動脈視床穿通枝／右細動脈視床穿通枝／言語障害／アルツハイマー病／脳血管性認知症／ﾚｳﾞｨｰ小体型認知症／記憶力／偏頭痛／老視／老眼／網膜剥離／網膜動脈血管炎／白内障／緑内障／左迷路動脈／右迷路動脈／左耳難聴／右耳難聴／中耳／耳管狭窄／めまい／耳鳴り／鼻涙管／副鼻腔炎／舌／味覚障害／歯肉炎／咽頭／喉頭／呼吸器系／肺／心臓／不整脈／心臓弁膜症／ﾋﾄ脳性Na利尿ﾍﾟﾌﾟﾁﾄﾞ／狭心症／左冠状動脈／左冠状動脈前室間枝／左冠状動脈　回旋枝／右冠状動脈／右冠状動脈　後室間枝／解離性大動脈瘤／高血圧／肝臓／胆

嚢／膵臓／Ⅱ型糖尿病／腎臓／糸球体血管炎／尿細管血管炎／尿酸／尿酸結石／膀胱／尿道／逆流性食道炎／慢性胃炎／ガストリン／ﾍﾟﾌﾟｼﾉｹﾞﾝ／ﾍﾘｺﾊﾞｸﾀｰ・ﾋﾟﾛﾘ／胃潰瘍／十二指腸潰瘍／小腸潰瘍／直腸／肛門／痔核／便秘症／コレステロール血症／ヘモグロビン／甲状腺／首（こり）／肩／脊椎／腰椎／腰椎円板／腰仙関節／仙腸関節／股関節／膝関節／足首関節痛／爪白癬／閉塞性血栓性血管炎／皮膚／手足冷感／骨粗鬆症／アレルギー／抗核抗体／花粉症／腸内常在菌／腸上皮細胞　Toll 様受容体／鬱病／疲労毒素／無呼吸発作／不眠症／心配・不安／環境ストレス／カンジダ症／ＣＲＰ定量／蛇毒ﾆﾎﾝﾔﾏｶｶﾞｼ／ｱｾﾄｱﾙﾃﾞﾋﾄﾞ毒性／煙草中毒／環境電磁波障害／携帯電話因電磁波障害（計１３４項目）

【ＦＴ式健診コード（男性用追加)】

前立腺／前立腺肥大症／泌尿生殖系（３項目）

【ＦＴ式健診コード（女性用追加)】

乳房／乳腺症／膣／子宮／子宮筋腫／卵巣／卵巣ホルモン／プロゲステロン／エストリオール・Ｅ３／子宮内膜症／月経痛（１１項目）

この様に、藤井先生は精力的に新しい同調コード採取に取り組んでおられるのですが、同調コードの採取について大変興味深いお話を聞かせて頂きました。

『先日、Ｃ型肝炎ウイルスの量を測る Taq Man PCR 法が保険適用されるようになったというので、Taq Man PCR 法の同調コードを採ることにしました。Taq Man PCR 法の資料にはざっと目を通していたので、改めて確認することも無く、何となくうろ覚えで、Taq Man でコードを採ってみました。ところがどうも共鳴音がうまく調整できない。どうしたのだろうと思って、何度もやってみるのですがうまくいかない。

今までコード採りをやっていて、こんなことは初めてのこと。名称の特定がまずいのかと思って、Taq Man 法としてやってみるのですが、それでもうまくいかない。

これはおかしいと思って、もう一度、資料を確認してみると、正確には

Taq Man PCR 法となっている。これでどうだろうと思って Taq Man PCR 法でコードを採ってみると、今度は共鳴音もうまく調整できて、きちんとコードも採れました。

この体験は、以前から言われている、コード採取には、検者のコード対象に対する認識の明確さが重要との見解を確認する貴重な経験になりました。』とのことでした。

アトピー性皮膚炎：症例発表

藤井先生の日本東方医学会での発表の経緯については、本書の冒頭の「装置がＱＲＳからＰＲＡ－ＮＫ型に」でご説明した通りですが、２０１０年、２０１１年に日本東方医学会で藤井先生が発表されたアトピー性皮膚炎の症例をご紹介しておきます。発表された当時、装置の名称はＱＲＳでしたのでそのままにしています。

「ＱＲＳ処方水によるアトピー性皮膚炎患者の一治療例について」（抄録）

【研究目的】アトピー性皮膚炎は、ヘルパーＴ２細胞（Th2）の機能が Th1 細胞よりも亢進状態にあるために発症するといわれている。ここではＱＲＳ装置を用いてこれらの炎症関連因子（項目）をコード化し、患者の病状を数値化して定量化する。次にこれらのコード表を用いてＱＲＳ処方水を作成し、アトピー性皮膚炎患者に飲用してもらい、その効果を検討した。

【方　法】

被験者　：女性、３３才、アトピー性皮膚炎（約１０年前から）。

対象者　：６人の皮膚疾患のない健常な女性。平均年齢 48.7 ± 17.0 才。
なお、検査項目の正常レベルは、＋２５である。

実験期間：２００６年６月から９月まで。

ＱＲＳ装置にアトピー性皮膚炎のコード（１８～６０項目）を入力し、患者の治療前の病状レベルを測定する。次に装置の well にミネラル水の入ったペットボトル（５００ml、５０日分）

一本を挿入し、手順に従ってアトピー性皮膚炎コードをこの水に転写する。これをＱＲＳ処方水と命名している。患者はＰＲＡ処方原水１０ml を約３００ml に希釈し（希釈ＱＲＳ処方水）、これを一日３～４回で飲み切るようにする。

【結　果】１．Th2 細胞の機能レベルが一番低くて－１８０であった。
２．Th1 細胞の機能レベルは－１３０と Th2 よりも上にあった。
３．抗原提示細胞である樹状細胞は、－１４０であった。
４．IgE 抗体を作るＢ細胞は－９０のレベルであった。
５．炎症が惹起されるときに分泌される、ヒスタミン、Ｐ物質、ブラヂキニンのレベルはそれぞれ－１２９、－１２５、－１２３であった。
６．IL-2、IL-4、IL-5、IL-12、IL-13 などもそれぞれ低いレベルを示した。
７．水や洗剤にも強いアレルギ'一を示した。
８．これらのレベルは、２ケ月のＰＲＡ処方水の飲用で大きく改善を示した。
９．この間、Th2 細胞機能レベルは、Th1 細胞レベルよりも上に回複した。
１０．ＱＲＳ処方水の飲水により、アトピー性皮膚炎の発疹は著名に改善した。
１１．掻痒感も著名に改善した。

【考　察】１．発疹の消失に伴い Th2 細胞機能レベルが、Th1 よりも改善していた。このことはアトピー性皮膚炎で云われている免疫関連細胞の様子と致している。
２．症状の改書に伴って、すべての炎症項目で改善が見られている。
３．発疹や自覚症状の掻痒感も改普したことは、患者が明るくなるなど精神面の改善もみられた。
４．項目レベルと生化学的数値との比較は、今後の課題と考えている。

「ＱＲＳ処方水によるアトピー性皮膚炎患者のその後について」（抄録）

【研究目的】昨年本大会で発表したアトピー性皮膚炎患者のその後の経過について述べる。アトピー関連因子である Th1 細胞（ヘルパー T1 細胞）や Th2 細胞のコード数値の改善と共に、アトピーの発疹も消失していった。しかし、その後、皮膚全般の掻痒感、乾燥性が残り、また両肘内側の角化細胞層の悪化などが出現した。ここでは再びＱＲＳ装置を用いてこれらの関連因子(項目)をコード化し、ＱＲＳ処方水を作成し、前述のアトピー性皮膚炎患者に飲用してもらい、その効果を検討した。その後、これらの研究からアレルギー全般に共通する重要関連因子の有るらしいことが予測された。

【方　法】

被験者　：女性、３４才、アトピー性皮膚炎（約１０年前から）。

対象者　：６人の皮膚疾患のない健常な女性。平均年齢 49.7 ± 17.0 才。なお、検査項目の正常レベルは、＋２５である。

実験期間：２００９年６月から２０１０年８月まで（抄録作成期日）。

ＱＲＳ装置にアトピー性皮膚炎のコード（１８～６０項目）を入力し、患者の治療前の病状レベルを測定する。次に装置の well にミネラル水の入ったペットポトル（２mL、５０日分）一本を挿入し、手順に従ってアトピー性皮膚炎コードをこの水に転写する。これをＰＲＡ処方水と命名している。患者はＱＲＳ処方原水４０ml を約３００ml に希釈し（希釈ＱＲＳ処方水)、これを一日３～５回で飲み切るようにする。以上は昨年と同じである。今回は掻痒感、乾燥性、皮膚角化コードなどを作成し、飲用水に転写した。

【結　果】１．各種サイトカインのコード数値回復の動きはＱＲＳ処方水飲用後、四つのグループに分けられた。 Th1 細胞、Th2 細胞、

Ｂ細胞、IL-12 レセプターβ１である。
２．飲用後６～７ヶ月で発疹はほぼ消失した。
３．飲用後１０ヶ月で回復レベルに差がなくなり、前三者は全て一線に並んだ。
４．そして、１３ヶ月後にこれらのコードは、すべて＋２５になった。
５．しかし、IL-12 レセプターβ１グループは前三者と異なり難治性で、アレルギー全般の重要関連因子と考えられる。
６．難治性の掻痒感が有ったので、IL-31、無髄神経終末、セマフオリン 3A などのコードを作って対応した。
７．両肘内側の角質細胞層には、乾癬コードの Th17、IL-19、IL-22 で対応した。
８．皮膚保湿に対しては、フィラグリン保湿因子で対応した。
９．長年のステロイド軟膏使用により、ステロイド毒性が認められた。
１０．IL-12 レセプターβ１グループは、花粉症、喘息、潰瘍性大腸炎などでも強く反応した。

【考　察】１．教科書記述のアトピー関連因子は、通常レベルに回復するのに、ＱＲＳ処方水の飲水後１３ヶ月を要した。しかし、発疹は６～７ヶ月で治癒した。
２．アレルギー疾患は複合疾患と考えられる。
３．これらの中心にあるのは、スフィンゴシンカイネース２の欠如と考えられる。
４．当該患者は精神的に明るくなり、肌もきれいで一属きれいな女性になった。

（以上）

女性のための菊池がんクリニックストレスケアセンター　戸出健彦（医師）

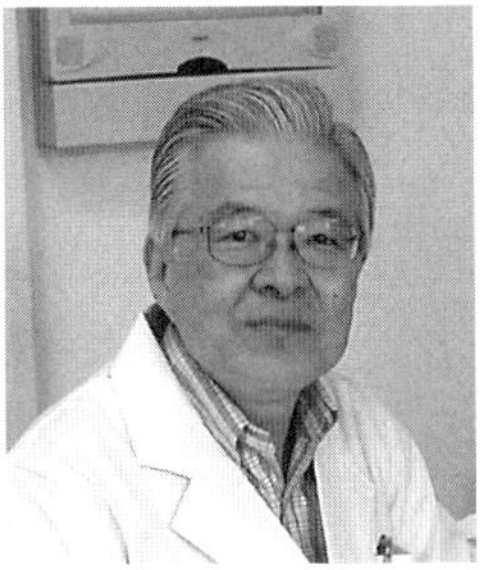

【戸出健彦 先生プロフィール】

1945 年・東京生／医師／医学博士／1972 年 千葉大学医学部卒業／ 1979 年 静岡県清水厚生病院産婦人科医長／ 1991 年 防衛医科大学産科婦人科学講師／ 2001 年　同　助教授／ 2005 年 女性のための菊池がんクリニック副院長。

【女性のための菊池がんクリニック】埼玉県所沢市荒幡東内手 111-1 ／電話：04-2928-7311 ／ FAX：04-2928-7306 ／ HP http://www.kikuchiclinic.com/ **（診療時間）**午前 9：00 ～ 12：00、午後 2：00 ～ 5：00 予約制 **（休診日）**水曜日・日曜日・祝祭日

戸出先生とＰＲＡとの出会いは、日本未病システム学会での中村元信先生の発表に興味を持たれたとがきっかけだったとのことでした。丁度、防衛医科大学を辞められ、現在の「女性のための菊池がんクリニック」開設に副院長として参加されるという頃でした。

現在は、同クリニックのストレスケアセンターにおいて、漢方薬、カウンセリング及びＰＲＡを応用して、癌患者さんのための心理的ストレスケアに取り組んでおられます。

戸出先生はＰＲＡの臨床応用研究に取り組まれる一方で、ＰＲＡの原理の発見者であるアルバート・エイブラムスの研究にも熱心に取り組んで頂いています。エイブラムス関連の文献は様々なものが残っているのですが、いずれもが古い文献で、翻訳家に翻訳をお願いしたところ、特異な分野の文献であり、古い英単語や表現があるとの理由で断られてしまいました。

戸出先生には、その読みづらい文献を精力的に読み込んで頂き、毎年、ＰＲＡ臨床研究会で、その成果を発表していただいてきました。昨年（２０１２年）の研究会においても、「アルバート・エイブラムスとその時代」との演

題で発表をしていただきました。

エイブラムスの考え方や時代背景を知ることができる興味深い内容となっていますので、それをご紹介させていただきます。

「アルバート・エイブラムスとその時代」

『１９１０年頃、エイブラムスはＰＲＡの原型となるオシロクラストなる装置をアメリカに持ち込み、診断と治療に取り組みを始めました。新しい診療の方法ということもあって反響を呼び、一時は、数千人規模の医師がこの装置に取り組んでいたと言われています。しかしながら一方で、彼の療法に対しての保守的なアメリカ医学界からの反発は激しく、様々な物議をかもすこととなりました。

当時のアメリカ医学界は、現在のアメリカと違って三流国といってもよいレベルで、科学も医学もすべて中心はヨーロッパであり、アメリカはそれに遅れないよう一生懸命に学んでいた時代であったと言えます。

エイブラムスの新しい取り組みへの信奉者も数多く生まれたものの、彼の療法が広がれば広がるほど、アメリカ医学界からの反発は激しく、彼への批判が高まり、１９２４年、彼の死後は、特に酷い誹謗中傷にさらされることになりました。

エイブラムスのやっていることは全く非科学的なもので、彼自身は偽医者であり、詐欺師であるとまで言われています。インターネットなどで見てみると、エイブラムスの項目はたくさん出てきますが、その中で、偽医者の代名詞として使われる「Quack」との言葉が出てきたり、酷い場合には「２０世紀最大の詐欺師」とまで書かれたりしています。

批判の対象となっている出来事の一つに、１９２３年、エイブラムスが亡くなる前年に、当時のメイヨークリニック（開業して４０年～５０年経っていた）が手術不能の癌と診断した患者を、エイブラムスが考案した装置を使っていた１人の医師が治療し、癌が治ったと発表した後、１ヶ月後に死亡した件が挙げられていますが、これなどは、代替医療に携わる者が特に注意しなければならないケースだと言えます。

似たような例でいえば、２００９年８月にわが国で起った山口県助産婦のホメオパシーの事件が挙げられます。これなどもビタミンＫを投与すれば何の問題も無かったものを、知ってか知らずか、助産婦がホメオパシーのレメディのみで対応しようとして新生児を死亡させてしまったという事件。一度こういう事件が起こってしまうと、まじめにホメオパシーに取り組む医師が多くいるにもかかわらず、誹謗中傷の嵐となり、科学界、医学界からは「非科学的」としてのレッテルを張られてしまうことになります。

社会的に充分な認知を得られていない代替医療に取り組むには、慎重な上にも慎重に取り組むという姿勢が求められるのですが、インターネット上に「似せ医者」、「詐欺師」等と書かれたりしているエイブラムスは、本当に「似せ医者」と呼ばれるような汚名を着せられる人物であったのかどうかを、彼の時代背景とともに検証をしてみました。

１９１６年、彼は「New Concepts in Diagnosis and Treatment」という渾身の力作を書いています。その副題の中に「Physicoclinical medicine」という言葉がありますが、これは「物理に基づいた臨床医学」というような意味の彼の造語だと思います。原子や電子の法則に基づいた物理学を前提とした医学をするという趣旨の本であり、その物理もいわゆる古典物理学でなく、当時、台頭してきた量子物理学を前提とした医学であったと考えられます。彼の業績は量子物理学者として医学、医療に取り組んだという観点から見るとよく理解できるのではと言えます。

彼が医学を学び、活躍した時代は、Claud Bernard（1813-1878）・Rudolf Virchow（1821-1894）・Hermann Hermholtz（1821-1894）・Wilhelm Rontgen（1845-1923）・Charles Richet（1850-1935）・August Von Wasserman（1866-1925）等、解剖・生理学が発達した時代でしたが、エイブラムスは病気の原因は細胞の変化にあるとするウイルヒョウ（Rudolf Virchow）の細胞病理学に対して、細胞の変化は単なる結果であり、それ以前に起きている原子レベル、電子レベルからの診断、治療が必要であるとして、これを真っ向から否定しています。

自然科学の分野においては、古典物理学が絶頂期を迎える一方で、新しく量子物理学が台頭してきた時代でもありました。この時代、エイブラムスが直接、あるいは間接に影響を受けていたであろうと思われるような人物をアトランダムに挙げてみると、Hermann Hermholtz（1821-1894）・Rudolf Virchow（1821-1894）・Rudolf Clausius（1822-1888）・William Thomson（1824-1907）・Charles Richet（1850-1935）・Olivert Lodge（1851-1940）・Albert Michelson（1852-1931）・Max Planck（1858-1947）・Albert Einstein（1879-1955）・Niels Bohr（1885-1962）・Sigmund Freud（1856-1939）Carl Jung（1875-1961）等が挙げられます。

この時代の特長として、それぞれが若くして後世に残る業績を上げているだけでなく、一つの学問分野だけにかかわらず物理学と生理学というように、それぞれの分野で一流の業績を残していることが挙げられます。

例えばヘルツホルム Hermann Hermholtz（1821-1894）の場合、熱力学第一法則「エネルギー保存の法則」を創立したことで知られていますが、もともとヘルツホルムは1842年に「無脊椎動物の神経線維と神経細胞に関する研究」で学位を取得、1858年にハイデルベルグ大学で生理学の教授となっています。生理光学の分野では、光の三原色についての研究（残像・色盲）や、音響生理学分野では、音色についての研究（母音振動数と声道の形による共鳴音との関係についての理論・内耳が司る音高と音色を感知する機能についての理論）の業績があります。エイブラムスは、このヘルツホルムのもとも訪ねています。

この様な時代背景の中、エイブラムスは、後にＥＲＡ（Electronic Reaction of Abrams）と呼ばれる理論（彼自身は、Physicoclinical Medicine）を立ち上げることになります。

その主な考えは

＊生物、無生物は共に原子（電子、当時はこれらが物質の最小単位と考えられていた）の振動の集合体である。

＊人間を物理学的対象として扱い、臨床診断は物理生化学、生物学の助けを借りて行う。

＊生体はそれぞれ固有の振動数を有しており、振動の不調和が病気の原因と

なる。

＊疾患はそれぞれ特有の電子振動エネルギーを有しており、それと同じ周波数の振動を生体に与えることで健康を回復する。

＊振動を変化させる力の源はエネルギーであり、すべての生物は環境エネルギーを熱や行動などに変化させる変換器である。

＊生体は電磁気的なエネルギーを放射している。（オーラ）

等であり、さらには、

＊生体はほとんど全ての物理学的エネルギーを感知することが可能である。

＊生物学上の種々のエネルギー形態を検出するのに、内臓反射（自律神経反射）を用いて音響学的に捉えようと試みた。

この生体が物理学的エネルギーを受信する機構の中心に自律神経系反射を置くという考え方は、彼自身の長年の研究テーマであり、そこにはヘルムホルツ（Hermann Hermholtz ／ 1821-1894）やベルナルド（Claud Bernard ／ 1813-1878）の影響を色濃く受けていたものと考えられます。

下図の右の図は、彼が１９１６年に出した本で紹介している右側迷走神経の図です。延髄のところに迷走神経の核があり、視床をとおって大脳皮質までを繋いで描いているのですが、直接にはつながっていないにもかかわらず直感を司る間脳や右脳を繋いでいるところに、彼の解剖学者としての洞察力のすごさを感じます。

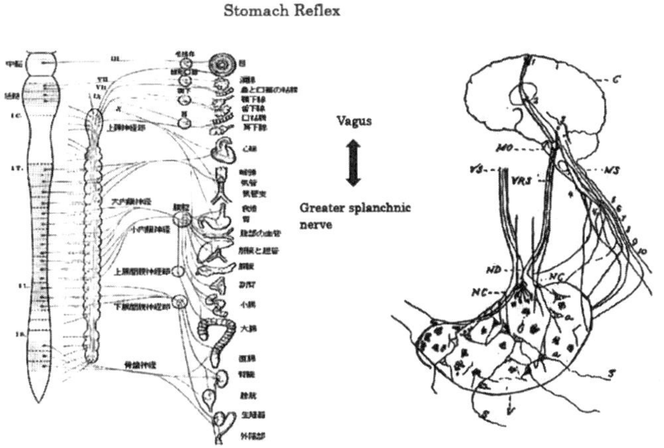

エイブラムスは生体の物理学的エネルギーの受信装置として自律神経系反射（迷走神経）を仮定し、検出装置として胃の自律神経系反射に伴う打診音の変化を診るという Stomach Reflex を取り上げています。環境からのごく些細なエネルギーの影響が副交感神経の働きとしての迷走神経（Vagus）と、交感神経としての大内臓神経とのバランスに微妙な変化を与え、Stomach Reflex の変化となって現れると考えました。また彼は、その背景となる物理現象として、振動数や共鳴という波動現象を想定していました。

この技法は、自律神経系特に迷走神経を主とした技法であるため、静かな落ち着いた状態、副交感神経優位の状態で実施することが大切です。彼自身、みんなの前で公開実験などもやらされているのですが、なかなかうまくいかなかったようです。それはそうだろうと思います。大勢の人の前で緊張しながら、交感神経優位の状態で取り組んでいてはうまくいくはずがないと思われます。

似たような反射をもとに、診断に応用できる情報を取り出す手法の一つにキネシオロジー（Kinesiology）があります。Ｏリングテストの背景ともなっている手法です。１９７０年代にいくつかの論文が発表されています。

あらゆる筋肉の強さ、あるいは衰弱は筋肉に特定な対応をする臓器の健康状態や病状に密接に関与しているとして、Kendall H.,etal;Muscles:Testing and Function,1971 ／ Mann F.;The Meridians of Acupuncture,1974 ／ GoodheartG.;Applied Kinesiulogy,1976 等があり、体が有害な刺激にさらされると筋肉が即座に弱くなるとして、Diamond J.;Behavioral kinesiol - ogy,1979、不健康で感情的な態度や精神的なストレスに肉体が即座に反応して弱くなるとして、Diamond J.;Your Body Doesn't Lie,1979 等があります。

また、「祈り」の効果などを検証した論文には、

Byrd RC.:South Med J.1988 Jul;81(7):826-9 ／ AstinJA,etal:Ann Intern Med. 2000 jun 6; 132(11): 903-10 ／ Palmer RF, et al: J Altern Complement med. 2004 Jun; 10(3): 438-48 等があります。

ＥＲＡ（Electronic Reaction of Abrams）を理解する上において、無意識とか第六感（Gut Feeling）とかが関係してくると思われるのですが、この

無意識や第六感が、現代医学とどんなところで結びついてくるかについて迷走神経と免疫システムとの関わりを見てみるのも面白いのではと考えています。

今まで免疫系というと、外界からの異物の侵入を排除する働きだけをしているかのように言われてきたのですが、現在はそれだけでなく、リンパ球、ＮＫ細胞は体内環境の異常を察知する小さな感覚器官であり、自らが種々のホルモン、神経伝達物質（アセチルコリン、β－エンドルフィン、アドレナリンその他）を産生するなど、体全体の異変を敏感に察知してそれを正常に復するように働く「流れながら作用を発揮する内分泌器官である」ことが解ってきました。

この免疫系細胞のリンパ球と、迷走神経がサイトカインを介して常にコミュニケーションを取っていて、迷走神経は体の微妙な変化を察知、必要な指令を出すというように、これらがうまく働いていることで健康が維持できているのですが、これらの意識に上らない迷走神経の働きが、いわゆる無意識、第六感（Gut Feeling）の生理学的な背景になってくるとエイブラムスは考えていたと思われます。

最後に、２００５年当時からアメリカ、臨床腫瘍学会において言われるようになって来た「Multidimensional Medicine」（マルチディメンシュナル メディシン）という考え方は、あらゆる方面から患者さんを診るというように、体を古典物理学的、要素還元主義的にのみ診るのでなく、量子物理学的に、精神、心理、情動、霊性を診るというように変わってきつつあります。

しかしながら、古典物理学の観点を引きずったまま量子物理学を理解するのは至難の業であるように、医学の世界においてもなかなかすんなりと理解されるとはいかないようです。私たちが取り組むＰＲＡも、量子物理学的世界観が広く社会で認知されるようになれば、もっと多くの人に理解されるようになるであろうと期待します。

瀬川診療所　瀬川茂夫（医師）

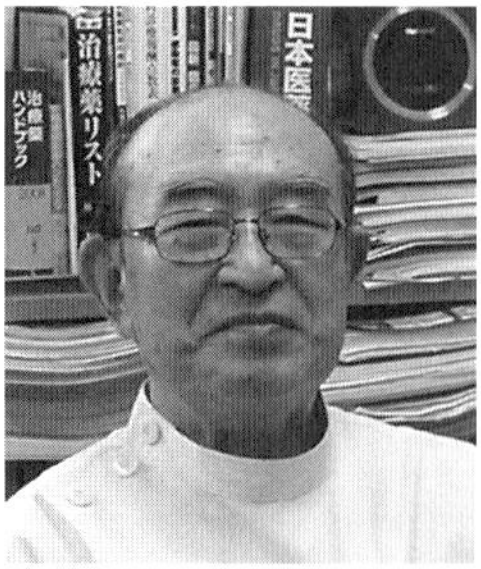

【瀬川茂夫先生プロフィール】

1926年生／岩手県出身／医師／医学博士／1948年岩手医学専門学校（現・岩手医科大学）卒／1950年神戸医科大学第２外科入局／1958年淡路島にて瀬川診療所開設／2010年ご高齢のため同診療所閉鎖。

『パンチショット法を考案』

ＰＲＡの臨床応用に取り組んで頂けるようになったのは、瀬川先生が７６才の時でした。それまでパソコンなど触ったことも無く、ＰＲＡが操作できるようになるのかどうかを心配しながらの取り組みでした。ＰＲＡに取り組んで頂けるドクターの平均年齢は高く、５０代から６０代の先生が多いのですが、その中でも最高齢での取り組みとなりました。

当時、お邪魔をした瀬川診療所は、司馬遼太郎の「菜の花の沖」の舞台である淡路島の瀬名町の少し高台にある、何となく懐かしい、ほっとするような雰囲気の診療所でした。トレーニングの後、食事に連れて行っていただいたのですが、町の人達からは「瀬川先生、瀬川先生」と、本当に頼りにされ、大事にされているのがよく分かる先生でした。

ただ、私たちにとっての瀬川先生の第一印象は、口うるさい気難しい先生でした。ＰＲＡの設置にお伺いした時も、操作マニュアルの作り方について、これでは駄目だ、こんな作り方では駄目だと、何度も徹底的にダメ出しをされました。ご自身が医業の傍ら、文楽人形の製作をしておられて、物作りにはかなりのこだわりを持っておられるようで、本当に口うるさく言われたのを覚えています。

しかしこの口うるさい気難しい先生が、ＰＲＡの臨床応用にとって、大変、大きな貢献をして頂けることになりました。

今ではＰＲＡ療法のルーチンワークの一つとなったパンチショット法が、

瀬川先生の手により考案されたのです。それまでＰＲＡの治療法は、処方水を作成して、それを飲んで頂くという方法だけだったのですが、パンチショット法の開発により、より効果的で即効性の高い治療が実施できるようになりました。また、治療効果がその場で患者さんに実感して頂ける（例えば、痛みが取れる）ことから、治療成果の確認も容易になり、各先生方も自信を持って治療にあたって頂けるようになりました。

ＰＲＡでの治療法が処方水だけだった時には、治療効果が判りづらく、ＰＲＡの治療情報を入力したとはいっても、物質的には単なるミネラルウオーターにしか過ぎない処方水の飲用を薦めるのは、なかなか勇気が言ったのですが、パンチショット法が開発され、ＰＲＡでの治療成果がその場で確認できるようになってからは、施術者側も自信を持って薦められるようになりました。

瀬川先生の懇親会でのパンチショット法の発表以後、パンチショット法の研究は続けられ、ウェル部に入れる手はどちらが良いか。左右、どちらを先に入れるのか。手以外に、患部に直接当ててはどうか。どれくらいの強さ、時間が適切か。入れる同調コードは何が良いか。同調コードの数は多い方が良いのか、少ない方が良いのか。痛みや腫れ以外の疾患についてはどうか等々、様々に検証が進められ、今ではＰＲＡ療法で無くてはならない重要な治療法の一つとなりました。

現在、瀬川先生は８７才になられて、現役を引退されていますが、瀬川先生が開発されたパンチショット法は臨床現場で活躍を続けています。

懇親会の会場で、パンチショット法を開発したいきさつをまとめて頂けないでしょうかとお願いしたところ、快くお引き受け頂けました。その要約をご紹介させて頂きます。

『痛みを瞬時に消去する、ＰＲＡ「パンチ・ショット」療法について』

瀬川診療所　　瀬川茂夫

「パンチ・ショット」という言葉は、痛みを狙い撃ちするという意味でつけた名称です。実は思いがけないことから、ＰＲＡを使って痛みが瞬時に消滅する体験をしました。その症例を２,３ご紹介して、皆様のご参考に供したいと思いペンを取りました。

（症例１）８４才、女性、独居生活

８年前、脳梗塞で某病院に入院。右半身不随の状態であるが、杖歩行が可能になり退院。以後、リハビリを行いながら鍼灸治療院に通院していたが、平成１４年１０月１７日、急に右足部に激痛を来し来院。

患者の訴えによると原因がわからないが急に右足が痛くなり、特にⅡ～Ⅳ趾にわたって痛みがひどく、５日間ほど全く眠っていないという。その間、鍼灸院の治療を受けたが全く効果が無いという。局所を診ると、趾は暗赤紫色で冷たく、足背にかけて軽度の浮腫を認め、触ると飛び上がるようにして身をよじり、どこに触っても痛い痛いと悲鳴を上げる。

血行障害をうかがわせる所見であるが、今までの経過からして、原因を突き止めるには精密検査が必要である。ただ、あまり痛がるので、その痛みの程度をＰＲＡで捉えてみようと思った。ＰＲＡの痛みの同調コードは４種類あるが、それぞれ－６０、－６０、－６１、－６１を示した。

当初、中村元信先生から指導を受けた時は、カウント値は－２１～＋２１の範囲内でと教わっていたので、この数値は、私の操作の未熟さのせいだと思って繰り返しカウントをしてみるのだが変わらない。

そこでこれは痛みが相当激しい状態だと判断して、処方水を処方しようとしたのだが、歩行困難な独居老人では、家で処方水を希釈して飲むのは不可能に近いことに気付く。何かいい方法はないかと思った時に頭にひらめいたのは、直接体にこの痛みの情報を送り込んではどうかという考えであった。しかし、ホメオスターシスの考え方からいって、濃度を下げていくことによるホルメシス効果を全く無視することになる点に戸惑いを感じた。一方、直接体に情報を送ることによって何らかの副作用が起こるのではないか、そんな不安も同時に頭をよぎる。

一呼吸置いて気が付いたら、患者の手を処方水を作る時のウェル部に入れ、ＰＲＡのマウスを握っていた。そして免疫機能と痛みの同調コード情報だけを送り込んだ。すると入力が終わって３０秒位した時に、患者が「あれっ、先生、痛みが消えた！！」と大きな声を張り上げた。驚いたのはこちらである。試しに歩いてごらんというと、立ち上がって恐る恐る歩き出したが痛みが無いという。

その場でいた皆がびっくりしたのは言うまでもない。痛みにパンチを食らわしたぞと、その時思った。そして以来、この方法を「パンチ・ショット」と命名した次第である。

（症例２）７９才、男性、農業

４～５日前から左膝が痛み、農作業がつらくなり、単車にも乗れなくなったということで来院。膝関節は腫脹もなく、水の貯留も認めない。Ｘ線検査では脛骨内側骨端に軽度の小棘形成を認めるほか著変は認められなかった。

前回のパンチショットの経験から、この症例にも試してみようと波動を送ってみた。約３０秒たった時、痛みを感じますかと質問すると、にっこり笑って痛みが消えましたと不思議そうな顔をした。そして遠いところから来たから、薬ともう一つの電気治療もしてもらって帰りたいというので低周波治療を行った。ところが低周波治療が終わったらまた痛み出したという。そこでパンチショットを再び行ったところ、痛みがなくなったといって喜んで帰って行った。低周波がＰＲＡの波動に干渉したのだろうと感じた。

（症例３）６８才、女性、青果物販売店主

約１週間前から右大腿部の疼痛をきたし、整形外科で受診。いろいろな検査の結果、どこも異常がないと言われ、治療を受けたが次第に痛みがひどくなり、ついに両股部まで痛みが拡がり足が立たなくなった。鍼灸治療院の治療も受けたが痛みが変わらず、夜間はトイレにも這って行く始末だということで受診。

さっそくＰＲＡでテストをしたところ、疼痛（うずき）が－２１、筋緊張も同様の数値を示した。パンチショットをやって約３０秒ほどした時、痛みはと問うと「あれっ、痛みが無くなりました！！」と言って、何でこんなに簡単に治ったのですかと不思議そうな顔をした。１週間後、来院したが、あれ以来痛みは無く調子はいいという。この患者には、「芍薬甘草湯」を１週間分投与していたので、それがよかったのかもしれないが、ＰＲＡの即効性は驚異的であった。

（症例４）７６才、男性、農業

２，３日前から右肩が痛むということで受診。肩甲関節周囲炎で腕が水平位までしか挙上できない。さっそくＰＲＡでパンチショットを行った。波動入力後、２０秒ほどで疼痛が無くなり、腕の挙上、外旋、内旋は自由となり、一挙に解決した。患者はしきりに不思議な機械ですねと首をかしげながら帰って行った。そして２日後、再び来院。痛みが無くなったので両手にバケツを提げ、畑に数回、水を運んだところ再び痛み出したという。早速パンチショットを施行。面白いことにこの患者は、痛みが指先から次第に肩に向かって取れていくのが判るという。そしてこの機械を使うと肩の骨が軽くなりますといって帰って行った。印象としては、鎮痛効果をどうしたら持続させることができるのであろうかという点について、今後研究する必要があると思われる。

（症例５）５９才、男性、会社員

昨朝より左目の奥が痛むような気がすると言って受診。４日前、日本酒をコップ一杯飲んだら腹痛を起こしたという。そして左眉の辺りを指さして、昨日からここが痛むという。左三叉神経痛である。ＰＲＡでの数値は、痛みが－２０を示した。さっそくパンチショットを行い、再度、痛みのコードをテスト。－２０が０に変化したことを確認してから、痛みはと聞くと「あれっ！痛みが消えた！」と不思議そうな顔をした。

これらの症例の他、右耳部の疼痛や、ぎっくり腰などいろいろな症例があるが省略する。波動を送る際、患者の左手の方が右手よりも効果の点でいいような印象を一時持ったが、現在は指輪をしていない方の手に入力するようにしている。

さて、小生の操作方法は以上の症例で大体お分かり頂けたと思うが、もう少し具体的に述べれば、めぼしい項目のコードを引き出し、共鳴音はどんどん飛ばし、非共鳴音だけを拾って項目を決め、それについてカウントをする。そして忘れずに免疫機能と一項目の数値を取り出して入力することにしている。波動入力終了後、再度カウントを行い、０を確認してから鎮痛効果を質す。

ストレスや自律神経の入力は省略している。というのは、痛みはストレスや自律神経系を狂わせているのは当然のことであり、痛みが止まれば自力でそれらが整えられるであろうという考えからであるのと、一刻も早く痛みを取るために少しでも時間を無駄にしたくないという単純な考えからでもある。入力項目は出来るだけ少なくするようにしている。残念ながら癌性疼痛に対しては症例が無いため不明である。

以上５例について、簡単に述べたが、今後皆さんの追試をお願いする次第である。

従来からの処方水の治療では、効果の発現に一定の日時を要するため、果たして効果があるのかどうかについて、ＰＲＡ療法の効果を一刻も早く知りたい一般開業医にとって、時間がかかることは気になるところである。この点、パンチショットは即効性があるのでありがたいと言える。

ＰＲＡ療法で処方水を利用する治療法は間接療法であり、これに対し「パンチショット法」は直接療法と言えると思う。

「パンチショット」の場合、どんな項目を検査し、入力コードに何を選ぶかが問題になると思うが、この点に関しては、中村元信先生に教示して頂きたいと思っている。ただ、小生の少ない経験から言わせてもらえば、コードの数は少ない程よいのではないかと考える。それは漢方薬でも、処方の構成生薬の数が少ないほど効果が強く、しかも即効性が発揮されるという経験からそのように考えている。

たとえて言えば、登山で疲労し空腹を感じた時、１個の握り飯が疲労も空腹も解消させることを知っている。もしその時、二の膳、三の膳の揃った本格的な料理が眼前に並べられても、おそらく握り飯が目の前にあれば、それに飛びつくのではないかと思う。そして握り飯で空腹が満たされることによって、肉体的にも精神的にも爽快感を感ずると考える。

総力を挙げているのが生体反応だからである。火事の場合、全身が何が大事かとっさに感知して反応するのに似ている。栄養学的に見れば、本格的な料理の方がよいと考えるかもしれないが、生物は本来、直感的に何が一番体に必要かを感覚的に瞬時に判断し実行する存在だと思うからである。

従って検査項目も、あれもこれもと落ち度が無いようにと調べ尽くすことはよいことではあるが、波動入力にあたっては、ほんの数項目に絞るべきであると小生は考えている。痛みに対しては、免疫機能と、一番数値の多い痛みのコード数個を選んで入力するだけで十分なように思われる経験をしているからである。以上、思いつくまま述べましたが、諸兄の追試と、ご批判を仰ぎたいと思っています。

「初春や パンチショットを　たのしみに」平成 15 年 1 月 5 日　瀬川茂夫

清泉クリニック整形外科　脇元幸一（理学療法士）

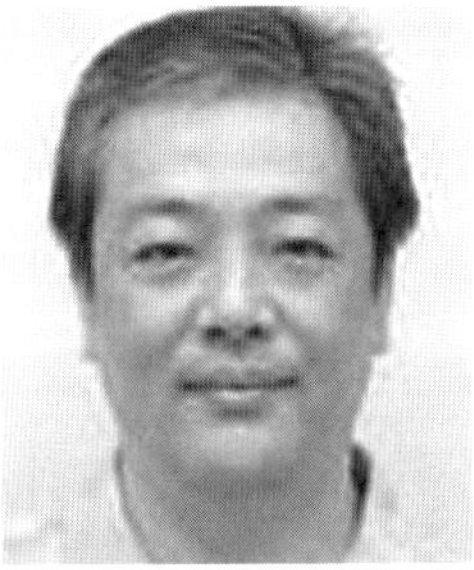

【脇元幸一先生プロフィール】

1961年生／鹿児島県／理学療法士／東海大学卒、西日本リハビリテーション学院、信州大学大学院／1987年東京慈恵医科大学病院／1989年船橋整形／外科病院／2006年清泉クリニック整形外科設立／医療法人SEISEN専務理事

【主な著書】「スポーツ選手のための心身調律プログラム」（大修館書店）・「アスレティックリハビリテーションガイド」（文光堂）・「疼痛の理学療法、他、理学療法MOOK3,8,9巻」（三輪書店）他。

【清泉クリニック整形外科 静岡】 静岡県駿東郡清水町柿田191-1／院長：内田繕博／TEL：055-981-1936／FAX：055-981-2936／
ＨＰ http://seisen.info/shizuoka/／休診日：土曜日午後、日曜日、祝祭日

【清泉クリニック整形外科 鹿児島】 鹿児島県鹿児島市住吉町12-16／院長：脇元順一／TEL：099-223-1936／FAX：099-223-1937／
ＨＰ http://seisen.info/kagoshima/／休診日：土曜日午後、日曜日、祝祭日

【清泉クリニック整形外科 東京】 東京都杉並区荻窪5-28-13荻窪駅前ビル3F／院長：加藤敦夫／TEL：03-3220-1936／FAX：03-3220-2936
ＨＰ http://seisen.info/tokyo/／休診日：土曜日午後、日曜日、祝祭日

『リハビリとスポーツケアに』

瀬川先生のパンチショット法の発表を受けて、それぞれの先生が追試に取り組んで頂く中、一番熱心にパンチショット法に取り組んで頂いたのが脇元幸一先生でした。

脇元先生がＰＲＡに取り組んで頂けるようになったのは、先生が船橋整形外科に勤務しておられた頃のことでした。小澤博樹先生の著書「医者ができること、してはいけないこと」を読まれ、ＰＲＡに興味を持たれたとのことで、東京ハートライフクリニックにお見えになられました。

１ｍ９０㎝を超える大きな体と、行動力、旺盛な知識欲に溢れた魅力的な先生でした。ちょうどその頃は、瀬川先生が発表されたパンチショット法が話題になっていた時期で、中村元信先生からその説明を聞かれると共に、ご自身もＰＲＡのパンチショットを体験、その場で膝の痛みが取れたことに驚かれ、さっそくＰＲＡに取り組んで頂けることになりました。

現在では当たり前のように実施されているパンチショット法ですが、発表当時は半信半疑の中での取り組みで、パンチショット法施術の詳細についても様々に試行錯誤が繰り返されていました。そのような中、脇元先生は精力的にパンチショット法に取り組んで頂き、現在、実施されているパンチショット法の基礎となる多くの貴重な成果を上げて頂くことができました。

当時、在籍しておられた船橋整形外科で実施して頂いたパンチショット法の症例について、２００４年のＰＲＡ臨床研究会で発表して頂いた症例報告の記録がありますので、それをご紹介したいと思います。

臨床報告と質疑応答：　脇元幸一（船橋整形外科スポーツ医学センター）

【臨床報告】

私共の病院では、整形外来が１日１,０００名を越える日もあり、その中で手術を要しない、生活習慣病を基礎疾患に持つ慢性疼痛の方に対して、いろいろな治療法を試す研究室を持っています。その研究室で、プロスポーツ選手（オリンピック選手も数多く訪れます）も含め、治療が長期化した方を対象に、パンチショット治療を始めました。現在、２００症例近い治療経験を得られましたので、若干の知見を報告致します。

研究室では、パンチショットで出た効果を処方水で維持するとの考え方から、追跡調査も行っています。治療では、ペットボトル代だけを頂く代わりに、追跡調査への協力を依頼、患者さんの同意のもと常に情報を頂ける様に、日記に症状の経過や、処方水をいつ、どんなタイミングで飲んだなどを記録して頂き、レポートの提出をお願いしております。

スポーツ選手の反応の早さ

まず、一般の方に比べてスポーツ選手の場合、パンチショットでの反応が早いことがいえます。一般の患者さんの場合、１クリック（約２０秒）を３クリック・３セット目ぐらいから反応が出てくるのですが、スポーツ選手の場合、３クリックの１セット目から反応が出てくる。主観的な感覚で半分以上、痛みが取れるようです。

次いで、急性痛にもかなり効果がありました。特にⅠ～Ⅱ度の足関節捻挫で、受傷当日及び翌日で痛くて足がつけないという人を１５例ほどやりましたが、Ⅱ度までの前距腓靭帯単独損傷であればパンチショット後、歩いて帰れる（１０例）。ただⅢ度になると知覚過敏がかなりひどいので、一度のパンチショットでは痛みを取りきれない。それでも松葉杖でつま先をつけて帰って頂けるまでには回復されます。

副交感神経の活性度を心拍変動スペクトル解析でチェック

ところでパンチショット時、反応の早さの違いについてですが、スポーツ選手と一般の方の違いを調べるために、患者さんの了解のもと、心拍変動スペクトル解析を用いパンチショット前後で副交感神経の活性度をチェックしてみました。

その結果、交感神経優位型の人は、パンチショット治療開始からの反応が遅く、１０分、２０分やらないと反応が出ない。そして反応の出方は、徐々に反応が現れるというより、ある時点から急に、何かブロックが外れた様に反応を始めるという特徴があることがわかりました。また、効果の出なかった短いパンチショットの後と、急に効果が出た後の副交感神経活性度では、活性度に倍ぐらいの差があることがわかりました。

通常、整形外科の殆どの症例では、血行の回復で症状が改善していきます。症状の回復には副交感神経活性が一応の目安になるのですが、その副交感神経活性度について、パンチショットと他の療法とを比較してみました。従来私が考えてきた順位は（１）呼吸法（２）Joint Therapy（徒手療法）（３）超音波（４）その他の物理療法　でしたが、ＰＲＡのパンチショットでは、それらよりもはるかに高い副交感神経活性度が得られることが確認できました。慢性疼痛疾患の治療効果も同じく血行の回復に依存するところが多く、これ程、副交感神経活性が得られる以上、血行が回復され、症状が改善するのも当然のことかと推測しています。

交感神経が優位な人は、効果が出にくい

これらのことから、効果に個人差が出る理由として一つ考えられることは、安静時において交感神経が優位な人は、治療当初効果が出にくいということが上げられます。私共が、心拍変動測定以外の方法で、どのような人を交感神経が優位な人としているかにつきましては、例えば、運動療法での負荷テストにおいて、３０ワットから４０ワットで軽くエルゴメータを漕いでもらいます。通常であれば、この様な運動を始めれば、先ずすぐに心拍数が上昇します。そして有酸素の定常状態に落ち着いて、運動後は速やかに心拍数が減少していきます。

ところが、私共が交感神経型と定義する人の場合は、この様な低負荷の運動を行っても、運動開始と同時に心拍数が反応せず、ゆっくりと緩慢に上昇するタイプを指します。それは安静時から交感神経が優位になっているから、ちょっとした運動をはじめても心機能が反応しにくい、しかし筋組織のほうでは、だんだん嫌気性代謝の状態になり、酸素負債だけが溜まってきます。心拍数は緩慢にしか上らない。そして運動をやめた直後でも心拍数は速やかに下がらない、という様な方も、交感神経型の体質と言えるでしょう。

また､東洋医学的な脈診でも交感神経型の体質かどうかの評価が可能です。

交感神経型の方はメンタルに問題のある人が多いのですが、パンチショットでの反応が鈍いというか、遅いと感じました。

心身相関の程度と効果

オリンピック選手の中にも、頭のストレスが身体に出易いタイプと出にくいタイプがあります。オリンピックでメダルを取るような選手というのは、もともと生まれつき心身相関がない、もしくは弱いとされ、どんなに強いプレッシャーを感じても、精神的緊張により身体が硬くならないという体質を持っていますが、パンチショットはこういう体質の選手には非常によく効きます。

一昨日も、ＳＬＲ１０度、Tension Sign（＋）の腰椎ヘルニア著明で、ＭＲＩのＴ２強調画像でヘルニア周囲に炎症性の変化を起こしているという２

人の選手（筑波大のバレーボールの学生２人、２人とも同じ症状）で、これにはパンチショットは効かないだろうなと思いつつも、パンチショットを試してみたところ、１セットで１人はＳＬＲ１０度が８０度まで上り、もう１人は９０度まで上がるようになりました。この経験で分かったことは、臨床で良く利用される SLR test、Bragard test,Tension sign が陽性になる機序はまだ良くわかっていないとされますが、単に坐骨神経が脚挙上時に反射性筋収縮を起こした筋によりエントラップメント（狭窄現象）される現象を捉えているだけではないかと思われました。

口渇現象と効果の相関

パンチショット治療を行っている最中に、反応が急に鈍くなる患者や選手を多く経験します。おかしいなと思いつつ、いろいろと聞いていくと、パンチショット治療数分後に、急に「のどが渇く」と言う。パンチショット治療開始後３分もたたない内に、口が渇いてくる。それを放っておくと、のどが渇いて、「先生、水をくれ」と言うから、じゃあ、これを飲めということで、処方水を飲ませているのですが、これらのことから、どうも口渇現象が効果に関係するのではと考え、のどが渇いても放っておく集団と、のどが渇いたら積極的に口を潤せと水を渡す集団とを分けて比較してみました。そうしたところ、一般の患者さん、スポーツの患者さんにかかわらず、口渇現象を訴えた時点で水分を摂取させた方がパンチショットの効果が格段に良いことがわかりました。これは血行がよくなるわけですから、軽い脱水症状を起こす、そこで水分を補給すると、血管の拡張がうまくいくようになるという様な単純なことではないかと考えています。

また、反応が悪かったケースで、のどが渇く前に口が渇くのですが、その口が渇いた時で水をやるのと、口が渇いた後にのどが渇いて、先生もうのどがカラカラだという状態で水を飲ませるのとでは、また効果が違ってきます。のどが渇くという状態は、人間の身体にとっては一種の飢餓状態で、その状態ではどうもＰＲＡの信号が共鳴しないようです。それもインターバルを数十分おいて再治療してもだめなので、翌日に来てもらい、パンチショットをやる様にしていました。ほとんどの症例で、一度のどが渇いてしまうと、その日はパンチショットでも効果が見えにくい手応えを感じています。今は、口が渇いた時点で水を補給させるという方法でやっています。

（質問）どれくらいで水をくれと訴えるのですか？

早い人は１分位です。私の場合、整形外科で痛みは再現しやすいため、１セットやるごとに痛みを確認させているのですが、痛みに反応が出てきたとき、気のせいではなく確かに痛みがとれてきたという時には、口が渇いてきたと言います。だからもの凄く短時間の間に血行の改善が行われているということが背景にあるのではと考えています。

座位よりも臥位が

現在、中村先生と協議中なのですが、座位よりも臥位の方がパンチショット治療が効果的ではないかと感じています。これはもう単に臥位の方がリラックスし易いという理由ではと考えているのですが、座位の場合にはまだ姿勢反射が働いていますので、体幹の筋緊張が高いままよりも、重力から身体を離してやって臥位の状態でパンチショットをした方が、脊椎疾患、肩こり、腰痛などの治療の時間が短縮できるように思えます。でも、これも今検討中です。

中枢性疾患について

中枢性疾患に関しましても、筋痙性に対しての効果を数百例ほど実施しています。痙性(spasticity)の同調コードが無いので、脳の障害を受けている部分の同調コードと、後は脊椎神経の同調コードを入れているのですが、それだけでも膝のクローヌスはほとんど無くなります。ただし足のクローヌスは、ガクガクする足の振幅が小さくなっていく。始めガクガクするけれど、後は無くなるという様なところまで、数日のパンチショット治療で目に見えて歩容が改善されます。

パンチショットの効果の持続について

（質問）パンチショットの効果の持続はどのくらいですか？

効果の持続につきましては、私の場合、パンチショット治療の後、効果持続のために処方水を飲んで頂いておりますので、パンチショット後より悪くなったケースというのがまだ無く、他の治療を加えながら経過観察をしていますので、純粋なパンチショット治療だけの効果持続は判りません。

アルコール中毒、タバコ中毒について

この他、整形疾患を持っておられる方でアルコール中毒、たばこ中毒の方がいますが、まだ１０例もいかないのですが、ニコチン中毒の方がたばこの本数がかなり減ったとか、６時間ほどで飲まずにいられなくなるようなアルコール中毒の人が、１日我慢できた等の報告があります。

私自身も酒を飲む前に、処方水（その時の身体の状態にあわせた同調コード・毒としてのアルコールのコード・肝臓関連のコード等を情報入力した処方水）を飲むと酔わない。私はボトル１本平気で空けるような人間（笑）ですが、最初の一杯でフワーと気持ちが好くなって、それ以降もいい酔い方で泥酔しない。無理して飲んでも量的に入らなくなるので、泥酔しません。

躁鬱病、メニエールについて

躁うつ病の患者さんも３例試しました。私の専門ではないのですが、明らかに改善しました。２年間笑わなかった人が、パンチショットをやっている途中で笑われたということで、家族の方がビックリされたという症例も経験しました。

メニエールも３例試しました、これも３例とも改善しています。ただしこれらのケースは、それぞれ１回のパンチショットに４０～６０分を要しています。私共の研究室では、治療開始後、時間がたって反応が始まりだすことを「ブロックが外れる」という表現をしていますが、メニエールの患者さんの場合は、このブロックが外れるまでに４０分ほど費やしました。

ブロックが外れないと口は渇かず、反応が出始めると口も渇いてきます。この患者さんが４０分位経った頃、急に口が渇き始めたと言うので、水分を取らせ、症状はどうですかと尋ねると、頭を後ろにやるとグラグラッとくるのが半分位になったと言うので、その後２０分、合計１時間パンチショットを続けたところ、症状がほとんど無くなったとのことでした。この様な症例が３例あります。

拘縮について

拘縮についての報告ですが、拘縮は「器質的な変性疾患」であって、筋肉が線維化したり、組織が線維化したりして柔軟性が無くなって拘縮が起こると考えられています。そのため、治すためには、長い時間、ゆっくりと時間をかけ、組織が柔軟性のある血行の富んだ組織に戻る必要があると誰もが考えます。

だから、肘や肩での拘縮がカチカチになっていて、これはいくらパンチショットをやっても何週間もかかるだろう、ゆっくりと組織の細胞が入れ替わっていく間に変わっていくのだろうと思っておりました。しかしパンチショット後は、かなり劇的に回復する。拘縮に関する組織学的な、教科書レベルの記述に嘘があるんじゃないかと思うぐらい、回復が早いのです。

これは、拘縮の原因が、その部分(筋内因子)にあるのではなくて、筋外因子としての関節原性、神経原性、心因性の筋スパズムが、その組織に反射を起こし続けている状態が拘縮の正体であり、その反射をパンチショットでコントロールすれば、その場で拘縮は変わってくるということ。ゆっくり時間をかけて変わるのではなく、反射をコントロールさえすれば、拘縮部位は、われわれが考えているよりも早く柔軟性を取り戻し、拘縮は治るようです。

ですから、拘縮治療に、理学療法士が関節可動域訓練とかいって、患部を一生懸命、動かそう、痛みがあっても動かそうとするのですが、それは逆効果だというのがよくわかりました。

（質問）私も整形外科でＡＫＡをやっているのですが、変形性関節症はやられましたか？

変形性関節症は、数百例に試しております。

（質問）拘縮の話と関連するのですが、結果はどうでしたか？

アラインメント不良で骨性の制限がある拘縮だと回復しません。それ以外の軟部組織性の制限であれば、かなりよい成果が出ています。ただし、例えば後十字靱帯が無いとか前十字靱帯が無いとか、関節内の機能が破綻していて、その拘縮自体が機能の代償を余儀なくされている場合は、拘縮は取れにくいようです。

私は、拘縮は「順応拘縮」と考えており、悪いものではないと思っております。必要があるから拘縮が起こり、その原因は患部には無く、患部を含めた近隣間節との力学的環境にあると考えています。ＡＫＡでは患部の拘縮や痛みの原因を患部外の関節原性に求めて治療していく。膝疾患であれば、仙腸関節からの関節原性の反射異常で膝関節の包内運動が破錠し、膝の疾患となる。ですからパンチショット時には仙腸関節や脊椎椎間関節、肋椎関節のコードも入れて治療します。

ＲＳＤについて

ＲＳＤ（反射性交感神経性ジストロフィー）については、苦労しています。５例ほどやっているのですが、整形疾患コードを入れても効かない。ＲＳＤの場合、何か精神コードをうまく入れないと改善しないようです。私は、精神科のことはよく解からないので、精神疾患のコードを全て入れて、精神コードだけを入れた場合と、整形疾患のコードだけの場合とを比較すると、整形疾患のコードだけでは効果が無く、精神コードだけの場合には、痛みが半分以下になるという症例がありました。

ＲＳＤの原因として、ＦＲＤ説では脊髄後角の体性神経と自律神経のシナプスの過架橋形成が原因とされていますが、精神コードの入力だけでも効果があることから、ＲＳＤの原因は、十年ほど前に大脳生理学者が言っていたように、脳に原因をと考えるのが適切ではないかと思います。

（質問）神経関連とか血管関連のコードとかは入れていないんですか？

入れています。自律神経関連や、血管関連のコードと、精神コードを入れてやっているのですが、精神コードだけでも同じ様な効果が出ています。

スポーツ選手の精神的コントロールの成果について

スポーツ選手からの報告ですが、各選手に処方水を飲ませているのですが、どうも練習中や、特に試合中に、今までと違った感覚になるようです。最初のきっかけとなったのは、今回、女子バスケットがアテネに行くことになったのですが、その主力選手が痛みに悩んでいて、その時、私はまだＰＲＡが使えていなかったので、中村先生に私共の病院に来て頂き、水を作って頂いて、その水を持たせてやったところ、オリンピック出場を勝ち取ることができた時、みんなから水のお陰だと言って、泣きながら電話をもらったということがありました。

女子バスケットだけでなく、今まで１５競技のオリンピック選手に処方水を飲ませているのですが、かなり良い反応の報告があります。痛みがコントロールできたり、身体の調子が良くなるということだけではなくて、全く違う感覚になるという選手がいるのです。

選手の心身の自己管理についての指導で、「スランプ」と「ゾーン」という言葉を使います。「スランプ」の場合は、何をやっても駄目という精神状態。一方、「ゾーン」は、自分の力を１２０％信じて疑わない。勝つ事だけを目指して、否定的な感情が、試合中、一切出てこない、チャレンジ精神のままできるという状態です。

スポーツの中でもメンタルなスポーツ、野球、ゴルフ、射撃などでは、競技している時間は数秒から数分しかない。ゴルフなんかだと競技している時間は3分ぐらいのもの。４時間の競技時間の内、３時間５７分は頭でものを考えている。

この様なメンタルスポーツに関しては非常にいい報告が出ています。処方水を飲んでいると、どういう様になるかといいますと、「ゾーン」に入りやすくなる。「ゾーン」にはいるというのは雑念が出てこない。今、実験段階ですがプロゴルファーの何人かに処方水を飲ましています。その報告に、プレー時「迷わなくなる」というのがあります。普通われわれは、「あの池に打ちたくないな」と強く意識すると、体はそちらを向いて打ってしまいます。それ位、脳は単純で、強く意識したほうに体が反応する。プロゴルファーの場合、一打の攻め方を１０通りも２０通りも考える。そこで迷う。迷った結果、失敗することが多い。ところが、それが迷わないというのです。１８ホール回って－１０アンダーとかになる。

実はそれに使ったコードは、「Ｚコード」を使っています。Ｚコードの0・３・６・９を先に入れて、それから体の矯正コードを入れるのですが、Ｚコードを入れるのと入れないのとではぜんぜん効果が違う。Ｚコードを入れたケースと、入れないケースを比べてみると、精神的に雑念がなかったのは、Ｚコードを入れた場合なのです。

（質問）もちろん選手には言ってないですよね。

もちろんです。今、プロゴルファーには、普通の一般のチェックリストから作った処方水と、Ｚコードだけを入れた処方水でも試しているのですが、Ｚコードだけの方が良いと言うのです。一秒一秒の時間の流れを感じられる。頭の中に雑念が全く無く、迷うことなくコースの攻略法が決まっていくというのです。

一体、このＺコードというのは何なんだということを考えさせられてしまいます。

処方水のお風呂への応用

それから、お風呂のお湯を不感温度（３８～３９度）にして、処方水（転写水）を入れた2リットルペットボトルを抱くようにして浸かると、グッスリと眠れるようです。これは逆に選手から教えられて、私もやってみたのですが、これもなかなか良いです。この様に、これ以外にもいろいろと処方水の応用が考えられるのではないかと考えています。

筋性斜頚とむち打ち症について

ＲＳＤ以外で苦労しているものに、筋性斜頚があります。ひどい筋性斜頚の方に試してみました。治療後、触診上の反応は出ているのですが、本人が良くなったことに気づかない。治療その時その時には反応は出ていて、途中、処方水も飲ませているのですが、翌日には症状が元に戻ってしまう。

こういう筋性斜頚の場合は、メンタル面に問題があるのではと考えて、カウンセリングしてみたところ、「僕のこの病気は今、治ってしまうと困る。僕はリストラされ、親が急死して、非常に不幸な状態で、その精神的なダメージが原因かなとは思っている。ただ今は、ボトックス療法を受け治療を続けていることで、傷病保険の補償で生活していける。」というようなことでした。この様に、患者さんサイドの事情で、本当にこの病気を治したいという気持ちがない場合には、パンチショットは効かないのではないかと考えます。

そこで代表的なのがＴＣＣＳ（外傷性頭頚椎症候群）、むち打ち症の患者さんですね。交通事故の保険を使っている方は、これまた厄介です。経過として改善が見られない。結局、被害者意識のある方というのはだめです。交通事故の裁判の途中で、仕事ができない、こんなことになってしまったのも全て相手が悪いと言っている間は効かないといえます。

処方水の効果の確認は

処方水の効果の確認は、普通はＰＲＡテストの適合性で確認しておられるのでしょうが、私のところでは、患者さんに処方水のペットボトルを手に持って頂き、その時の体の柔軟性の変化で効果を確認してもらうようにしています。

処方水を持たずにやるのと、処方水を持ってやるのとでは、明らかに柔軟性が変わります。患者さんもそれを実感されますので、処方水を納得して飲んで頂けるようになります。

以上が、この時のＰＲＡ臨床研究会での発表でした。脇元先生のもとで、この後もパンチショット法の治療は進められ、現在、その数は１０万症例を超えています。

この発表の後、脇元先生は船橋整形外科を退職され、静岡県駿東郡清水町に清泉クリニック整形外科静岡を開設されています。さらにこの後、清泉クリニック整形外科鹿児島（鹿児島県鹿児島市）、清泉クリニック整形外科東京（東京都杉並区荻窪）と開設され、現在、脇元先生はそれぞれの施設の運営、管理、指導に当たられると共に、様々な講演活動を行われるなど精力的に活動されています。

ＰＲＡもそれぞれの施設に導入して頂いています。脇元先生からのご提案で試作させて頂いたパンチショット用の外付け器を接続したＰＲＡが、各施設に複数台設置されています。それぞれのＰＲＡには１台あたり３器の外付け器が取り付けられていますので、一度に何人ものパンチショットが可能となっています。

取材にお邪魔をした静岡の施設では、パンチショットだけでなく、処方水も様々に活用されていました。リハビリ施設を訪れた患者さんには、給水タンクに入れた処方水を、各自持参のペットボトルに入れて、それを飲みながらリハビリメニューをこなされたり、手技を実施しながら処方水を入れたスプレーを患者さんに噴霧したり、足湯のお湯を処方水にする等、いろいろと工夫をされていました。

この時の取材以来、最近は脇元先生もお忙しく、なかなかお会いさせて頂く機会がありませんが、船橋整形外科の研究室で、朝早くから夜遅くまで、多くの若いスタッフの人達と一緒になって、精力的に治療に取り組んでおられた頃の脇元先生が懐かしく思い出されます。この頃に脇元先生がまとめられた、整形関連の症状全般に適用可能なパターンコードは、「脇元処方」として多くの先生に使われています。

また、同じ時期に、パンチショット法の効果を確認するため、脇元先生の手により心拍変動スペクトラム解析による検証実験が実施されています。

心拍変動スペクトラムの解析（パンチショット前後の副交感神経活性度の比較）

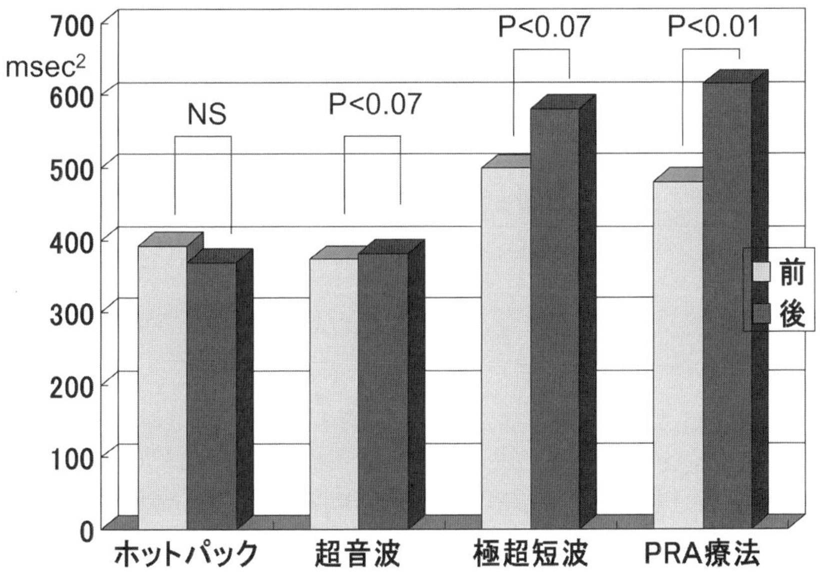

医療法人仁寿会　高槻南仁寿会診療所　福井 潤（医師）

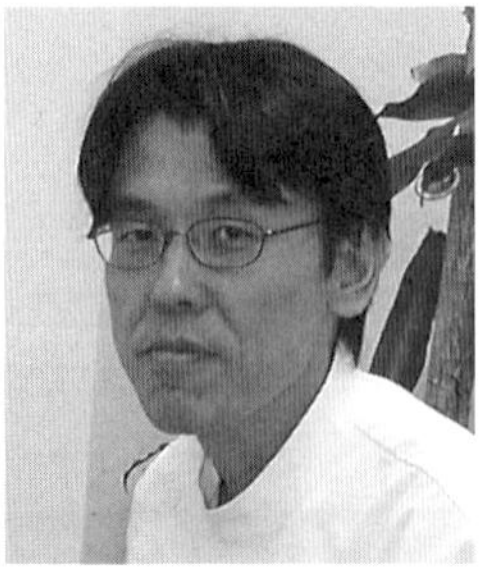

【福井 潤先生プロフィール】

1963年生／大阪府出身／医師／1990年奈良県立医科大学卒／1991年奈良県立医科大学付属病院整形外科学教室／1992年済生会中和病院整形外科／1996年厚生連松阪中央総合病院／1998年東大阪市立総合病院整形外科部長／2001年奈良県立奈良病院整形外科医長／2006年高槻南仁寿会診療所院長

【高槻南仁寿会診療所】大阪府高槻市栄町2丁目19-10／電話：072-692-4700／FAX：072-692-4701（院長）福井 潤（**診療科目**）内科、外科、整形外科、リハビリテーション科（**診療時間**）午前9：00～11：30・午後3：20～6：30（火、木、土は午前中のみ）（**休診日**）日曜・祝祭日

『近所で評判に・・・』

『専門は整形外科ですが、数年前に、何をやってもどうにも治らなかった原因不明の激しい皮膚のかゆみが、「意識のひずみ」としての自分自身の傲慢さに気付くことで治ったという体験をしています。医師としてこの体験が、「意識のひずみ」を取ることの大切さや、心身相関の重要性に気付かされる原点になっています。

整形外科医として診療に携わっていて、西洋医学で確かによくなる症例もたくさんあり、医師としての喜びもあるのですが、慢性腰痛のように殆んど原因の解らないものがあるなど、慢性的なものには限界を感じています。

また、西洋医学は心の部分がおろそかになっていると言えます。目に見えるものだけを対象にして、心、意識、気、霊的現象といったものを積極的に診ようとしない。私は西洋医学的手法だけにこだわらず、様々な代替医療にも目を向けてホリスティックな医療の実現を目指したいと考えています。』

ＰＲＡを知って頂いたのは小澤博樹先生の著書「医者ができること、してはいけないこと」を読まれたことがきっかけだったそうです。

『食に興味を持つようになり、自然食の店で小澤博樹先生の著書に出会い、小澤先生のクリニックも訪問させて頂きました。私の患者さんで、何をやっても駄目な脊椎疾患の厄介な患者さんを、小澤先生のクリニックに紹介させて頂いたのですが、その患者さんが２，３ヶ月入院して元気になって帰ってこられました。これを見て、それ以後、食養生（マクロビオティック）の勉強を熱心にするようになりました。』とのことでした。

ＰＲＡは、小澤先生のクリニックを訪問された時にご覧になって頂いたそうです。その後、東京ハートライフクリニックの中村元信先生を訪問され、ＰＲＡに取り組んで頂けるようになりました。

ただ、診療所でＰＲＡに取り組んで頂くようになるには少し紆余曲折がありました。高槻南仁寿会診療所にはオーナーがおられ、診療所にＰＲＡを導入して頂くには、そのオーナーの了解が必要で、それがなかなかの難問でした。

福井先生からの要請で、私もオーナーへの説明のために診療所にお伺いしました。福井先生はＰＲＡに対して理解がおありでしたからよかったのですが、オーナーにすれば、自ら望んで聞きたいわけではなく、全く初めて聞く話ばかりで、何と無く私の説明を聞いておられたのをよく覚えています。オーナーとすればＰＲＡへの取り組みの話は、新しく院長として迎える福井先生からの要望で仕方なく聞いておられたのですから、無理もないことだったと思います。

オーナーは、高槻南仁寿会診療所以外にも３カ所、診療所を運営しておられるのですが、おそらく他の診療所の院長のＰＲＡに対する反応も、あまり良く無かったのではと思います。それらのこともあり、私のことを、福井先生に余計なものを持ち込んだ困った奴だとの思いを持たれていたのではと思います。（私の勝手な思い過ごしかも知れませんが）

ただ時間はかかりましたが､結果的には福井先生の粘り強い説得もあって、

ＰＲＡを導入して頂けることになりました。導入して頂いて５年になりますが、多くの成果を聞かせて頂くことができました。取材にお伺いしたのは、導入されて１年目のことでしたが、驚くほどの成果を上げておられました。

ＰＲＡ導入に際してのトレーニングにお伺いしていて面白い場面（面白いと言ったら福井先生に怒られるかもしれませんが、）がありました。ＰＲＡのトレーニングは中村元信先生にお願いしているのですが、私共の方から福井先生に、トレーニングの締めくくりとして、気になる患者さんがおられたら、中村先生にＰＲＡで診て頂いたらどうですかとお話をしておいたところ、トレーニングの終わりの頃に、膝が悪い７０才前後の女性の方が付添いの方と一緒にお見えになりました。

杖を突いて、痛そうに部屋に入ってこられました。福井先生のご説明では、手術をするしかないとのことでしたが、念のためにＰＲＡで診てもらおうとして来てもらったとのことでした。

さっそく、その方にＰＲＡのスティックを握ってもらい、中村先生のＰＲＡテストが始まりました。結果は、福井先生が指摘されていた通りだったのですが、テストが終わった後、中村先生が、「じゃあ、パンチショットもやっておきましょうか。」と、パンチショットをすることになりました。

患者さんは何のことかわからないので、福井先生が「痛みを取る治療ですよ。」と説明してパンチショットを始めることになったのですが、福井先生にすれば、初めてのパンチショット法の施術であり、ましてや、いきなり患者さん相手に実施するとなっては、結果がどうなるのか内心、不安があったのではと思います。

少し離れたところで見ていた私たちも同様でした。パンチショット法の効果は知ってはいるものの、もし効かなかったら、福井先生の立場は無く、せっかくＰＲＡに取り組んで頂こうとする福井先生自身の熱意も冷めてしまうのではないかと、内心、ハラハラでした。

中村先生は、そんな私たちの不安には全く頓着なく、「はい。では、ここに手を入れてください。」と言って、さっさとパンチショットを始めてしまいました。

パンチショットを始めて約６分、中村先生の「痛みは、どうですか。」の問いかけに、「あれ、先生痛くない。」との患者さんの声。その声を聞いた福井先生が思わず、「そうでしょう。」との返事。さらに「少し立ってみてください。」と言われて、患者さんが恐る恐る立ち上がり、杖も使わずに歩き出した。誰も声には出しませんが、「やったぁー。」でした。

これを見ていた私たちもホッとしました。いくら理屈や他人の症例を聞いても、実際に体験しない限り、人はなかなか信用しないもので、これで福井先生も自信を持ってＰＲＡに取り組んで頂けるだろうと安心したのでした。

パンチショットは予約制に

当初、ＰＲＡの取り組みは、通常の診療時間が終わった夜７時ころから、１名か２名をＰＲＡで診ているとのことでした。１日の診療が終わった後、ＰＲＡをやるのでは疲れるでしょうとお尋ねしたところ、『夜、１時間、ＰＲＡをやっている時間が一番楽しい』と言って頂けました。自分のやりたい医療をやっているという実感があり、体は疲れているのだが楽しい時間だと言っておられました。

昼の間はＰＲＡが空いているので、来院される患者さんの内、希望者に無料でパンチショットをやってもらうようにしたところ、希望者があまりにも増えてしまったので、予約制にしたそうです。

『こちらから積極的に何も働きかけたわけではありません。評判が評判を呼んで、勝手にこの様なことになってしまいました。患者さんから、「先生。これやって。」とＰＲＡに手を入れる格好をされます。パンチショット法として説明をしていないので、誰もが「これ」ですよ。』と笑っておられました。

『パンチショットを無料で始めたわけは、グループの診療所のことを気にしてのことでした。不用意に料金を取って何か問題が起こった時に、他の診療所に迷惑が掛かってはいけないとの配慮から、料金を取らずに始めることにしました。

パンチショット法のお蔭で診療所の評判がよくなり、紹介が増え、来院される方の数が、私が引き継いだ時より五割近く増えています。ＰＲＡでの成果が評判になり、患者さんが患者さんを紹介してくれているのです。』とのことでした。

この取材に診療所をお尋ねした時に、偶然、オーナーにお会いすることができました。オーナーとは最初ご説明にお伺いした時お会いさせて頂いただけで、その後、お会いさせて頂くことは無かったのですが、ＰＲＡについては、おそらく最初の嫌な感じをそのまま持たれているのだろうと思って、少し緊張してご挨拶をさせて頂きました。

何か言われるかと緊張しながらお話しさせて頂いたところ、『あれ、なかなか良いみたいですね。』と言って頂けました。これは少し様子が違うと思ってお尋ねすると、『患者さんは医者の前では気を使って、なかなか本当のことを言わないのですが、私には本音を言ってくれます。近所の人の間で、あの機械の評判はなかなか良いのです。』とのこと。

他の診療所との関係もあってオーナーの慎重な態度はそのままですが、それなりにＰＲＡのことは認めて頂いているようで、少し風邪気味だと言っておられたので、『情報水（処方水）を飲まれたらいいですよ。』とお勧めすると、『私も飲んでいますよ。』とのご返事。これには本当に嬉しくなりました。

このことを福井先生にお話ししたところ、

『そうなんです。オーナーにも理解してもらえるようになってきました。もっとも、ＰＲＡの理解についてもさることながら、ＰＲＡの成果で診療所の評判が良くなり、来院者の数が増えたということが一番だとは思いますが。

オーナーだけでなく診療所のスタッフにも、やっと解ってもらえるようになりました。当初は、私と一緒に診療所に入った山田理恵さんだけが理解者で、彼女がいろいろ協力してやってくれていたのですが、以前からのスタッフは、新しく来た院長が何か変わったことをやっているという様な目で、何と無く冷やかに見られているという感じでした。

パンチショットで患者さんの評判が良くなり、それが患者さんの口からスタッフの耳に入るようになり、スタッフの人も徐々に認めてくれるようになりました。今では、みんなが協力してくれるようになりました。』

山田理恵さんにもお話が聞けました。

『パンチショットは本当に評判がいいですよ。当初は希望される方だけに、よろしければどうぞという感じでやっていたのですが、その内、希望する方がどんどん増えてきて、受付で混乱するようになってしまいました。これでは駄目だということで、予約制にしたのですが、その予約も予約の申し込みで一杯になってしまっています。

午後７時以降、先生がＰＲＡを使用しての診療をしているのですが、その場合は、１日、１人か２人しかできないので、こちらは３ヶ月先まで予約で一杯です。』

ＰＲＡの導入に際しては、福井先生と一緒に山田さんも動いておられたので、この状況を嬉しそうに語られる山田さんの姿がとても印象的でした。

２０１２年１１月開催の第９回ＰＲＡ臨床研究会では、「ＰＲＡを５年間使用して感じたこと」として、福井先生の発表がありました。

『ＰＲＡテストでのイレギュラーな経験として、乳がん、喉頭がんの患者さんの悪性腫瘍の項目が基準値内であったことを経験した。また、テスト中、音が全く出なくなったり、数値の幅が日によって様々に変化することも経験している。まだまだテストに不慣れなことが原因かとも考えられるので、より一層テスト法の習熟に取り組みたい。

パンチショット法については多くの疼痛軽減例を経験している。投球肩の肩関節可動域の改善や、捻挫、打撲後の痛みの改善、腰部脊柱管狭窄症の手術回避、膝関節のブロック痛の軽減等を経験している。』等の報告でした。

サイ・クリニック　井泉尊治（医師）

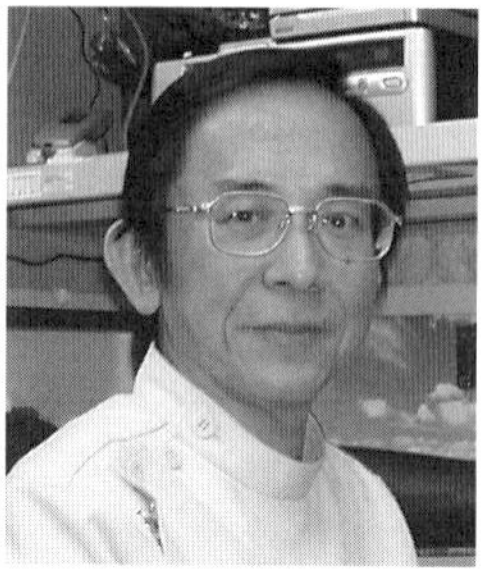

【井泉尊治先生プロフィール】

1949年生／台湾、高雄市出身／医師／1967年中国医薬大学薬学部入学／1976年留学生として来日／1978年長崎大学医学部編入／1982年長崎大学医学部卒業／東京大学医学部第三外科入局／1988年サイ・クリニック開業

【サイ・クリニック】 神奈川県横浜市都筑区池辺町2443-1／電話：045-933-1887／FAX：045-932-0454（**診療科目**）内科、東洋医学（**診療時間**）午前9：00～12：30・午後3：00～6：30（木、土は午後1：00迄）（**休診日**）日曜／祝祭日

『遠隔でのパンチショット法』

台湾のご出身で、日本には留学生としてこられ、長崎大学医学部を卒業、医師になられた先生です。公開講座の案内を見たと言って、東京ハートライフクリニックにお見えになりました。台湾では東洋医学を勉強され、西洋医学と東洋医学を融合したホリスティックな医療（ご自身は心身霊結合医療と呼んでおられます）を実現したいと考えておられる先生です。サイ・クリニックのサイは、ご自身の台湾名である「蔡」のサイと、サイ科学のサイとの意味を込めて命名されたそうです。

ＰＲＡに取り組んで頂いて１０年近くになりますが、井泉先生の思いもかけない発想のお陰で、新しいＰＲＡ療法の可能性の道を、また一つ開くことができました。

懇親会で瀬川先生のパンチショット法の発表を聞かれた井泉先生も、それ以後、パンチショット法の追試に取り組まれていたそうです。そしてその取り組みの中から、パンチショット法を応用した「遠隔治療」という、今まで誰も考えたことのない（もちろん誰も試したことが無い）新しい治療法を発見されることになりました。

井泉先生は、パンチショット法の追試を進めて行く中で、診断で行うＰＲＡテスト法では、遠く離れた人の毛髪を使って、その人が傍にいるのと同様のテストが実施できるのだから、ひょっとしたら、その毛髪を使って遠隔でのパンチショット法もできるのではないかと考えられたそうです。

誰か身近な人で試してみたいと思っていたところ、台湾にいるお母さんから、腰が痛くて歩けないとの連絡が入ったそうで、お母さんの毛髪はＰＲＡで診るために以前から預かっていたので、さっそくその毛髪を使って遠隔治療（ＰＲＡ装置のウエル部にお母さんの毛髪を入れ、パンチショット法と同様の操作をする。）を試してみられたそうです。

パンチショット法の操作をした後、しばらくして台湾に電話を入れて、お母さんの様子を確認したところ、なんと痛みが無くなり、歩けるようになったとの返事。これには、やった先生自身も、こんなことが本当に起こるのかと半信半疑の思いだったそうです。

他の人でも何人か試して見られたそうですが、効果が確認できたり、なかったり、効果の確認法に問題があるのか、はっきりとは確認できなかったようです。何しろ、治療を受けている側が、治療をされている実感も何も無く、自分では何もしていないのですから、良くなったのが治療による成果か、勝手に良くなってしまったものなのか。効果が少なければ良くなったのかどうかもあいまいで、成果を確認することがどうにも難しかったようです。

しかし、お母さんのケースは経過がはっきりしていたので、その話を翌年のＰＲＡ臨床研究会で発表されました。大抵のことは受け入れる研究会のメンバーも、これには驚きよりも戸惑いの方が先に立ちました。驚きは瀬川先生のパンチショット法の発表の時以上の驚きで、私自身も含め、まさかそんなことがというのが正直な気持ちでした。

ただそれでもＰＲＡが有る以上、追試は可能で、研究会の後、それぞれ試しにやっておられるようでした。今回の取材でも、この遠隔治療についてお尋ねしてみると、意外にも多くの先生が実施しておられました。中には、１度に１人でなく、５人、６人、多いケースでは２０人もの毛髪を、ＰＲＡ装置のウエルに入れ、同時に複数の人の遠隔治療を試しておられる先生もおられるなど、それぞれ検証は難しいとは言うものの、なかなかの成果を上げている様子でした。

取材中に、私自身が遠隔治療を体験し、その効果を実感できる機会がありましたので、詳しくはこの後の黒木俊行先生（仁泉堂鍼灸院）の項でお話しさせて頂きますが、ＰＲＡの治療法も、この遠隔治療法まで行ってしまうと、医療行為というより何か神がかり的な印象が強くなってしまい、あまりお話ししたくは無かったのですが、これもまた事実ですので、あえてそのままご紹介させて頂くことにしました。

井泉先生に取材にお伺いさせて頂いた時も、息子さんご一家がアメリカに行っておられたときのお話を聞かせて頂くことができました。

『アメリカに行っていた息子からメールがきて、一家３人でドライブに出かけていたところ、信号待ちをしていて追突をされた。幸いひどい事故ではなく、３人とも体に特に問題はなかったのだが、夜になって、妊娠している彼の奥さんが少し首がつらいと言っているので、ＰＲＡで遠隔治療をして欲しいとの連絡でした。

息子の嫁が、この時、ＰＲＡで遠隔治療をやって欲しいと言ってきたのには理由があります。彼女は、彼女が息子と結婚する前、実家の滋賀県の大津に住んでいました。その頃の話で、彼女のお母さんから、娘が腰が痛くなって動けなくなってしまった。大津から京都にピアノを教えに行っていたのだが、どうにもならず困っているとの連絡でした。

お母さんは地元のロータリークラブの事務をやっておられるので、そこのメンバーの医師に相談をしたら、ともかく精密検査をするしかないと言われたとのこと。精密検査といっても、ＭＲＩやＣＴ、レントゲンとやるわけで、私にすれば、嫁入り前の彼女の被曝が気になるところで、まずは、ＰＲＡテストでチェック、遠隔治療と情報水（処方水）で対応してみることにしました。

彼女の毛髪は預かっていたので、ＰＲＡテストを実施、その後、遠隔でのパンチショット法を実施しました。１回目のパンチショット法の後、確認の電話を入れたのですが特に変化が無いとのこと。少し気が付くことがあったので（何に気が付かれたのかは確認しませんでした。すみません。）、もう一度、パンチショット法をやってみました。

結果はＯＫで、痛みも和らぎ、歩けるようになったとのこと。その後、何回か遠隔でパンチショット法をすると共に、情報水（処方水）を送り飲んでもらったところ、すっかりと良くなったということがあったのです。

その経験があったので、彼女はＰＲＡの遠隔治療をして欲しいと連絡をしてきたのだと思います。その時は、特にテストまでする必要はないと考えて、脇元処方（整形外科関連の特別処方）のパターンコードを使って遠隔でのパンチショット法を実施しました。この時は彼女だけでなく、念のために、息子と孫の毛髪も一緒に入れ、３人同時に遠隔でのパンチショットを実施しました。その後、メールで確認したところ、首のつらさも治まり、よく眠れたとのことでした。この時は、１週間、遠隔でのパンチショット法を続けてやっています。』

ＰＲＡでの遠隔治療の可能性は様々に試されています。遠隔治療をやる時に、患者さんにそのことを伝えてやるべきか、どうかも議論になっています。患者さんに伝えてやらないと効果が無いという人もいれば、それは関係が無いという人もいます。現実的な問題として、料金をどうするかの問題もあります。患者さんとしては、やってもらっているのかどうか確認のしようがないので、信頼関係が無ければどうしようもありません。

効果の検証方法の問題、実施方法の問題と課題はたくさんありますが、その成果はいろいろと確認されるようになってきました。井泉先生が試された遠隔のパンチショット法は、新しいＰＲＡ療法の技法の一つとして、引き続き研究が進められています。

井泉先生は、あまりたくさんの人のＰＲＡ療法を引き受けないようにしていると言っておられました。一番の理由は、ＰＲＡの説明が大変だということだそうです。ＰＲＡの原理を判りやすく患者さんに説明をしようとしても簡単には説明できず、一生懸命説明しようとすればする程、かえって混乱して、余計に解らなくなってしまうということで、息子さんからも説明のし過ぎだと指摘されていると愚痴っておられました。

この点につきましては、装置のメーカーとして私たちに責任があります。何とか簡単明瞭に説明ができるようにと頑張ってはいるのですが、原理を説明しようとすれば、私たちが持っている世界観、自然観についてまで話を進めなければならず、簡単には説明できないという悩みがあります。多少正確さに欠けても、解りやすさを優先して説明をとも思うのですが、なかなか良い解決策が見つからず、もがき続けているのが現状です。

ＰＲＡに取り組んで頂くドクターの間では、「臨床での現実的な対応としては、患者さんには事実を事実のままに説明をするしかない。何故そうなるかについては、説明が難しい以上、不用意な説明はしない。かえって混乱するもとになる。何故かは解らないがそのようになると理解してもらうしかない。臨床医は結果が全て。成果を出せば理解してもらえるようになる。」が大方のコンセンサスとなっていますが、せめて患者さんには、「なる程」と言ってもらえるような説明方法を、早く見つけたいと考えています。

井泉先生が印象に残っている症例として、９５才のおばあさんの話をしてくれました。

『９５才のおばあさんの家族の方から、おばあさんのことで困っているので、往診に来てほしいと連絡がありました。往診に行って話を聞いてみると、おばあさんが部屋にこもったきりで、いつも愚痴ばかり言っている。死にたい死にたいと言って部屋から出てこないとのことでした。抗うつ剤を出してみたのですが、どうにも良くなりませんでした。

家族の方と話をして、一度、ＰＲＡの処方水（情報水）を試してみてはどうかということになり、もし、２，３ヶ月飲んでみて効果が無い様なら止めましょうということで、情報水（処方水）を飲んでもらうことにしました。

１週間後の往診に行って、「どうですか？」と聞いてみると、おばあさんは、飲んだその日から元気に明るくなって、部屋からの出てくるようになり、みんなと一緒に食事をするようになったとのこと。家族の人も、最初にお伺いした時には、皆んななるべくおばあちゃんには近づかないように、遠くに離れているという様な状況だったのに、おばあちゃんから「孫が可愛い」と言い出し、孫も「おばあちゃん、これ食べて」と言って寄って行くようになったそうで、家庭内の雰囲気がすっかり良くなっていました。

往診をするようになって１年経ちますが、おばあちゃんは元気です。年齢が年齢だけに、だんだん細く弱っていかれますが、それでも往診に行って、私と目が合うとニコッと笑ってくれますよ。』とのことでした。

「心身霊結合医療」をテーマに、ホームドクターとして病気の治療が３割、病気にならないための医療を７割にしたいと、その中でＰＲＡにも、もっと積極的に取り組んで行きたいと語っておられました。

息子さんも医師で、『強制はしないのですが、彼がクリニックを継いでくれて、自分はクリニックの経営のことは考えずに、自分のやりたい医療だけをやれるようになるのが夢ですね。』とのことでした。

小澤医院　小澤博樹（医師）

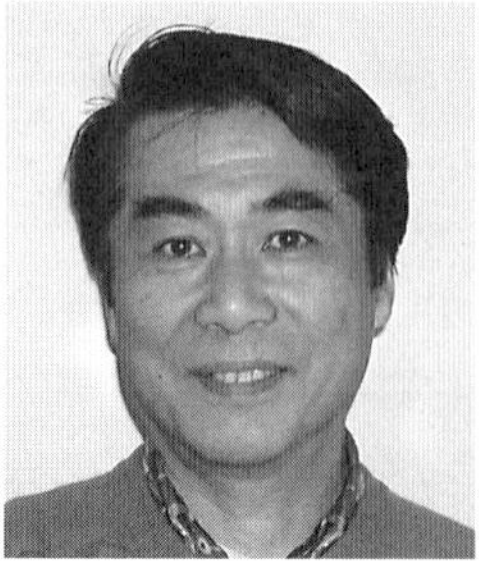

【小澤博樹 先生プロフィール】

1949年生／愛知県碧南市／医師／1974年東邦大学医学部卒業／東邦大学附属病院消化器外科、一般外科／1984年小澤医院開業、院長。

【小澤医院】 愛知県碧南市若宮町２丁目３番地／電話：0566-41-2568／FAX：0566-41-2569／HP http://www1.ocn.ne.jp/～ko-za-wa/／（**診療科目**）外科、内科、胃腸科、肛門科、小児科、婦人科外科、代替医療は参加を除く全科。入院施設有（**診療時間**）平日午前９：00～12：00・午後４：00～６：30、土曜日午前９：00～12：00（**休診日**）日曜日・祝祭日・土曜日午後

『ＰＲＡ無しでは、私の診療は成り立たない』

代替医療の世界では知る人ぞ知る有名な先生です。長年熱心に代替医療に取り組まれ、患者さんは全国からお見えになっておられます。ＰＲＡにも早くから（1999年５月）取り組んで頂いています。（ＰＲＡは、この後２台導入され、現在は３台になっています。）

小澤先生は、昭和５９年の開業後、現代医学に疑問を持たれ、東洋思想、東洋医学に傾倒、故・桜沢如一氏が提唱した玄米菜食による食養に賛同され、「マクロビオテック（玄米菜食）による体質改善、免疫力・自然治癒力の向上を図り、病気を治療に導く有床診療所」として診療にあたられるようになりました。

ＰＲＡの臨床応用は、ＰＲＡテストによる病名及び免疫機能の評価や、東洋医学でいわれる陰陽の判定を中心に診ておられます。特にマクロビオテック（食養）では、一人一人の患者さんの体質の陰陽を診る必要があることか

ら、患者さんの体質の陰陽の偏りをＰＲＡテストでチェック、その結果に基づいて、玄米菜食を基本とした患者さんの体質にあった食養を指導、実践しておられます。

また、これ以外には、患者さん個々の体質にあった食物の選定のためのＰＲＡ適合性（マッチング）テストや、健康補助食品の適、不適を判定するための適合性（マッチング）テストなどが行われています。

診療所で提供される食材にも妥協は無く、有機、無農薬の農作物をはじめとして、すべての食品をＰＲＡでチェック、納得されたものだけを使用しておられます。

３台のＰＲＡの内、１台は小澤先生の診察用に、後の２台は癌の疼痛コントロールにということで、入院フロアーとなっている２階、３階、それぞれに１台導入して頂きました。入院患者さんのベッドの間を移動してパンチショット法ができるようにと、ＰＲＡを特製のワゴン車にセットしました。

小澤医院で取り組まれる代替医療やその成果、代替医療に取り組む小澤先生のお考え等につきましては、私が不用意にご説明するよりも、小澤先生が多くの著書を出されておられますので、そちらをお読みいただいた方が良いかと思います。

ちなみに、その著書は以下の通りです。

「**食養生　エコロジカル・メディスン**」綜合ユニコム社
「**がん体質革命**」講談社（絶版）
「**現代医学の終焉**」ウィン２１
「**医者ができること、してはいけないこと**」三五館
「**ハナビラタケの可能性**」三五館
「**医者である理由**」三五館
「**「まさか」にこたえる家づくり**」三五館
「**医者が発見した健康になる家、癒す家**」三五館（絶版）
「**治す医者か、ごまかす医者か**」三五館

これらの著書の中、「医者ができること、してはいけないこと」や、「医者である理由」、「治す医者か、ごまかす医者か」の中では、ＰＲＡ（名称はＱ

ＲＳとして）を紹介して頂いています。これらの著書がきっかけでＰＲＡのことを知って頂き、ＰＲＡに取り組んで頂けるようになった医師の方も何人かおられます。

小澤先生の診療と直接には関係が無いのですが、私が小澤先生で印象深く残っている出来事があります。それは小澤先生がＰＲＡに取り組まれるようになってしばらくしたころ、小澤先生から「ＰＲＡで霊の同調コードは採れないのか？」とのご質問を頂いたことでした。それまで形の無いものの同調コードとしては、痛みや痺れ、精神コード等がありましたが、霊のコードはありませんでした。

難病や末期の患者さんに取り組まれる小澤先生にとって、霊や前世については気になってのことだったのでしょうが、今までそのようなことを考えたことも無い私共にとっては、意表を突かれたというか、少し戸惑うようなご質問でした。

ただ、その頃には同調コードについての考え方や、採り方について、ある程度の整理ができていましたので、「採ることは出来ると思います。採り方については、霊をリアルなイメージで捉えられる人がいれば、その人に採りたい霊をイメージした言葉をカードに記入していただき、そのカードをＰＲＡのプレート上に置いてコード採取操作を実施すれば、たとえコード採取操作をする人が霊を見れない人であっても、同調コードは採れると思います。ただし、私のように霊を見れないような人が書いたカードでは意味が無いと思います。」と回答させて頂きました。

この後、小澤先生からいくつかの霊のカードが送られてきて、中村元信先生にお願いして霊の同調コードを採って頂きました（ちなみに中村元信先生は私同様、霊を見ることは出来ません）。

この霊の同調コードは、他の先生方も臨床で使っておられるようです。今回の取材でも京都の万井先生が、「どんな治療をしても良くならないので、念のためにということで霊のコードをチェックしてみたら驚くほど数値が低く（マイナス値が大きい）、これは何かあるのではということで霊障を見れるという人を紹介してみた。その後の経過をＰＲＡで診ていくと、症状が改善していくと共に、霊のコードの数値も良くなっていくということを経験した。」と語っておられました。

ただ、検証の方法が無いことや、霊について公式の場で語ることはタブーのようで、あまり積極的に語られることはありませんが、ＰＲＡで診る限り、無視できない現象であるように思われます。

小澤先生のご紹介の頁でありながら、霊のコードについての説明が長くなり横道にそれてしまいましたが、小澤先生も、難しい病気や症状の治療に携わる中で、根本的な治療を目指すに当たり、これらのことにも目を向けておくべきではとの考えから、霊のコードを依頼されたのではと考えています。

『今では、ＰＲＡ無しで私の診療は成り立たない。』

ＰＲＡの取材にお邪魔をさせて頂き聞かせて頂いた言葉です。私共にとって、これほどうれしい言葉はありませんでした。

万井医院　万井正章（医師）

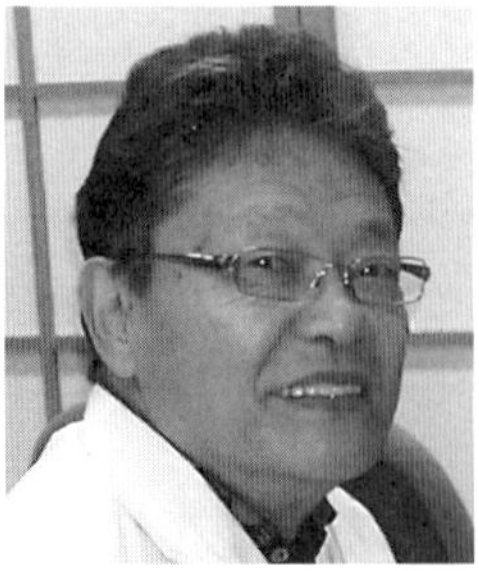

【万井正章 先生プロフィール】
1945年・岡山県生／医師／医学博士／1971年関西医科大学卒業／1972年彦根市立病院産婦人科／1975年日本専売公社京都病院／1978年富田病院／1980年8月京都市左京区で産婦人科医院開設。現在に至る。

【万井医院】 京都市左京区一乗寺出口町１／電話：075-722-1118／FAX：075-706-2354／HP http://www.mani-med.com／**（診療科目）** 婦人科、内科、小児科 **（診療時間）** 保険診療＝平日、土曜日午前９：00～12：00／院長への健康相談（自費診療）＝平日午後１：00～６：00、予約制 **（休診日）** 日曜日・祝祭日・土曜日午後

『非物性医療への取り組み』

今から１４年前（２０００年）の、京都で開催した第２回ＰＲＡ療法公開講座に参加していただきました。現在と比べると症例数も少なく、講師となって頂いた中村元信先生や私共も不慣れで、今から考えると少し冷や汗が出るような思いがする公開講座だったのですが、積極的に様々なご質問を頂き、公開講座開催から初めてＰＲＡに取り組んで頂けるようになった記念すべき先生です。

１０数年前に、ゴルフのプレー中に起こったひどい痙攣が、薦められるままに呑んだサプリメントで嘘のように治まった経験から、それまで考えもしなかったサプリメントや活性酸素の有用性に目を向けるようになり、今まで携わってきた西洋医学一辺倒の姿勢を改めて見つめ直すきっかけとなったとのことでした。

個々人の体質、症状に合わせて、どのようなサプリメントを薦めればよいのか、指針にできる良い方法は無いものかと様々に悩んでおられる時期で

の、ＰＲＡとの出会いだったそうです。これ以前には、Ｏリングテストにも取り組まれていたことがあったようですが、公開講座で中村元信先生のＰＲＡテストを受けられて、「これだ！」と確信されたと語っておられました。

ただ、そうは言っても、実際に臨床でＰＲＡに取り組むに際しては、万井先生も慎重で、最初の１年間は、自らのＰＲＡテスト実施への不安もあることから、検体として預かった患者さんの毛髪を二つに分け、一つは自分の手元に、もう一つは中村元信先生に送って、中村元信先生にもＰＲＡテストを実施してもらうという方法をとっておられました。

何故この様な面倒なことをしていたのかというと、初心者の間は自分のＰＲＡテストの結果だけでは不安なので、より確実なＰＲＡテストを実施したいということが一つ、今一つは、自分自身のテスト結果と、中村先生のテスト結果を比較することで、自らのＰＲＡテストの技量の進歩の程度を確認したいとの理由であったようです。

ただ、この試みには隠れたもう一つの理由があったそうです。それは、中村先生にＰＲＡテストをお願いするに際して、詳しい患者さんの情報は伝えず、必要最小限度のこと（氏名、住所、生年月日、性別、主に何を診てほしいか等）だけを伝えてＰＲＡテストを実施してもらい、その結果が、自分が従来通りの方法による診断をした結果と整合性のある結果となるかどうかの確認をしたかったそうです。

このやり方で１年間、約５００名の方のＰＲＡテストを実施されています。その結果は充分に満足できる結果だったとのことでした。また、これは中村元信先生にとっても、遠隔でのＰＲＡテストを検証できる貴重な経験になったようです。（これらの結果については、万井先生が日本東方医学会で発表されています。）

この当初の１年の間には、いくつかの興味深い出来事があったようで、その中から一つ、中村元信先生からお聞きした症例をご紹介します。

『いつものように万井先生から送られてきた患者さんの毛髪で、ＰＲＡテストを実施しようとしたところ、カウント操作をする度に結果が変わり、どうにもテスト結果が安定しない。何度やってみてもそれは変わらずあまりにもおかしいので、万井先生に電話をかけてその患者さんの状態を確認してみると、前日に輸血を受けていたことが分かった。

これは、どうも輸血が原因かもしれないということで、それ以後、毎日、ＰＲＡテストを続けて確認してみたところ、２週間目頃から少しテストが安定するようになり、３週間経った頃には普通にテストができるようになった。輸血についてはこれ以降、詳しく検証していないので、特に何かまとまったことを言うことは出来ないのだが、輸血の意味について考えさせられる貴重な経験になった。』とのことでした。

現在の万井医院の診療は、万井先生が、万井の氏名（使命）と自覚する『よろづのいのちの井であるように』をテーマに、従来の診療（婦人科・内科・小児科）に加えて、予防医学、栄養療法、補完・代替医療を取り入れたホリスティック医療の実現を目指し、日々診療に取り組んでおられます。

また、クリニックには事業者と共同開発した「ゼロ磁場装置」が１０年前から設置され、その臨床成果の検証が続けられています。

万井先生は、ゼロ磁場（磁力がゼロと云うことでなく、互いの磁力が拮抗し、エネルギーのポテンシャルが非常に高くなった状態のこと）の持つエネルギーの活性化に興味を持たれ、水の活性装置・ネオマジック（永久磁石１個・約４２００ガウスを２４個使用したゼロ磁場発生装置）の普及を進めておられますが、クリニックに設置されているゼロ磁場発生装置は、このネオマジック装置に使用されている永久磁石を４３２００個使用、人間の身体がスッポリとゼロ磁場につつまれるという装置です。

ゼロ磁場の持つエネルギーの活性効果は、「気」の研究で有名な佐々木茂美 先生（東海大学教授・電気通信大学名誉教授）もゼロ磁場に注目されていて、世界中で「癒しの地」と云われる所は、すべてこのゼロ磁場になっているとの見解を発表されています（＝「見えないものを科学する」佐々木茂美著・サンマーク出版）。

自ら取り組まれる医療について、『非物性医療』（みずほ出版新社）のタイトルで出版もされています。ＰＲＡとゼロ磁場発生装置を活用、クリニックを『京都・左京の癒しの地にしたい』と語っておられました。

ナチュラルクリニック代々木　神津健一（医学博士）

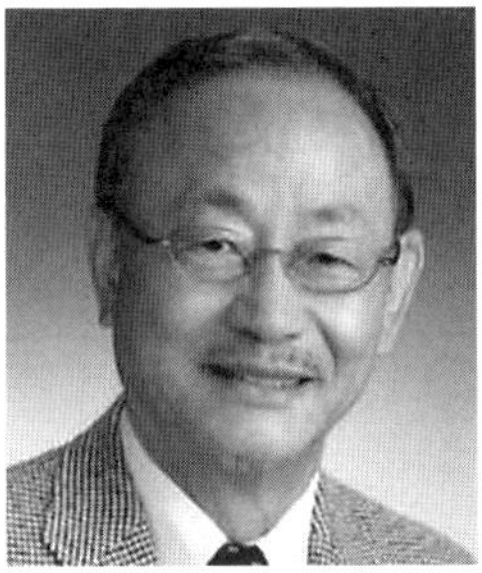

【神津健一 先生プロフィール】

1940年・長野県生／医学博士／早稲田大学卒／ＡＰＩＵ大学博士課程修了／1997年日本医学交流協会理事／特定非営利活動法人予防医学・代替医療振興協会理事長／2000年一般社団法人日本栄養補助食品科学検定協会理事長／2004年医療法人社団一友会（ナチュラルクリニック代々木）会長

【ナチュラルクリニック代々木】東京都渋谷区千駄ヶ谷5-21-6／電話：03-5363-1481／（院長）銀谷　翠／**（診療科目）**精神科、心療内科、内科、未病医学**（診療時間）**月曜～土曜日、午前10：00～午後5：00（予約制）**（休診日）**日曜日・祝祭日

『４台のＰＲＡが』

『脳の正常な働きに必要な栄養素の摂取不足、脳内ホルモンのアンバランス、あるいは脳の異常活動を誘発する化学物質の継続的な摂取が、メンタルな病気を引き起こす大きな要因です。薬物療法で精神障害は改善できません。脳内神経組織の有害物質を排除し、脳内ホルモンの分泌を調整する必要があります。

当院では、食事療法と特殊なサプリメント療法を組み合わせた細胞膜栄養療法によって、患者さんの症状を改善し回復に導きます。今まで薬を服用していた方が、最終的には薬から完全に脱却できるようにするのが目標です。その人の本来の健康な状態に戻してあげたい。普段と変わらない生活ができるようにしてあげたい。そのお手伝いをさせて頂くのが当クリニックの役目です。』と、ＨＰの冒頭で神津先生は語っておられます。

ＰＲＡは、この様なナチュラルクリニック代々木の診療の中で、ＰＲＡの精神関連コードを使用しての精神科、心療内科、内科の診断の補助のための基本テストや、ビタミン、ミネラル及び様々な栄養素の過不足やホルモン等の状態のチェック、さらにはそれらと症状との相関テスト、薬剤やサプリメントの適合性のチェック（マッチングテスト）等を実施しています。

ナチュラルクリニック代々木には、現在、４台のＰＲＡが導入されていますが、クリニックでは７名のＰＲＡ専属オペレーターを養成、その専属オペレーターの手により、前記のような様々なＰＲＡテストが実施されています。

このナチュラルクリニック代々木での取り組みは、ＰＲＡの臨床応用研究にとって非常に興味深い有意義な取り組みとなっています。この後、ＰＲＡの機能検証で詳しく述べますが、現在のところ、ＰＲＡテストの検者（オペレーター）間のテスト結果の整合性については、「傾向の再現性はあるが、数値の再現性は無い」として整理されています。

傾向の再現性があることから診断には問題は無いものの、検者（オペレーター）間のテスト結果の数値に再現性が無いことから、検者間の単純なテスト数値の比較には意味が無く、そのため、複数のオペレーターで一人の患者さんをテストするには不向きである。また、それぞれのオペレーターが出したテスト数値をもとに、診断のための標準値、基準値を決めるという様な統計処理にも馴染まないということが言われています。

これらのことから、今まで、治療のために複数のＰＲＡが導入されるケースはあっても、ＰＲＡテストは、院長自ら問診及び聴診器代わりに実施するのが主流であり、院内で複数のオペレーターを養成、ＰＲＡテストを実施するという方法はほとんど行われていませんでした。また、ＰＲＡテストの専門機関を開設してはどうかというお話もありましたが、先に述べました検者（オペレーター）間の数値の再現性の問題もあり、現在のところ実現できていません。

ただ、「傾向の再現性はあるが、数値の再現性は無い」という問題はあるものの、将来的には、ＰＲＡの専属オペレーターによるＰＲＡテストの実施は、ＰＲＡの本格的な普及のためには欠かせない重要なテーマであり、傾向の再現性だけでなく、数値の再現性の確保の手法の確立は、今後のＰＲＡの臨床応用の大きな課題となっています。

ナチュラルクリニック代々木による意欲的なこの取り組みは、ＰＲＡにとって貴重な試みであり、ＰＲＡの臨床応用の進歩に大きな貢献をして頂けるものと期待しています。

院長の銀谷 翠先生の講演を聞かせて頂ける機会がありました。現在の精神科領域においては、細胞間シナプスと神経伝達物質のみがクローズアップされていて、神経細胞全体が対象とされていないこと。栄養不足等によって痩せ細って充分な情報伝達ができない神経細胞を、本来の元気な細胞に戻すことが大切とのお話はとても説得力があり、まさにマンガ「闘う女医」の主人公の面目躍如のお話でした。

神津先生もたくさんの著書を出されています。細胞膜栄養療法の興味深い話が書かれています。主なものをご紹介させて頂きます。

「医者が心の病に無力なワケ」（三五館）／**「脳内汚染・心の病をいやす栄養療法」**（長崎出版）／**「認知症の予防と改善」**（ぶんぶん書房）／**「驚異の頭脳食品　レシチン」**（毎日新聞社）／**「４Ｑ学入門」**（冬青社）／**「食べるだけでＩＱ・ＥＱが高まる」**（ダイセイコー出版）／**「奇跡のマルチビタミン」**（日本幼児教育社）／**「９０歳まで現役」**（ダイセイコー出版）／**「不道徳健康読本」**（ケンズ・ナショナル出版）等。

ナチュラルクリニック代々木でＰＲＡに取り組んで頂くようになって７年。神津先生は、初めてお会いさせて頂いたころと変わらず、現在も、予防医学・代替医療振興協会理事長をはじめとして様々な医学団体の役員として精力的に活動しておられます。ＰＲＡの普及方法についても様々なアドバイスを頂いています。ご期待に応えられるよう頑張って行きたいと考えています。

しののめ元山医院　元山福文（医師）

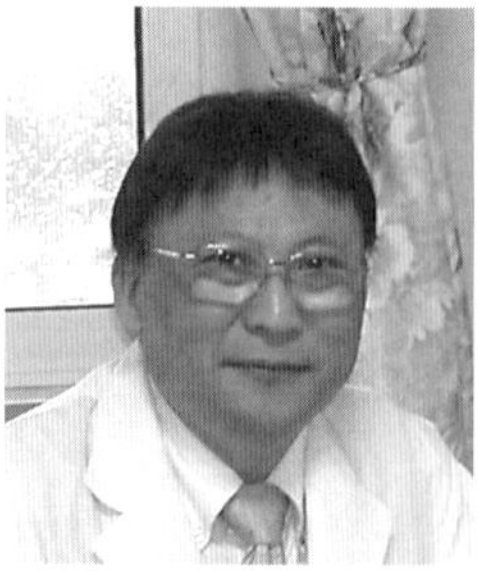

【元山福文 先生プロフィール】

1952年台湾生／医師／1982年中国医薬大学医学部卒／1982年台湾馬偕病院／1985年来日・福岡・元山医院勤務・九州大学医学部皮膚科研究室（1985年医師免許取得）／1998年千葉･竜角寺クリニック／1999年しののめ元山医院 開業

【しののめ元山医院】 千葉県千葉市緑区おゆみ野南5-18-3／電話・FAX：043-300-1420／診療科目）内科、皮膚科、小児科、整形外科、漢方外来、鍼灸治療（**診療時間**）月、火、金曜日：午前9時～12時・午後4時～8時／水、土曜日：午前9時～12時・午後4時～6時（**休診日**）木曜日、日曜日・祝祭日

『非物性医療の超医力』を出版

「非物性医療の超医力」という本を啓文社から出版され、その中でＰＲＡのことを取り上げて頂いています。台湾ご出身の先生で、台湾では東洋医学を、日本では西洋医学を学ばれて、それぞれの長所を生かした診療に取り組まれています。

千葉で開催した公開講座にご参加いただき、ＰＲＡに取り組んで頂けるようになりました。公開講座では、ＰＲＡについての説明を半信半疑で聞いておられたそうですが、中村元信先生のＰＲＡテストのデモを体験されて驚かれたそうです。

『私は消化器系が少し弱いのですが、その誰も知らないことを、ＰＲＡテストで簡単に指摘された。これには驚きました。アルミスティックを握っているだけで、こんなことが判るとは。これなら今抱えている診断や治療の悩みを解決できるのではないか。また、未病診断にも取り組めるのではないかと考え、ＰＲＡに取り組むことになりました。』

『ＰＲＡに取り組み始めた当初は、腕を上げるために無料でやっていました。たくさんの人に協力して頂いたおかげで多くの症例に取り組むことができました。この取り組みの中で、悩んでいる患者さんに貢献できたことを嬉しく思っています。

多くの症例がありますが、その中の一つに、３０年間、アトピーで悩んでいた患者さんがおられました。時間はかかりましたが、３年間で病状を完全に改善することができました。当院にお見えになられた時は、顔はボロボロ、黒ずんでいて、かゆみがあった。最初は抗アレルギー剤と保湿剤、それと黒ずみに対しては漢方薬でやっていたのですが、思うようにいかないので、処方水（情報水）も飲んでもらうようにしました。途中からは、漢方薬と処方水（情報水）だけ、それだけですっかりと良くなりました。

癌の方もおられますが、癌については、漢方薬と処方水（情報水）と機能性食品（トランスファーファクター）で取り組んで成果を上げています。

パーキンソン病にも取り組んでみたいのですが、残念ながら町医者の所にはそんな患者さんはなかなかやってきません。パーキンソン病の治療では、薬がかえって悪くしているのではと考えています。』

『ＰＲＡを臨床に取り入れるようになった最初の頃、知人に紹介されたと言って、神奈川県在住の検査技師の方から毛髪が送られてきたことがありました。体調についての説明は何も無しで、ただ調べてほしいということで送られてきました。ＰＲＡテストを実施してみると、アレルギーの数値が低く、ヘルパーＴ細胞もマイナスと出たので、処方水（情報水）を作って、ＰＲＡテストの結果と共にお送りしました。

次いでまた、何の説明もないまま、今度はお姉さんの毛髪が送られてきました。ＰＲＡテストには4,０００項目の同調コードがあり、調べるつもりになれば全て調べることは出来ますが、現実的ではありません（１項目のチェックが３分としても、4000 × 3 = 12000 分、12000 ÷ 60 = 200 時間かかることになります)。それよりは症状や気になることを聞いて、必要な項目を絞り込み、関連する項目を集中的にチェックした方が診断としては意味があるのですが、この時も何んのコメントもありませんでした。

ＰＲＡテストを実施してみると、卵巣嚢腫があることがわかりました。結果を連絡すると、今までそんなことを言われたことは無く、超音波エコーをやっても見つからなかったようですが、何度かエコーをやった結果、ようやく確認できたとのことでした。

その後、お父さんの毛髪が送られてきました。今度は症状を詳しく書いたコメントが一緒に送られてきました。初めて診断らしい診断になり、詳細なテスト結果と処方水（情報水）を送ることになりました。

後でわかったのですが、その検査技師の方は、知人からＰＲＡのことを聞かされた時、そんなことはあり得ないと全く信じられなかったそうです。それでは試にと、自分の毛髪を送って検査してみてもらおうということになり、わざと何のコメントもつけずに毛髪を送ってこられたそうです。

私が送ったテスト結果を見て、ヘルパーＴ細胞がマイナスで問題ありと出ていたのには驚かれたようです。（ご本人はそのことは知っておられたようでした。）毛髪からこんなことが判るとはと驚きながらも、もう一度確認のためにと、お姉さんの毛髪を送ってこられたそうです。そしてこのテスト結果を見て、これは大丈夫だということになり、お父さんのことを相談することになったようでした。

私の診療所は千葉市緑区にあるのですが、今では、この検査技師の方からの紹介が拡がり、神奈川県内にたくさんの患者さんがおられます。』

『この時に思ったのですが、ＰＲＡの欠点は、当たり前と言えば当たり前のことですが、調べていない項目のことは判らないということです。せっかく４，０００項目もの同調コードがあるのですが、その中から必要な同調コードを取り上げてチェックしてみないと判らない。

この神奈川県在住の検査技師の方の場合でもそうです。ヘルパーＴ細胞の同調コードをピックアップ、チェックしていたからこそ、その結果が判ったわけで、ヘルパーＴ細胞をチェックしていなければ、それは判らないままでした。

その方から毛髪が送られてきたときには何のコメントも無かったので、一般的な健康診断目的のために作成したコード・パターン（４，０００項目の同調コードの中から、健康診断に必要と思われるテスト項目の同調コードをピックアップ、それを一覧表にしたもの）を使用して、ＰＲＡテストを実施したのですが、そのテストパターンの中にヘルパーＴ細胞を入れていたから判ったわけで、もし入ってなければ、その方のＰＲＡテストの評価は違ったものになっていたのではと思います。

４，０００ある同調コードの中から、どのコードを取り上げてテストをするか、どんなコードを処方するか。さらには既にある同調コードの中に不足する同調コードがあれば、どんな同調コードを採ればよいか、すべての判断は、ＰＲＡを使用する医師の判断にかかってきます。結局、ＰＲＡを使って臨床で成果を上げられるかどうかは、全て医師としてのその人の力量にかかってくることになると言えるのです。』

『ＰＲＡを通して東洋医学の五行病理論の分析に取り組んでいます。特に、経穴と五臓六腑との関連をＰＲＡで検証しています。そのために経穴全部の同調コードも採りました。鍼灸治療の役に立つよう研究を続けていますが、なかなか楽しいですよ。今のところ、休みの日は、ほぼこのことに取り組んでいますよ。』

取材にお伺いした時に、奥様（歯科医）にもお会いしたのですが、まさにその通りだそうで、「休みの日もＰＲＡに向かっていて、私にかまってもくれません。」と愚痴っておられました。取材からの帰りには、元山先生が採られた経穴の同調コードの一覧表を頂くことができました。感謝です。

非物性医療研究所　伊志嶺せち子（医師）

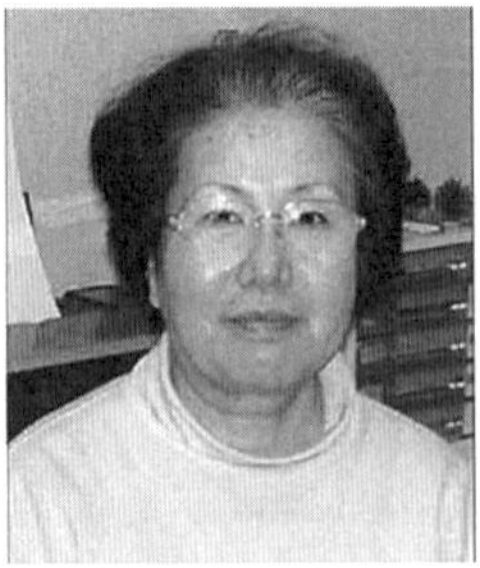

【伊志嶺せち子 先生プロフィール】

（1945～2014年）沖縄県生／医師／医学博士／1970年東京医科歯科大学卒業／東京大学脳研究所／1975年広島市東保健所／1978年沖縄県立宮古病院／1981年福島生協病院小児科／1990年11月竹内クリニック小児科開業／2007年同所閉鎖／2009年非物性医療研究所 開設

この本の中で、伊志嶺先生が取り組まれる「前世療法」を紹介することは悩みました。伊志嶺先生からも、『載せない方がいい。ＰＲＡだけでも何となく怪しげに思う人がいるのに、前世療法まで言ってしまってはますます怪しく思われてしまう。あまり刺激的なことを紹介しては、かえってＰＲＡにとって良くないと思う。』と心配をして頂きました。

私も『前世療法はテーマとして大きいので、それだけをテーマに、別の本で紹介するようにした方がよいかもしれませんね。』とご返事していたのですが、ここまで書き進めてきて、やはり伊志嶺先生も紹介させて頂くべきだと考え直しました。

ＰＲＡの臨床応用の全容をご紹介しようというのに、実際に臨床で多くの成果を上げておられる伊志嶺先生を、誤解を恐れて紹介をしないというのはよくない。事実は事実として紹介するべきだと考え、伊志嶺先生の「前世療法」をご紹介することにしました。伊志嶺先生のお蔭でたくさんの人が助かっています。その一端をご紹介します。

『私はトレーニングはいらない』

伊志嶺先生がＰＲＡに取り組まれるようになったのは、広島で小児科を開業されていた８年前（２００５年）のことで、広島で開催した公開講座に参加されての御縁でした。

公開講座の翌日、中村元信先生のところに、『ＰＲＡに取り組んでみたい。』とのご連絡を頂きました。公開講座のデモで、中村先生に作ってもらった処方水（情報水）を飲んでみたところ、疲れ切って満足に眠れない日が続いていたのに、嘘のようにぐっすりと眠ることができ、すっかり体が楽になったとのことでした。

さっそく導入をということになり、中村先生と共に（ＰＲＡの導入時には、中村先生に同行して頂き、ＰＲＡのトレーニング及び臨床応用の説明をお願いしています。）広島のクリニックにお邪魔をしました。

クリニックにＰＲＡを設置、ＰＲＡのプローブ操作の基本トレーニングを始めようとしたところ、伊志嶺先生が、『私のトレーニングはいらない。私一人でできるようになるから大丈夫。それより、私はパソコンが苦手なので、クリニックのスタッフに、ＰＲＡのソフトの使用法を教えてやってほしい。』とのこと。

ＰＲＡではプローブ操作の習得が全てで、これができなければ、治療には使えても診断には使えず、ＰＲＡの機能の半分しか使えないことになってしまいます。また、このプローブ操作の習得こそが大変で、早い人で１か月、遅い人であれば半年以上かかるケースもある程ですから、私共からすれば基本トレーニングがいらないなどとは、とうてい考えられないことでした。

どうもプローブ操作を簡単なことに考えておられるのではないか。わざわざ中村先生に同行してもらっているにもかかわらず、トレーニングもしないでこのまま引き上げては、結局、後でまた、来てほしいということに間違いなくなってしまう。

『せっかく中村先生に来て頂いているのですから、是非、トレーニングをされたらどうですか。』と一生懸命説得してみるのですが、『本当に大丈夫。私のトレーニングはいらない。それより、私が気になっている患者さんがいるので、その人の毛髪で、中村先生にテストをお願いしたい。』とのこと。そこまで言われるのなら仕方がないと諦めて、トレーニングはしないままになりました。

どうなることかと思って心配していたのですが、その後、何度か、伊志嶺先生から中村先生宛てに電話があり、臨床で必要なＰＲＡテスト結果の診方などについての質問があったそうで、中村先生曰く、『その質問の内容を聞いている限り、間違いなくＰＲＡテストは実施できているようです。』とのことで、こんな人もいるのかと驚くしかありませんでした。

半年後に、伊志嶺先生にＰＲＡ導入後の様子をお尋ねしてみると、症例数は既に８００例を超えているとのことで、『こんな素晴らしい機械はない。この機械を作ってくれた人に感謝したい。』とまで言ってくれました。中村先生にお願いして、国内外合わせて１００名以上の人にＰＲＡのトレーニングを実施してきましたが、トレーニング無しでＰＲＡを使えるようになった方は、伊志嶺先生、ただ一人です。

その後、ご自身の体調を崩されて、広島のクリニックを閉鎖、出身地の沖縄・宮古島に療養に戻っておられました。静養中の宮古島のご自宅にお見舞いにお伺いしたところ、『ＰＲＡのお蔭で私は助かったようなものだ。体力が回復したら、これからは私のライフワークとしてＰＲＡに取り組みたい。』と、ＰＲＡ取り組みへの意欲を語ってくれました。

伊志嶺先生から、体調が回復したとのご連絡を頂くと同時に、『再びＰＲＡでの診療を始めるにあたって、ＰＲＡのパソコン操作を覚えたい。私はパソコンが苦手で、クリニックではＰＲＡのパソコン操作はスタッフにやってもらっていた。今度はそうもいかないので、きちっと覚えたい。東京・町田市に住まいを移して、そちらに通うようにするので、会社に私の机を一つ置いてほしい。また、パソコン操作の練習をしながら、臨床応用の研究の一環としてご縁のある人の治療にも取り組んでみたい。』とのお話があり、２００８年４月から伊志嶺先生の町田での生活が始まりました。その後、２０１０年３月までの２年間、会社でご一緒させて頂くことになりました。

『前世療法とＰＲＡ』

伊志嶺先生は、長年、仏教の修業を続けておられます。広島で開業されている頃には、仏教修行の中で修得された手法を生かして前世療法にも取り組んでおられました。

『クリニックでは普通の病院のように診断をして、薬を処方して治療に当たっていますが、気になる患者さんは、それだけでなく前世療法も行っています。前世療法をやらないと簡単には治らないという様な患者さんは、クリニックに来ただけで判ります。顔を合わせなくとも、その患者さんがクリニックの待合室に入ってきたときから、私に重い嫌なものが伝わってきます。他の人の診察をしていてもそれが判るのです。

そんな時は、診察が終わって、家に帰ってから、その人の前世療法をやることにしています。クリニックでは診察をして、薬を処方しなければならないからそうしていますが、そんな患者さんの場合は、おそらく薬だけでは効かないと思います。患者さんは処方した薬が効いたと思っているのでしょうが、決してそうではありません。

そんな重い因縁を持った人が続けて来ると、さすがに私も疲れてしまいます。たまたま、そんな日が続いている時に、ＰＲＡと出会い、中村先生の処方水（情報水）で体がうんと楽になりました。これはありがたい。まず何よりも私自身が助かる。そしてＰＲＡの処方水（情報水）やパンチショット法が、きっと今やっている前世療法の手助けをしてくれるに違いないと考えました。

また、ＰＲＡテストによって、前世療法の経過や成果を数値で確認することができるようにもなる。前世療法は言わば、私の中の印象であり、主観的なもの。客観的に判断、評価するすべが無い。しかし、ＰＲＡではそれを数値化して評価することができる。そう考えてＰＲＡに取り組むことにしました。ＰＲＡはその期待に十分応えてくれています。』

『私が仏教の修業を始めるきっかけになったのは、それまで私のところで診ていて、どうにも良くならなかったアレルギーの患者さんが、私の仏教の師となった方のところに行って、すっかりと良くなったことがきっかけでした。

これは私にとってかなりショックな出来事でした。私が、医師として一生懸命治そうと頑張ってきたことは一体何だったのか。これを一体どう考えたらよいのか、悩みました。そして、このことがきっかけで仏教の修業を始めることになり、表面的な病気や症状の奥にある因縁に気付かされることになったのです。』

伊志嶺先生とは１０年近くお付き合いをさせて頂いていますが、お話をさせて頂いていていつも感じるのは、執念と言ってもよい程の治療に掛ける強い意志です。医者である以上、誰もが病気を治したいと思われるのでしょうが、伊志嶺先生は、病気を治せないのはどうにも我慢がならない。何としても治したいと一生懸命になる。表現としては「ムキになる」との言い方がピッタリとくる、そんな先生です。

伊志嶺先生曰く、『何としても治したい、治療を突き詰めたいとの追求の結果、行き着いたのが仏教であり、魂の世界であり、前世療法だったと言える。』とのことです。当初は当たり前のように、医師として西洋医学一辺倒の道を歩まれていたそうです。

東京大学脳研究所では神経生理学（三叉神経皮膚感覚）を研究され、アレルギーでは誰も取り上げていない頃から取り組まれ、学会発表を続けてこられました。『小児救急研修時代の、緊急外来の雰囲気が一番好きでした。サイレンが鳴って、患者さんが運ばれてくる。その音を聞くと、「よしっ」となって燃えてくるものがありました。』と、現場から離れた今でも、その当時のことを生き生きと語っておられます。

そんな伊志嶺先生にとって、自分が治せなかったアレルギーの患者さんを、仏教の師となった方が治したことに、どうにも納得できなかったそうで、自らそれを追求するために、その方のところに弟子入りされたそうです。そしてその仏教の修業を進めて行かれる中で、会得されるものがあり、自らも病気の治療に生かせられるようになったそうです。『私の祖母がどうもそのような能力を持っていたようで、それが隔世遺伝で、私に伝わったのかもしれないね。』と笑っておられました。

『病気の真の原因は、その人が持っている因縁のホトケにあります。私が教えを受けた仏教では、魂は輪廻転生し、前世の記憶が残るとして、これを因縁のホトケと呼んでいますが、その因縁のホトケに病気の原因の本質があります。

不平、不満、愚痴、不安、イライラなどを口にして自ら負のエネルギーを発したり、他人の嫌がることを言ったり、批判したり、傷つけたりして恨みを買い、他人から負のエネルギーを受けたりすることで、それぞれが持っている因縁のホトケが動き、その結果、心や体が影響を受け（免疫機能等が低下、不眠、ストレス等)、その因縁に対応した病気になることになります。

それは、例えば火の因縁のホトケであれば、熱、炎症、じんましん、火傷であり、水の因縁のホトケであれば、呼吸器、泌尿器の病気であり、色情因縁のホトケであれば、生殖器の病気ということになります。免疫力が落ちたからといって他の病気にはならず、その病気になっているのには、ちゃんと理由があるのです。

病気を根本から治すには、その人が背負っている因縁のホトケを浄霊することが必要になります（除霊ではありません。魂の浄化、霊の浄化という意味で浄霊と言っておられます)。因縁のホトケが浄霊されると守護霊となって、その人を守ってくれるようになります。私の前世療法はそのお手伝いをしています。ＰＲＡの処方水（情報水）やパンチショットも、そのお手伝いをしてくれています

因縁のホトケの浄霊のためには、まず、本人が自ら背負う因縁のホトケに気付くことが大切になります。自ら背負う因縁のホトケに気付き、それを自覚し、手を合わせ、感謝することで因縁のホトケが浄霊されていきます。

また、病気にならないためには、普段の生活で、因縁のホトケが動き出すきっかけとなる負のエネルギーを発したり、受けたりしないことが大切です。不平、不満、愚痴、不安を口にしたり、他人を傷つけるような言葉を吐いて恨みを受けたりと、負のエネルギーを受けるような生活をしていては、浄霊されていない因縁のホトケが動き、体調を崩したり、病気になったり、事故、災難に会うことになります。

日々の行いを反省し、口を慎み、祈り、すべてのことに感謝する。それが何よりも大切なことです。』

伊志嶺先生は前世療法に必要な同調コードをたくさん採っておられます。神、仏の同調コードはもちろんのこと、私共には解らない仏教世界の同調コ

ード、さらには個々の人の因縁のホトケの同調コード等、様々な同調コードを採っておられます。

これら伊志嶺先生が採られた前世療法の同調コードは、他の先生も使おうとすれば使えるのですが、不用意に前世療法に取り組むことはしない方がいいと、伊志嶺先生からアドバイスがありました。

『前世療法に取り組んでいると、自分自身もその人の持っている因縁のホトケの影響を受けることになります。何らかの宗教的な修業を積んだ人であればよいのですが、そうでない人がやれば体調を崩してしまうことになります。特に重い大変な因縁のホトケを背負った人をやる場合には気を付けた方がいいですよ。』とのことでした。

このことについては、私（堀尾）もその現場を見たことがあります。伊志嶺先生が会社に来ておられた頃、いつものように先生がＰＲＡテストを始められたところ、酷い咳が出だしました。珍しく風邪でも引かれたのかと思って『先生、風邪ですか？』と声をかけると、『いや、そうじゃない。今テストをやっている人の因縁のホトケが酷い因縁のホトケで、その影響で咳が止まらない。』とのこと。

その人のＰＲＡテストが終わると嘘のように咳が止まりました。

『酷い因縁のホトケを持っている人をやるといつもこのようになります。私はそれなりに修業をしているし、お守りもあるのでこれ位で済んでいるのですが、修業をしていない人が不用意にやると大変だと思います。ＰＲＡを使っている先生の中で、もし前世療法を試してみたいと思うような患者さんがおられたら、私が引き受けるので相談してくれた方がいいですよ。』と言っておられました。

もっとも、伊志嶺先生が前世療法に取り組んでおられるからといって、西洋医学的な診断をなおざりにされている訳ではありません。医師として納得できる診断をするために、西洋医学的見地からの詳細な同調コードの採取も徹底的に行っておられます。研究会事務局に送って頂ける新しい同調コードの数が一番多いのも伊志嶺先生です。

臨床では適合性テストをフルに活用して、薬剤や治療法の適不適を判定しておられます。西洋医学的治療法も、適合性テストの結果、適と出れば積極的に進めていくことになります。ただ、適合性テストの結果、西洋医学的治療法が不適と出た場合には問題が起こります。例えば、癌の場合、適合性テストで手術も駄目、抗がん剤も駄目、放射線も駄目となったら、患者さんの方で、西洋医学を取るか、伊志嶺先生を取るか、最終的にどちらを取るかの選択を迫られることになります。

伊志嶺先生はこんな場合、はっきりと言われます。『私の治療を続けられるのであれば、他の治療法は止めてください。もし他の治療法を続けたいと思われるのなら、私は止めてもかまいません。どちらかを選んでください。』と。

私は医師ではないのでよくわかりませんが、普通、ここまではっきりとは、なかなか言えないのではないのでしょうか。医師としての責任の重さと、立場上のリスクを考えればなかなか言えない言葉だと思います。そして結局、その結果、伊志嶺先生のもとには、西洋医学的治療法から見放された大変な患者さんだけが残ることになります。

伊志嶺先生が会社におられた頃、患者さんが症状を克明に書いたＦＡＸを、伊志嶺先生宛てに送ってこられていました。届いたＦＡＸを先生に渡す際に、つい何気なく読んでしまう時があるのですが、あまりの酷さに、こちらの気持ちが滅入ってしまうような辛い内容がほとんどでした。途中からは極力見ないようにしてきましたが、そんな辛く切ない患者さんと日々向き合い、一生懸命治療に当たっておられる伊志嶺先生の姿に、心から感動し、頭の下がる思いがしていました。

今はまた、ご自身のご病気が再発して療養中ですが（つくづく私の因縁は深いと苦笑しておられると思います）、療養中にもかかわらずＰＲＡを気にかけて頂き、「堀尾さん頑張れ。」と励まして頂いています。（本書が世に出ることを楽しみにしておられましたが、２０１４年３月、療養の甲斐なく伊志嶺先生はお亡くなりになられました。もう少し早く出版ができていればご報告ができたのにと残念でなりません。ご冥福をお祈りいたします。）

仁泉堂鍼灸院　黒木俊行（鍼灸師）

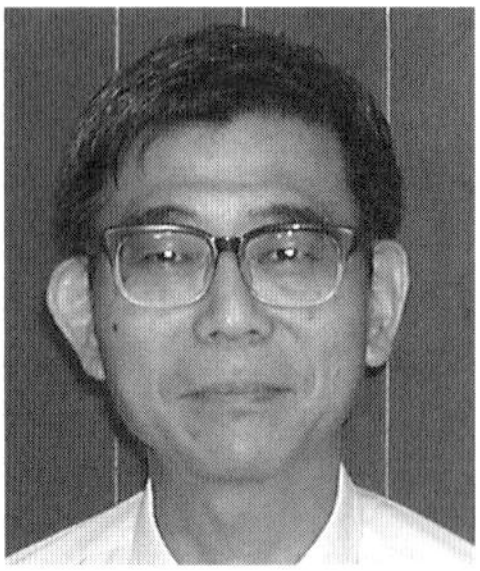

【黒木俊行 先生プロフィール】

1951年・新潟県生／鍼灸師／1975年明治東洋医学院鍼灸科卒業／仁泉堂鍼灸院開設。診療歴３６年。

【仁泉堂鍼灸院】愛知県春日井市柏井町3-125／電話：0568-82-5839（**診療時間**）平日、土曜日午前9：00～午後3：00（**休診日**）日曜日・祝祭日

『鍼灸とＰＲＡ』

朴訥で控えめな口調、物静かな立ち居振る舞い、鍼灸一筋に歩んでこられた生真面目な人柄そのままの先生です。

鍼灸治療では、内科疾患（胃炎、胃潰瘍、糖尿病、肝炎、腎炎、潰瘍性大腸炎、痔疾等）、婦人科疾患（生理痛、生理不順、不妊症等）、眼科疾患（白内障、緑内障、結膜炎等）、整形外科疾患（腰痛、坐骨神経痛等）に取り組んでおられます。鍼灸で内科疾患を中心に施術する治療院は珍しいようで、鍼灸の業界団体や学校等から、見学させてほしいとの依頼がよくあるそうです。

黒木先生とＰＲＡの御縁は、黒木先生がどちらかで中村國衛先生の噂を聞かれたとのことで、神奈川県相模原の中村クリニック（中村良子院長）を尋ねられ、中村良子先生から私共にご紹介を頂いたのがきっかけでした。

『ＰＲＡは鍼灸治療のための補助具として取り入れたい。鍼灸治療の治療経過を診るためにと、ＰＲＡでの治療を試してみたい。癌の患者さんも来られることもあるので、その治療経過を見るために、ＰＲＡが役立つのではないかと考えている。』とのことでした。

ＰＲＡの操作は、治療院を手伝っておられる看護師の黒木先生のお姉さん

（大槻道子さん）にお願いすることになり，仁泉堂鍼灸院でのＰＲＡの取り組みが始まりました。

『ＰＲＡテストでは、腫瘍マーカーの同調コードが役に立っています。他の病院にも掛かっておられる癌の患者さんに、その病院で検査した腫瘍マーカー以外に、私が気になる腫瘍マーカーを検査してもらおうにもお金がかかり、なかなかお願いできず困っていたのですが、ＰＲＡにはすべての腫瘍マーカーの同調コードがあり、患者さんの費用のことを気にせずにチェックできるので助かっています。

医師であれば採血をして、検査ができるのですが、我々鍼灸師はそれができません。しかしＰＲＡでは患者さんの毛髪さえ預かっておけば、腫瘍マーカーをはじめ、サイトカイン、ＮＫＴ細胞などのリンパ球の働きを調べて、癌に対してどのくらい戦う力があるかなどが判断できます。事実、癌が消失していく患者さんは、これらの数値が皆向上していき、相関関係があることが判ります。』

『４７歳の子宮癌の女性。大学病院で子宮癌（約５．５ｃｍ）と診断されたものの、既に膀胱まで浸潤していて手術不能。抗がん剤と放射線治療を受けていたのですが好転せず、見切りをつけて退院、当院に来られました。

ＰＲＡテストを実施すると、悪性新生物、癌、子宮癌、それぞれのテスト結果が－１６と出ました。当院での治療を始めて、２週間後に－１４、１ヶ月後に—１２と徐々にＰＲＡテストの数値も良くなり、退院後も大学病院での検査は続けておられたのですが、１か月後の検査で、癌が約２ｃｍに縮小していることが判りました。主治医から「今、癌がすごく弱っているから、今こそ抗がん剤をやりましょう。」と言われたそうですが、それは拒否され、当院での治療を続けたところ、４ヶ月でＰＲＡテスト値は＋１に、ＭＲＩでも子宮癌の消失が確認できました。

その後、２年後のＣＴ検査で肺に影があると言われ、転移を心配したのですが、その影も無くなり、９年以上たった現在も元気に過ごしておられます。

これ以外にも、直腸癌、前立腺癌など、いろいろ治療に当たっていますが、ＰＲＡテストは治療の経過を診るのに貴重なデータを提供してくれています。

『遠隔治療を体験しました』

私（堀尾）が取材にお邪魔をさせて頂いていた時、黒木先生から「堀尾さん、遠隔治療を体験されたことはありますか？」と聞かれたので、「いいえ、ありません。」とお答えしたところ、「じゃあ、体験してみますか。」ということになりました。

まず遠隔治療のために髪の毛をカットすることになったのですが、普通、中村元信先生のところであれば、３ｃｍ、３０本程度の極わずかなカットなのですが、生真面目な黒木先生は性格そのままに、２００～３００本程（正確に数えたわけではありませんが、髪の毛をカットする時に、頭の上で、「ジョリッ」という大きな音がしました。）をカットして、小さなポリ袋に入れました。

「そこに横になってください。」と言われ、私は治療のベッドの上に仰向けに寝ました。黒木先生が「痛いとか違和感がするようなところはありませんか？」と尋ねながら、お腹のいろいろな所を指で押さえていきました（漢方でいう腹証だそうです）。１か所、押されると嫌な感じがするところがあったので、「そこです。そこが嫌な感じがします。」と言うと、その場所を押さえながら「じゃあ、この感じをよく覚えておいてくださいね。」と言って、私の髪の毛を入れたポリ袋を持って、１０メートル程離れたところに置いてある、ＰＲＡのところに歩いて行かれました。

黒木先生が戻ってこられるまでの間、私は何となく落ち着きませんでした。たとえ１０メートルとはいえ、ＰＲＡからこれだけ離れた状態で、本当に何か変化が起きるのだろうか。ＰＲＡで実施している他のことであれば、自分自身でも何度も体験していることであり、検証もしているので、何の不安も無いのですが、遠隔治療だけは初めてのこと。

もし何の変化も起こらなかったらどうしよう。どう返事をしたらよいのだろうか、装置のメーカーの人間として、それをどう取り繕ったらよいのだろうか。黒木先生が戻ってこられるまでの５分程の間、本当に落ち着かない気分でした。

ところがそれは全くの危惧に終わりました。黒木先生が戻られて、先程、私が嫌な感じがすると言ったところを押さえながら、「どうです。嫌な感じがしますか？」と聞かれたのですが、何と驚いたことに全く嫌な感じが消えていたのです。

『これがＰＲＡの遠隔治療の成果の証しです。私たち鍼灸師は腹証を診ます。鍼治療が適切に施術できているかどうかは腹証で確認、腹証が消えることが治療の目安となります。ここの患者さんは、ＰＲＡの遠隔治療で腹証が消えることを実感しておられますから、ＰＲＡで作った処方水（情報水）も積極的に飲んでおられますよ。』とのことでした。

『当初、遠隔治療が本当かどうかを確認するために、ＰＲＡの置いてある待合室から、隣の治療室の患者さんへ、患者さん本人の毛髪をＰＲＡのウエルに入れて遠隔治療を試みたところ、まだ、鍼治療をしていないのに、痛みはもちろんのこと、下記のような腹証が消失することが判明しました。

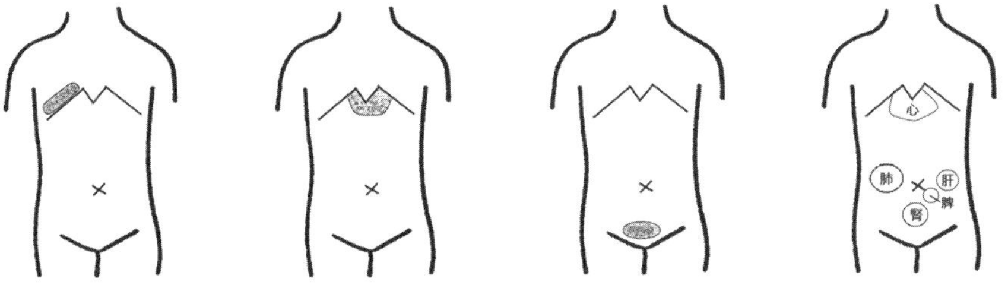

（胸脇苦満）　（心下否硬・心下満）　（小腹不仁）　（難経の腹診）

鍼灸本来の治療目標（本治）は、これらの腹証を取ることですが、遠隔治療でこの腹証が取れていたのです。

６２才の女性の方ですが、胆石症痛発作のため入院されました。翌日は手術ということだったのですが、どうにも痛みが止まらないので、付添いの娘さんから遠隔治療の依頼の電話があり、すぐにＰＲＡで遠隔治療を１時間ほど実施しました。後日、遠隔治療の成果を聞いたところ、電話の後、しばらくして痛みが取れ、ポテンと寝てしまったとのことでした。

今は、鍼治療のベッドが３つあるので、３人の患者さんの毛髪をＰＲＡのウエルに入れ、３人同時に遠隔治療を実施すると共に、鍼治療を実施しています。痛みなどは鍼治療だけで取れるのですが、遠隔治療をやりながら施術すると、効果が早く現れ、施術時間が短く済みます。』

『西洋医学でどうにもならない。西洋医学で見放されたような人が私たちのところにお見えになります。私たち鍼灸師は、医者と違って治してなんぼ。治さなければ誰も相手にしてくれません。最近は鍼灸治療も西洋医学的な考え方で治療に当たられる方が増えてきました。数をたくさんこなそうとすれば、どうしても鍼は部位のみへの直接的な施術となってしまいますが、私は古典的なやり方で、経絡治療を丁寧にやっています。癌の患者さんもお見えになりますが、私にとっては癌も怖くないですよ。』

取材の途中でお姉さんにもお話をお伺いしたのですが、いろいろお聞きしている中で、「私は弟を尊敬しています。」と誇らしげに語っておられた姿が、とても印象的でした。

あつべ動物病院　野村麻子（獣医師）

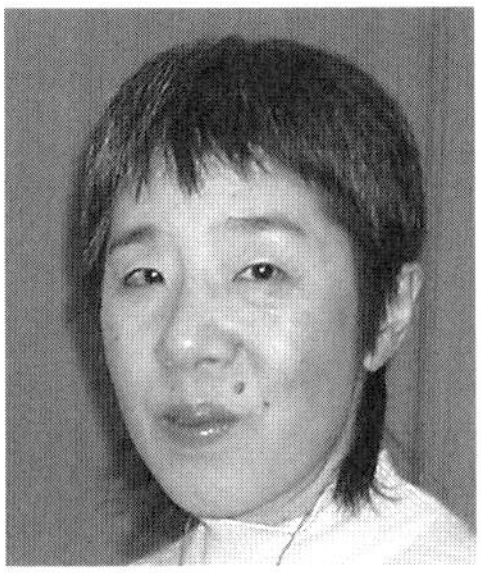

【野村麻子先生プロフィール】

1951年・愛知県犬山市生／獣医師／1974年大阪府立大学農学部獣医学科卒業／同年鐘紡薬品研究所／医療法人清恵会 清恵病院・検査技師／医療法人青山会 青山病院・検査技師／1999年11月 あつべ動物病院開設。現在に至る。

【あつべ動物病院】大阪府泉佐野市下瓦屋3-14-32／電話：072-461-1252（**診療日及び診療時間**）火、水、木、土、日曜日／午前9:30～11:00午後4:00～5:00（予約制）（**休診日**）月、金曜日及び第1土曜日、第3日曜日

『動物医療への取り組み』

処方水（情報水）は効きますよ！

『ＰＲＡは、動物実験が嫌で製薬会社を止めた私のライフワークになりました。』と、野村先生はＰＲＡの動物の臨床応用に精力的に取り組んでおられます。特に、ＰＲＡでの処方水治療に熱心に取り組んで頂き様々な成果を上げておられます。臨床での成果は、毎年開催されるＰＲＡ臨床研究会において発表を続けて頂いているのですが、今回、その詳細を詳しくお聞きすることができました。

『ＰＲＡの処方水（情報水）で、ほとんどの病気を治すことができています。今までやっていて、処方水（情報水）だけでは難しいと思った症例は、骨格がずれたというケースと、原虫を出そうとしてもできなかったことでした。

骨格がずれたというケースでは、骨がずれて神経麻痺を起しているのですから、まず手術や整体で骨格のずれを治すことが先で、骨がずれたまま、いくら神経麻痺の同調コードを入れた処方水（情報水）を飲ませたとしてもこれは効きませんでした。また、原虫はどんな同調コードを入れて試しても動

きませんでした。暴れないようにするくらいが精一杯でした。それ以外はすべて良くなっています。

ただ、処方水（情報水）だけで治療するには、従来からの約１，６００の同調コードだけでやっていては難しいと思います。それらの同調コードだけで治るケースもあるのでしょうが、それ程、多くの成果は期待できないのではないのでしょうか。

私がＰＲＡに取り組むようになって、まず、最初に感じたのは、「果たして、これだけの同調コードで充分な治療成果が上げられるのだろうか。」との疑問でした。もちろん、動物特有の病気がありますから、それが不足しているのは当然のことなのですが、人間と共通しているものもたくさんあります。その共通する同調コードを見ていて、これだけではなかなか治らないのではないかと感じていました。

ＰＲＡ臨床研究会で、「同調コードがヒットしなければ治らない（＝治療に必要な同調コードが処方されていなければ治らないとの意味)」との発表を聞き、やはり治療のためには新しい同調コードの採取が必要不可欠だと考え、新しい同調コードの採取に挑戦、積極的に取り組むようになりました。同調コードの採取には、研究会で教えてもらったテクニック（カードでも可能）が役に立っています。

最初は大変でした。１つの同調コードを採るのに、１時間以上もかかっていました。今では５分もあれば採れるのですが、始めの頃は、プローブ操作に慣れていないので、何度も何度も確認しながらコード採取の操作に取り組みました。処方水（情報水）での治療効果をより確実なものにするためには、自分が必要とする同調コードを何としても採りたいとの一心で一生懸命でした。

ただ、同調コードを採る操作だけについて言えば、操作に慣れればそれでよく、特に問題は無いのですが、それぞれの症状に対して、治療のためにどんな同調コードを採ればよいか。これにはとても頭を悩ませています。単に病名や部位の詳細な同調コードを採ったとしても、診断のためには必要かもしれませんが、治療にはそれほど意味があるとは思えません。

治療のためには、病気や症状の本質を的確、適切に捉えた同調コードを採ることが重要になります。病理学的な切り口からは当然のこと、病気や症状の原因を様々な切り口から見つめ直し、幅広い視野と柔軟な発想からの同調コード採取に取り組む必要があります。

治療成果を上げるためには、どのような同調コードを処方（入力）すればよいか、すべてそれは治療に取り組む医師の判断にかかってきます。結局、これはＰＲＡに取り組む医師の医師としての力量が試されているということであり、どうすれば治すことができるか、医師として真剣に考え、悩み、勉強し、研究することが求められることになります。

日々の臨床において、治療のために必要と考えられるあらゆる同調コードを処方（入力）した処方水（情報水）を作って治療に当たっています。作った処方水（情報水）に効果が無ければ、何故効かないのか、何が足りないのかを、もう一度よく考えます。不足する同調コードがあれば、新しく必要な同調コードを採り、それを入れた処方水（情報水）を作って効果を確認します。処方（入力）した同調コードがヒットすれば見事に効きますよ。

私から言わせてもらえば、「ＰＲＡの処方水（情報水）が効くか、効かないか？」というような問いかけは全く無意味です。肝心なことは、「効くような処方水（情報水）を作れているか、いないか？」それが問題で、必要な同調コードが入った処方水（情報水）であれば効きますよ。

無論、服用する患畜の免疫力が加齢やストレスで低下していたりすると、なかなか反応してくれないこともあります。処方水の強さを変えたり、コードを工夫しても反応しないときは、最後が近づいている場合が多いようです。』

自然治癒力を高める＝癌への取り組み

『ＰＲＡ臨床研究会で私が癌の発表をした時に、治療のために、どんな癌の同調コードを処方（入力）しているのかとの質問がありました。私としては、癌の種類をいくら詳しくコードにしても、診断には意味があるのかもしれませんが、治療にはあまり意味がないと考えていますので、他の先生方と同じ程度の癌の同調コードしか入れていませんと答えています。

いくら癌の種類を詳しく同調コードを採り、それを処方（入力）した処方水（情報水）を飲ませたとしても、それ程、癌に効くとは思えません。それよりもっと本質的なところの同調コードを処方（入力）する必要があります。

癌だけに関わらず、他の病気についても同じですが、病気を治すための同調コードの処方を考えるならば、例えば、免疫力についても、もっと突っ込んだ同調コードの採り方を研究する必要があると考えています。

免疫というのは、原因物質に対して体がどんな反応をするか。適切に反応しているのか、過剰に反応しているのか、あるいは反応していないのか。体の外からの原因物質に対して、過剰に反応するのがアレルギーであり、反応が弱ければウイルス感染、細菌感染、真菌感染ということになります。体の中のものに過剰反応するのが自己免疫疾患で、反応しなかったら癌ということになります。

病気の根本原因には免疫力が大きく関係しています。この免疫力を高める、自然治癒力を高めることが治療の一番の重要なテーマになります。癌だけでなく、ウイルス感染、細菌感染も同じです。骨がずれたという様な場合を除いて、ほとんどの病気の治療に共通するテーマで、そのテーマに沿った適切な同調コードの処方、採取が最も重要になります。

処方水（情報水）の作成では、自然治癒力を高めるための共通の同調コードの処方と、後は、癌なら癌ですよという治療の方向付けの同調コードの処方ということになります。

同調コードの処方に際しては、テスト結果の良い悪いに関係なく、全身の臓器、器官等の同調コードは入れています。問題のある臓器、器官等は出来る限り詳細に入れますが、問題の無い臓器、器官等は、例えば肝臓、心臓という様なレベルの同調コードを入れています。ホルモンバランス、ミネラルバランス、代謝障害等、全身のバランスを考えた同調コードも入れています。ＰＲＡは免疫力を上げれば治る病気には強いですよ。』

『癌も２０症例程やっていますが、成績はいいですよ。良くならなかった子はいません。癌が無くならなくても、癌が判らないほど小さくなり、元気になったという症例まで入れれば、最初の頃を除き１００％です。

今から考えると、最初の頃は、癌に処方する同調コードが不足していました。私自身が、癌について対処するための考え方がまとまっていなかったことや、癌を治すために必要な同調コードが充分に採れていなかったことが原因で､新しく有効な同調コードが採れる度に治療成績が上がっていきました。

姉のところのワンちゃんの場合もそうでした。リンパが腫れてどんどん大きくなってきたので、それまでに処方していた同調コードを使って処方水（情報水）を作り飲ませてみたのですが、それでは駄目で、癌がどんどん大きくなっていきました。これでは物が食べにくいだろうなと思うほど大きくなってしまいました。

それまでに処方していた同調コードで、皆、良くなっていたのに、この子だけは駄目、効かない。姉からも何か新しい同調コードを考えてみてと頼まれて、いろいろと考え、悩み、勉強をして、新しい同調コードを６コード採りました。それを試してみたら大成功。どんどん小さくなって、今は全然わからない程になりました。探してみると微妙にしこりというか、袋のようなものがあるのが判る程度。本人はすごく元気になっています。また再発したらとも思いますが、今は処方水（情報水）も飲まずに元気にしているので、もし再発したとしても、この処方でいけるのではないかと考えています。』

『動物の癌の場合は、人間と違ってあまりいろいろなことをやっていないのでやりやすいと言えます。抗がん剤や放射線治療などをやっている場合、副作用が強く出ている時や、それが比較的落ち着いている時とではテスト数値の出方が変わり、その状況をよく把握しておかないと判断がつかなくなる心配があるのではと思います。また、治療成果も判断しにくくなります。

動物の場合、比較的、処方水（情報水）だけでやれるケースが多いのですが、それでもいろいろあります。この間も、リンパ腫のワンちゃんだったのですが、掛かりつけの先生に甲状腺のところを手術で取ってもらい、「すっかり綺麗に取れたから、もう大丈夫ですよ。」と言われているということだったのですが、飼い主の妹さんが心配をして、念のためにと、私のところにお見えになりました。

ＰＲＡで癌をチェックしてみると、やはり癌は他に転移していました。しかしお姉さんは主治医の先生を信頼し、ＰＲＡを全く信用していないから、いくら言っても聞かない。仕方が無いので、妹さんはお姉さんを説得して、処方水（情報水）を飲むことだけは了解させて飲んでもらっています。癌はだんだんと良くなってきています。

先日も、連絡があって、どうもそのワンちゃんの立ち居振る舞いがおかしい。足がよくないみたいですとのことだったので、ＰＲＡテストをやってみると、リウマチがあることが判りました。リウマチの同調コードも合わせて処方して、処方水（情報水）飲ませたところ、今は元気に走りまわっているとのことでした。

この子には食物アレルギーがあって、チキンが駄目。主治医の先生の勧めでチキンベースの療法食を採っているのですが、結果的には前より食べ物が悪くなってしまった。やめた方がよいと妹さんには言うのですが、お姉さんが信頼している主治医の先生が勧めているからということで、どうしようもありません。

動物の癌に処方水（情報水）がよく効く理由の一つに、動物は癌に対してのストレスが少ないという理由が挙げられるのではと思います。動物は癌に限らず、症状に対して対応が素直。あるがままに受け入れる。辛ければあれこれと考えずに寝ているだけ。癌になったら癌のまま、片足が無くなったら無くなったまま生きている。治療も素直に受け入れてくれる。人間はいろいろと思い煩い、無理をする。だからストレスも大きい。

動物の癌の治療で気になるのは、処方水（情報水）が効き出すまでの時間の問題。動物は治るのも早いのですが、悪くなるのも早い。最初の頃は、処方水（情報水）が効き出す前に亡くなってしまうのではないかとよく心配をしていました。今なら、点滴をＰＲＡで処方（入力）したり、処方水（情報水）を飲ませる量を増やしたりしてコントロールできるようになったのですが、当初はそれも解りませんでした。今は約１週間で効き出すようにできています。

動物は発情期が来ると癌が一気に進行します。不妊手術をしていない雌の場合は、発情期の時期が一番気になります。発情期が来るまでに処方水（情報水）が効いて、手術をしなくても済むかどうか。間に合いそうもない場合は、仕方が無いので手術をして取っておくことになります。』

『今まで癌をやっていて良くならなかったケースが無いので、ＰＲＡで癌が見つかったとしても、これ位の癌なら大丈夫と思って、つい簡単に、「癌ですね。」と言ってしまい失敗することがあります。飼い主さんの中には、「癌」との言葉にショックを受けて涙ぐんでしまう人もいる。「癌」＝「死」と思ってしまわれるのでしょうが、私にとってはそんな大変なことではないので、つい口から出てしまうのです。

飼い主さんが癌に気付くのは、表面上にしこりが出て、それが大きくなり、変なところから出血したりして気が付くことになるのですが、まずは、それがきれいに治ります。昨年も、お尻の周りから出血しているとの相談があり、触ってみて痛がりますかと聞いてみると、痛がらないと言われる。肛門で炎症を起こしているのなら痛がるはずで、これは癌かもしれないと思って来てもらうことにしました。

ＰＲＡテストで確認すると前立腺がんでした。去勢をしていないので、治しても再発する可能性が高い。飼い主さんには、癌がよくなってきたら、時機を見て去勢手術もしましょうと言っておいたのですが、今は、すっかり元気になりました。飼い主さんからは早く去勢手術をしてほしいと催促され、近いうちにやろうと思っています。

癌の治療に取り組んでいて感じていることは、体は、自らの生存を脅かすというような重大な症状から、まず治していこうとするのではということです。例えば、処方水（情報水）で治療しようとしたときに、足の皮膚に真菌が感染したという様な場合と、癌の場合とを比較すると、癌の方が治りが早いように感じています。

癌が体にとって命取りとなる大変な病気であるがゆえに、体も最優先で反応しようとしていて、それを処方水（情報水）でうまく引き出してやることができれば、他のそれ程深刻でない病気と比較して、早く治せることになるのではと考えています。』

食物アレルギーを診る

『動物の健康にとって食べ物は大変重要です。ドックフード、キャットフードなど、人間と違って、動物は食べるものが限られていますので、食べ物をよく調べておかないと駄目。体に合わないものをずっと採り続けることになり、体への影響が大きくなります。

以前と違って、ペットフードを食べさせる飼い主さんが増えています。材料を厳選して作られたペットフードならいいのですが、中には劣悪なものもあります。所謂、ジャンクフード。１０kg、２,０００円という様な安いものは、どんな材料のものが使われているかわかりません。体に合わない、体に悪いものを、毎日食べさせていては、体に良くないのは当たり前のことです。

ＰＲＡで食物アレルギーをチェックして、それが含まれているものは避けるように指導しています。人間の場合、たとえ合わないものを食べたとしても、それを毎日食べ続けることはまず無いので、ひどいアレルギーの場合を除き、それ程問題は無いのでしょうが、動物の場合は、毎日採り続けることになります。

例えば、鶏肉にアレルギーがあるのに、鶏肉入りのフードを食べ続けていると、脱毛を起こしたり、皮膚のかゆみが出たり、下痢をしたり、便秘をしたり、嘔吐したり、肝臓や腎臓を悪くしたりと、全体的に免疫力が落ちてしまいます。そんなケースには、処方水（情報水）を飲ませても、免疫力の上りが悪く、治りも悪くなります。不定愁訴には、この食べ物アレルギーが原因と考えられるケースが数多く診られます。

ＰＲＡでの食物アレルギーのチェックで悩んでいるのは、食べたことが無い食べ物のアレルギーをどうチェックするか。食べたことが無い物のアレルギーをＰＲＡでチェックしてみると、アレルギーが出るものと出ないものとが出てきます。ＰＲＡのチェックでアレルギーが無いと出ていたのに、食べ出してからアレルギーが出てくるケースがあります。これを事前にチェックするにはどうすればよいか悩んでいます。

動物の場合、食べ物が合わないと自分から食べようとしないケースがあります。犬の場合、これが多いのですが、合わないものは食べない。この場合であれば問題は無いのですが、合わないのに好きで、よく食べるというケースがあります。これは猫に多い。ＰＲＡでチェックをすると合わないと出ているのに喜んで食べている。

人間の場合も、体に合わないのに好きで食べたくなるということがまれにありますが、大抵は体に合わないものは何となく嫌いで、食べたくないと思うのが普通です。体に合わないものは、何と無く食べたくない、嫌いだということで食べない。それは体が無意識のうちに拒絶しているということだと思います。

ですから、親が子供の偏食を治そうとして、嫌いなものも無理して食べさそうとするのも気を付けないといけない。私も子供の頃は、好き嫌いが激しかった。嫌いなもの、食べたくないものが一杯ありました。でも親は子供のためと思って嫌いなものでも一生懸命食べさせようと努力してくれました。

当時は今のように食物アレルギーという考え方は無かったので、誰も気にしていなかったのですが、今、ＰＲＡで私自身の食物アレルギーをチェックしてみると、ひどくは無いのですが、かなりの食べ物にアレルギーがあるのがわかります。子供の頃、それを無理して食べようと努力していたのですから、体にとってはかなりの負担がかかっていたのではと思います。今から考えると、子供の頃の体調不良の原因の一つに、これがあったのではと考えています。

動物の場合にも、食べたがらないフードは無理に食べさせないようにした方がいいです。好き嫌いは体の防御反応の一つだと思います。動物は敏感に感じているのです。

処方水（情報水）の場合でも、この敏感さがよく判ります。処方水（情報水）と普通の水を置いておきますと、まず、処方水（情報水）を飲みます。そして処方水（情報水）を一定量飲んだ後、ただ水分が欲しいだけの時は、普通の水を飲んでいます。

当初は、処方水（情報水）の原液を希釈したものを飲ませていたのですが、真夏でもないのにあまりにも飲み過ぎるので、今は、処方水（情報水）の原液と、普通の水をやるようにしています。うちのワンちゃんも、今１７歳ですが、処方水（情報水）を飲み続けています。年齢が年齢ですから若い子の様にはいきませんが、年相応に元気です。

ＰＲＡでペットフードをチェック、大丈夫なペットフードを３種類位に絞り込んで、それをネットなりペットショップ屋さんから取り寄せてもらうように指導しています。犬については、オーダーできるところを紹介しています。これこれの食材で作ってくださいとメールかファックス、電話注文できます。製造元にいろいろ要望を出しても、最初はなかなか取り合ってもらえなかったのですが、最近はこちらの希望通りのフードを作ってもらえるようになってきました。私のところでは手間がかかるので、直接、ペットフードは出していません。』

動物にとっての最大のストレス

『動物にとっての最大のストレスは発情期のストレスです。雌犬の場合は、年２回、発情期が来ますが、発情期には激しいストレスにさらされることになります。本来であれば、交尾、妊娠、出産、授乳と、子供を育てていくことでホルモンのバランスは取れていくのですが、それができない時のストレスは激しいものになります。

雄の場合も大変です。雌犬の場合は年２回ですが、雄犬の場合は、周りに発情期の雌犬がいれば常に発情することになります。交尾できればいいですが、交尾できなければ、このストレスも大変。鎖をちぎってでも飛び出していくことになります。

猫の場合も同様です。２週間、鳴き声がうるさくて寝られない程です。猫は発情期に妊娠しないと、１か月程してまた発情することになります。雌猫がこの時期に外に出て行ってしまうと、妊娠して帰ってくることになります。子供が生まれたら生まれたで、今度は飼い主さんが大変。その子供をどうしようかということになります。

人間の場合は、性交渉は生活の一部で、それほど酷いストレスになることはありませんが、動物の場合はそれが全て。種の保存が生存の最大のテーマですから無理もありません。

私は動物が病気になる大きな原因の一つに、この発情期のストレスがあると考えています。このストレスが、動物の免疫機能の低下の大きな原因の一つになっている。癌のところでお話ししたように、発情期になると癌が一気に進行するのも、これが原因と考えられます。

不妊手術や去勢手術をしていない子は、癌になる確率が高くなります。普通、５,６歳くらい迄は癌化しないのですが、最近は早くなって２歳で癌化するケースが診られます。猫の場合、ネコ白血病ウイルスやエイズウイルスを持っていると癌化しやすくなります。

私は本人のためにも、不妊手術と去勢手術はやっておいた方がよいと言っています。不妊手術や去勢手術をしていないと、不用意に子供が増えて、殺されてしまうのが可哀想だということもありますが、不妊手術や去勢手術をしておけば､それぞれこの酷いストレスから解放されることになるからです。

病気の問題だけではありません。犬や猫が家を飛び出して帰ってこれなくなるケースには、大きな音に驚いて飛び出していくというようなこともありますが、不妊手術や去勢手術をしていない子が、発情期に出て行って帰ってこれなくなってしまうケースが大半です。誰かに拾われて育ててもらえればいいのですが、大抵は、保健所に連れられて行かれて、そのままになったり、交通事故に会ったり、餌をもらえずに飢え死にしたり、帰ってきたけれどガリガリに痩せていたりと、可哀想なことになってしまいます。そんなことにならないためにも手術をお勧めしています。

食べ物が合わなくて免疫力が低下しているところに、発情期のストレスが重なって癌化しやすくなる。不妊手術や去勢手術をして、体に合った餌を食べ、フィラリアの予防をする。この３つさえ、きちっとしておいてやれば、病気にかかりにくく、最期を迎える少し前まで元気に過ごせるでしょう。後は、持続感染ウイルスが一生不顕性感染で終わるかどうかです。』

持続感染ウイルス＝エプスタインバーウイルス（ＥＢ）について

「自然治癒力を高める＝癌への取り組み」の項でご紹介した、リンパ腫で治療をした姉のところの犬が、昨年７月～８月にかけて急にぐったりし、呼吸が荒く、体温が高く、処方水も飲めなくなりました。どうしようもなく処方水の点滴も考えたのですが、ストレスにもなるとのことで、ＰＲＡで遠隔治療をすることになりました。

最初は情報を送っていても症状は変わらなかったのですが、その内に、送っている間は呼吸が穏やかになり、遠隔治療を止めると悪化するを繰り返していました。しばらくすると、送らない間も呼吸が安定するようになり、到頭、自分で処方水を飲めるようになりました。現在はとても元気です。

この犬はＥＢウイルスを持っていたので、いつ悪化するかと心配していました。動物では骨髄幹細胞移植などできないので、発症すればそれで命取りになります。ＰＲＡのお蔭で命が助かりました。前回と違って、リンパ腫は大きくなっていませんでした。

（持続感染ウイルス＝エプスタインバーウイルス（ＥＢ）は、東京医科歯科大学、血液内科学講師の新井文子医学博士によると、

（１）人間では、５歳までに５０％が不顕性感染、２０歳までに９０％以上が感染

（２）思春期以降の感染では、伝染性単核症と言われる。

（３）口を通じて感染すると、喉頭粘膜とそこのＢ細胞に感染、ウイルス粒子を作って増殖するが、免疫細胞に抑えられ、不顕性持続感染となる。その時、Ｂ細胞は不死化、巨大化する。免疫力が低下した時には増殖するときもあるが、通常は抑えられる。

（４）ＥＢウイルスが増殖して、血液中にＥＢの遺伝子が存在するときには、ＥＢはＢ細胞ではなく、障害性Ｔ細胞やＮＫ細胞の中で増殖していて、ほんのちょっとした刺激でリンパ球が活性化し、種々のサイトカインを出し、炎症を引き起こす。治療抵抗性の慢性疾患では、ＥＢウイルス感染を疑う必要がある。

（５）障害性Ｔ細胞やＮＫ細胞の腫瘍で塊を作らず、化学療法は効かない。

造血幹細胞移植が唯一の治療法である。）

フィラリアについて

『フィラリアの同調コードも採っています。始めて不妊や去勢手術にこられた場合には、ＰＲＡでフィラリアをチェックするようにしています。

以前、こんなことがありました。ワンちゃんの不妊の手術に初めてお見えになられたので、念のために、ＰＲＡでフィラリアとそれに関連する項目のチェックをしてみると、フィラリアは陽性、肺にも異常があると出ました。不妊の手術中も呼吸が少しおかしかったので、飼い主さんには、フィラリアが陽性と出ているので、フィラリアの薬を飲ませた方がいい。私のところでなくてもかまわないので、掛かりつけの先生のところに行かれて、フィラリアの薬をもらって飲むようにしてくださいとお話をしました。

ところがその後、その飼い主さんから電話が入り、掛かりつけの先生の所で血液検査をしてもらったら、フィラリアは陰性だった。その先生から、どこの試薬を使って検査をしたのか、外部の検査機関に出したのなら、どこに出したのかを確認して欲しいと言われたとのことでした。

私のところでは試薬を使ってやっているのではなく、ＰＲＡという装置を使ってチェックをしています。ＰＲＡで診る限りフィラリアは陽性ですので、薬を飲まれた方がいいですよと返事をしておいたのですが、その後どうされたのかは判りません。

以前、こんなことがありました。小型犬の飼い主さんが、どうもワンちゃんの様子がおかしい。妙な咳もするということで、近くの病院に行かれたそうです。この様な時、病院では、まずフィラリアを疑い血液検査をしますが、フィラリアの検査結果が陰性だったので、フィラリアはいないものとして治療を進められたそうです。しかしなかなか治らない。どうにもならないということで、こちらにお見えになりました。

ＰＲＡでチェックしてみると、フィラリアで心臓がよくないとの結果が出ました。何とか間に合えばと思ってフィラリア関連の同調コードを処方（入力）した点滴をやり、処方水（情報水）も飲ませました。少し良くなるかなと思ったのですが、残念ながら５日後に亡くなってしまいました。

飼い主さんはフィラリアということで納得しておられましたが、「フィラリアがこんなに怖いものとは知らなかった。ちゃんと予防をしておくべきだった。」と言っておられました。小型で室内犬だからフィラリアは関係ないと思って予防されない飼い主さんが多いのですが、室内にも蚊がいます。散歩にも出ます。蚊に喰われないことはありません。血液検査で出ないほどの量であっても、体の小さい小型犬にとっては重大なことなのです。

ＰＲＡテストは敏感に出るので、よくこんなことが起こります。』

（追加説明）

血液でのフィラリア検査薬は、性成熟した雌の生殖器官からの分泌物の量を測定し、一定以上であれば陽性、一定以下であれば陰性、その間を偽陽性と判定します。しかも元気な雌３匹以上で１００％陽性となります。雄、性成熟していない雌、元気のない雌は分泌物をほとんど出さないので陰性となります。最近は、予防薬を８ヶ月程服用することが多いので、感染仔虫やミクロフィラリアを殺す以外にも、成虫にダメージを与え弱らせる効果があります。ですから、血液検査で陰性と判定された場合は、予防薬を服用できる程度にフィラリアがいると判断した方が無難です。ＰＲＡでは、雄でも、雌でも、元気であろうが弱っていようが、生きている成虫を標的にしています。血液検査と結果が違って当たり前です。この相違を飼い主さんにきちんと説明をしておかないと、薬を１２カ月分売るためにでたらめを言っていると思われかねません。血液検査の感度はＰＲＡより低いためだと説明しています。ミクロフィラリアも、昼間は体表面の血管にはあまりいません。夕方から夜間にかけて体表面の血管に出てきます。ミクロフィラリアが少ないと、昼間顕微鏡では見つけられない可能性があります。

ＰＲＡテストについて

『動物はものを言いません。あそこが痛いとか、ここが痛いとか。これを食べたら気分が悪くなるとか、何も言いません。飼い主の方がよく気が付く人であればいいのですが、そんな飼い主さんばかりではありません。

例えばワンちゃんの場合、室内犬ならまだいいのですが、外で飼っている場合などは、気が付いた時にはかなり病気が進行しているということが結構あります。「いつ頃からこんなふうになったのですか。」とお尋ねしても、「さあー？」と言われるだけ。

動物が何も言わなくても、ＰＲＡで気になるところを全部チェックできますから助かっています。ＰＲＡのテスト結果はその場で出ますから、診断や治療の方針が立てやすくなります。また、物言わない動物だけに「情緒・感情」といった類の同調コードも役に立っています。

どんな動物でも診ることができています。うちの患者さんには文鳥もいます。１２歳の文鳥で、２年前から診ていますが、うちに来られる前には癌の手術をしていました。その癌がまた少し大きくなってきたので、癌の処方水（情報水）を飲んでもらっているのですが、癌は徐々に小さくなり、元気です。手術をされた先生は、癌ではありませんと言っておられるようですが、ＰＲＡでは癌と出ています。

先日、その文鳥の写真を見せてもらいましたが、１２歳というのにとても毛艶がいいのに驚きました。とても綺麗な毛をしている。もちろんこの子に飲ませている処方水（情報水）には、最初から、毛の関連の同調コードは処方しています。

動物園の動物なんかも判らないことが多いのではないでしょうか。ＰＲＡテストが写真でも可能ということから言えば、猛獣なんかにもいいですよね。全身の状態をチェックできる。飼育にはうんと助かるのではないでしょうか。ＰＲＡテストをして初めて判るということが沢山あると思いますよ。

ウイルス感染なんかの場合、神経に感染する子がいます。神経に感染すると、癲癇みたいな症状を起こしたり、足がマヒしたりとかの症状が出ます。そんなケースでも、ＰＲＡテストでどこが感染しているのかが簡単に判ります。神経に感染するウイルスの同調コードをいくつかひっぱり出してきて調べればいいだけのことです。

ＰＲＡがあればこそ診断がつくというケースが沢山あります。私の診療にＰＲＡは欠かせないものになっています。』

ＰＲＡでの治療をテーマに

『ただ、診断で、ＰＲＡを使って調べるつもりになれば、どこまでも詳細に診ていくことができますが、私は、そのことにはあまり興味がありません。いくら詳しく調べて診断がついたとしても、それだけのこと。治らないと意味がありません。もちろん未病に治すということは大切なことなのでしょうが、病気になることがある以上、それを治さないと意味が無いと考えています。

私にとって、ＰＲＡの臨床応用の最大のテーマは、処方水（情報水）による治療です。より早く、より確実に治すためには、どんな同調コードを、どのように処方すればよいのか、どんな同調コードを採ればよいのか、一生懸命考え、頭を悩ませ、勉強しています。

診断のための同調コード採りと、治療のための同調コード採りとでは、コードの採り方の考え方、見方にかなり違いがあります。正確な診断のためにはより詳細な同調コードを採ることが必要になりますが、治療のための同調コード採りでは、詳細な病名や部位名などではなく、もっと病気の本質に迫るような同調コードを採る必要があります。

病気を突き詰めて考えていくと、治療のための同調コードとは、それほど複雑で詳細なものではなく、全ての病気に共通するようなシンプルで包括的なものになってきます。自然治癒力を高めるために役立つもの、それが治療のための同調コード採りの大きなテーマとなってきます。

新しく採った同調コードに意味があるかどうかは、すぐ答えが出ます。治ったか治らないかです。それ以外にありません。犬、猫の場合は、結果が早く出ます。もちろん治るのも早ければ、悪くなるのも早いですから言い訳はききません。私も、今ではＰＲＡでの治療に自信を持ってやっていますが、最初からうまく行っていたのではありません。ここに至るまでには様々な試行錯誤がありました。

最初の頃の患者さんで、私がＰＲＡの治療に自信を持つきっかけを与えて頂いた方がいます。癲癇のワンちゃんの飼い主さんで、その子の癲癇が治るまでの２年間、処方水（情報水）を飲み続けて頂けました。よく続けて頂けたものだと、今でも感謝しています。

ＰＲＡに取り組みだした最初の頃ですから、あまり良い同調コードを処方できず、途中、何度も癲痫の発作が出ることがありました。癲痫が出たと聞いては、処方水（情報水）を作り直し、新しい同調コードを採り、それを入れた処方水（情報水）を飲んでもらう。これを何度も繰り返し、それが２年間続きました。

本当に辛抱強くよく続けて頂けたものだと思います。この時の試行錯誤の経験と、勉強が、私がＰＲＡでの治療を進めて行く上での大きな自信の裏付けとなりました。

後で、この患者さんに、何故これ程まで続けて頂けたのかとお尋ねしたところ、「最初にもらった処方水（情報水）を飲ませると、この子がびっくりするほど元気になり、あっ、これは本物だと思いました。処方水（情報水）を飲ませていると、癲痫は起こるのですが、症状は以前と比べて軽くなり、時間も短く、発作の回数も減ってきました。きっとこれは良くなるだろうと思って飲ませ続けていました。」とのことでした。

処方水（情報水）を飲んで、少しでも変化があるということは、処方する同調コードを追求していくことで、さらに治療の可能性を高めることができます。適切な同調コードの処方や、的確な同調コードを採ることができれば、処方水（情報水）で治すことができるのです。患者さんに断られてしまえばやむを得ませんが、そうでない限り治療者として追及を続けていくべきだと思います。

いずれは今の研究成果をまとめて、症状別の治療用コードの処方パターンを作りたいと考えています。そうすれば、たとえプローブ操作ができなくとも、ＰＲＡを使って治療だけはできるようになります。後は、エナジーの強さや回数、飲ませる量の問題ですが、これもある程度パターン化できるのではと考えています。

第Ⅲ章　ＰＲＡの歩みと機能解説

第Ⅰ章、第Ⅱ章でご紹介してきましたように、ＰＲＡの臨床応用の研究成果には目を見張るようなものがあり、私（堀尾）が、１６年前にＰＲＡ－ＮＫ型と出会った頃に比べると、臨床応用の深まりは驚くほどで、１０年一昔の言葉を実感させられる毎日です。

一方、これほど臨床で多くの成果を挙げ、有効に活用されているにもかかわらず、医学界でのＰＲＡ療法への評価は芳しいものではありません。全国で約６０ヶ所の医療機関でＰＲＡの臨床応用研究に取り組んでいただけるようになりましたが、医療機関全体から見れば、まだまだ極々僅かでしかありません。

ＰＲＡが認知されない最大の理由は、言うまでもなく医療機器としての認可が得られていないことにあります。私たちも、いずれは医療機器としての認可をと考えていますが、その道程はかなり遠いと感じています。

理由は、認可を取得するために掛かる膨大な費用の問題と、それ以上に難しい、「原理、現象についてのコンセンサスが得られるかどうか」という問題です。医療器としての認可を受けるための小手先の手段として、装置の本来の機能ではなく、認可を受けやすい付属的な機能で認可を受けて、医療器として販売してはどうかという提案をして頂くこともあるのですが、出来る限りそれはやりたくありません。ＰＲＡ本来の機能で認可を目指したいと考えています。

アルバート・エイブラムスによって発見されたＥＲＡ現象（２５頁・「アルバート・エイブラムスのＥＲＡ」項を参照）は、臨床における革命的な発見とも言えるものなのですが、残念ながら、現在の科学常識、医学常識から見ると理解し難い現象であり、広く医学界のコンセンサスを得られるには至っておりません。

私自身の体験から言っても、ＥＲＡ現象そのものが、私たちにとってあまりにも馴染みの無い現象であることから、自らＰＲＡ装置が使えるようになるか、受診者となって体験しない限り、話を聞いただけではとうてい納得できないのではないかと思います。

ＰＲＡの説明をしていても、多くの医師の反応は冷ややかで、内心、「そんな馬鹿なことが」と頭から否定しておられるのがよくわかります。そしてこれら一人一人の医師の素朴な反応が、そのまま医学界全体の反応となっているといえます。

私どもがＰＲＡ－ＮＫ型を引き受けた１６年前に比べると、様々な代替医療に興味を示される医師の数も増え、ＰＲＡを理解していただける医師の方も増えてきたとはいうものの、残念ながら、まだまだその数は僅かでしかありません。

現在、ＰＲＡの臨床応用研究に取り組んで頂いている医療機関は、院長お一人のクリニックに限られています。その理由は、複数の医師がいる病院では、たとえ病院長がＰＲＡに理解を示していただき導入を考えられたとしても、院内のコンセンサスを得ることが難しく、導入を断念されるケースがほとんどで、ましてや、勤務医の先生がＰＲＡを使いたいと考えても、個人的に研究用に使えるだけで、勤務先に持ち込んで臨床で使用するのは、同様の理由でまったく無理な状況にあると言えます。

ＥＲＡ現象＝ＰＲＡの原理のコンセンサスを得るための道程は遠く、私どもの力不足を含め、いくつもの大きな壁があります。それを乗り越えていくのは容易ではありませんが、その一つ一つを諦めずに乗り越えていくことこそが、私たちの使命であると考え、その第一段階として、装置の機構、機能の詳細な検証に、この１６年間取り組んでまいりました。

ＰＲＡの解明に取り組むに当たり、中村元信先生、志水裕介先生と、私どもとの間で確認したＰＲＡの原理解明への取り組みの基本方針、「全てを説明しようとしてあわてて仮説を立てない。まずは、解ることと解らないことを整理する。そして解らないことは解らないこととしてそのままに、解ることだけを解明する。解らないことについては不用意に説明をしない。解らないことについては、今後の、臨床での症例や経験、機能の検証などを積み重ねることにより見えてくるものをもとに、それらを整合性を持って説明できる仮説を組み立てるようにする。」に基づいて、一歩、一歩、歩みを進めて来ました。

この章では、この１６年間の取り組みの中でわかってきたことを出来る限り詳しくご紹介したいと考えています。ただ、今までの経過を詳しく書こうとし過ぎるあまり、読まれる方にとっては退屈で面白くない記述になる箇所が出てくるかもしれませんが、今後、この新しい医療技術がさらに進歩していくための基礎となるよう、できる限り正確に詳しく書き進めて行きたいと思いますので、よろしくご理解ください。

この章を読んでいただくことで、ＰＲＡへの理解が深まり、「そんな馬鹿なことがあるはずが無い」から、「あるかもしれない」に変わっていただけたとしたら、これほど嬉しいことはありません。

（1）この２０年を振り返って

波動測定器の登場

ＰＲＡ－ＮＫ型をはじめとする波動測定器と名づけられたこの種の装置や、その原理説明が、わが国でどのような変遷をたどってきたかについて、簡単に触れておきます。

わが国で、「波動」や「波動医療」などの言葉が使われるようになったのは、今から約２０年前、江本 勝氏（㈱Ｉ．Ｈ．Ｍ．代表取締役）が、ＰＲＡ－ＮＫ型と同種の装置である、ＭＲＡ（= Magnetic Resonance Analyzer・共鳴磁場分析器／アメリカ製。頭部ＭＲＡ＝磁気共鳴血管造影ではありません）を、「波動測定器」との名称で、わが国に紹介したのが始まりでした。

江本氏はその装置を紹介する書籍「波動時代の序幕」（サンマーク出版）の中で、装置の原理や機能を「波動」という言葉で紹介するとともに、あらゆる自然現象や様々な不思議現象についても、「波動」をキーワードにその持論を展開しておられました。

「すべてのものは波動でできており、それぞれに固有の波動がある。ＭＲＡは、その波動の良し悪しを測定できる装置であり、身の周りにあるすべてのもの、水、食物、生活用品、自然環境、社会環境、人間関係、さらには言葉などの波動の良し悪しが測定できる。人の体も同様に、波動の良し悪しを測定することで、病気の診断ができ、病気の原因となっている悪い波動を消すことで病気の治療ができる。」などの説明がされていました。

「人との相性が合うのも、互いの波動が合うからであり、物との相性も波動が合う合わないがある。波動値の低い悪い波動のものは避け、波動値の高い良い食品やサプリメント、水などを摂るようにしたほうがよい。常に良い波動のものを身に着け、身の回りに置くようにしたほうがよい。土地や家にも、良い波動の場所や、方位、間取りがあり、悪い波動は避けたほうがよい。芸術性の高い音楽や絵画の波動値は高い。言葉にも、良い波動の言葉と悪い波動の言葉があり、良い波動の言葉を大切にしなければならない。」などなど、「癒し」を求める時代風潮の中、「波動」という言葉は一時期ブームとなり、「波動測定器」は多くの人の注目するところとなりました。

江本氏が紹介したＭＲＡという装置の原理説明については、装置の名称、ＭＲＡ（= Magnetic Resonance Analyzer ／共鳴磁場分析器）が示すように、磁気共鳴という概念を持ってきて説明されています。「物質の持つ固有の振動（＝磁気波動）を、装置によりコード化、テスト対象物の固有の波動との共鳴の程度を捕捉、数値化することにより、テスト対象の波動の良し悪しが判定できる。これは健康な人の臓器や組織の波動をコード化することで、診断に応用ができ、さらには体の不調や病気の波動を矯正するコードを作成することで、治療にも応用ができる。」などの説明がされていました。

ＭＲＡに続き、国産の機種として、中村國衛医学博士が中心となって開発されたＰＲＡ－ＮＫ型（当時はＱＲＳ）や、ＭＩＲＳ（Magnetic Inspire Resonance Spectrum）、ＬＦＴ（Life Field Tester）等が発表されましたが、何れもがＭＲＡと多少のニュアンス、用語は異なるものの、原理説明の点においては大きな違いは無く、装置の独自の機構として微弱磁気エネルギーを測定する機能があり、装置の操作にオペレーターの介在を必要とする意味は、微弱な反応を増幅するためとの説明が中心でした。

それぞれの装置の発売に伴って出版された書籍としては、「蘇生力」（中根滋著／ビジネス社・ＭＩＲＳを紹介）、「情報水だけがあなたの病気を知っている」（増田寿男著／メタモル出版・ＬＦＴを紹介。この中では、江本氏や、中根氏の説と違って、オペレーターの感知機能が取り上げられています。）

などがあります。この他、波動装置を紹介する書籍としては、「波動を知って百歳を得よう」（日比孝吉著／文化創作出版）、「驚異の波動医療」（福岡博史・芦田典子共著／廣済堂）、「新世紀の代替医療」（大森隆史著／たま出版）などが出版されています。

ＰＲＡ－ＮＫ型は、当時、北里大学分子生物学助教授であった中村國衛医学博士が中心となって、アメリカ西海岸から持ち帰った設計図をもとに開発されました。中村國衛医学博士はＰＲＡの原理について、原子内における電子や素粒子の振る舞いを中心に、「縦波の磁気」を動作の原理とした見解を発表、当初のＰＲＡ－ＮＫ型の原理説明は、この見解をもとに行われていました。

しかしながら、装置の独自の機能として、微弱磁気エネルギーを測定する機能があるとの立場は変わらず、その意味では、江本氏の原理説明をさらに詳細にしたものと言える見解でした。装置の原理追求には量子レベルからの解明が不可欠として、装置の名称はＱＲＳ（Quantum Resonance Spectrometer ＝量子共鳴分析器）と名づけられていました。

また、臨床においては、ご自身の専門とする分子生物学をさらに発展させる医療分野として、ＱＲＳの応用を中心とした量子レベルからの医療をテーマに、量子医学を提唱されるようになりました。

装置への批判と混乱＝サトルエネルギー学会での検証

装置を使用しての成果が、医療、農業、工業分野において様々に発表されるようになり、まさに「波動」は一種のブームとなりました。また、この時期、中村国衛医学博士らが中心となり、未だ認知されていない微弱なエネルギーを研究対象とする学会・サトルエネルギー学会が設立されました。（中村國衛先生は、その後退会されました。）

しかしその一方で、「波動」という言葉が一人歩きし、装置の原理が物理学に根拠を持たない独自の理論で語られたり、装置の機能について、物理学者や電子工学関係者から疑問が提起されたりと、様々な批判や混乱が生まれてきました。

「微弱な磁気エネルギーを捕捉しているというが、地磁気をはじめとして、日常の生活空間には電気製品等を原因とする微弱磁気が存在している。その影響をどのようにして排除しているのか？」「物質の固有の磁気エネルギーを、どのような手段で特定、コード化しているのか？」「装置の回路の中に、電気的に不可解な回路があるが、どんな意味があるのか？」「情緒・感情という物質でないものもコード化されているが、情緒・感情のもつ固有の磁気エネルギーとは、どんなエネルギーなのか。また、いったいどんな方法でそれをコード化しているのか？」「検体として毛髪や血液、尿、あるいは写真などを使用しているが、検体の何を測定しているのか？」「波動値というが、単位は何で、何を表しているか？」「装置の操作にオペレーターの意識が介在しているのでは？」等々の疑問が投げかけられるようになりました。

この様な状況の中、設立されたサトルエネルギー学会おいて、装置に投げかけられた疑問を解決するべく、機器応用検討委員会が発足、原理解明へ向けての様々な取り組みが行われるようになりました。

その一つとして、江本氏がその著書の中で、ＭＲＡの発明者として紹介されていたロナルド・Ｊ・ウェインストック氏の招聘を企画、直接、ディスカッションが行われることになりました。１９９７年5月、東京・両国のコロナホールで、その講演会と討論会が開催されましたが、残念ながら、その結果はあまり有意義なディスカッションとは言えず、原理についての疑念は、殆ど解明されないままとなりました。

この頃から、装置の原理及び機能について、大きく２つの見解が対立するようになって来ました。一つは、江本氏や中村國衛医学博士等の解説による『装置独自の機能により、微弱な磁気エネルギーが測定されている』との「装置が主体」とする説と、今一つは『テスト対象のもつ何らかのエネルギーをオペレーターが感知して、その結果、現れるオペレーターの体の電気的な変化を装置が測定している』とする、「オペレーターの感知が主体」であるとする説でした。

これらの議論が対立する中、サトルエネルギー学会・機器応用検討委員会において、装置の詳細な電気的な解析及び測定結果の検証等が進められていました。

１９９７年１１月、その結果が中間報告として発表されています。その内容は、「装置には、電気的な機構として微弱磁気エネルギーを直接測定するような機能は無く、装置の単独の機能として、測定対象物の微弱磁気エネルギーを測定することはできない。装置は、オペレーターの手のひらの電気抵抗を測定しているだけである」との結果報告が行われました。

サトルエネルギー学会の検証により、装置の電気的な動作が解明されたことで、装置の電気的な機能については一応の結論が出たのですが、残念なことに、この検証により解ったことは、当然のことながら装置の電気的な動作の解明だけで、電気的には理解できない装置の回路や機構により、「何故、様々な機能が可能になるのか」については、今後の課題として残されたままになり、結局、この検証は、このまま終わってしまうことになりました。（この中間報告の発表の後、最終報告が発表されたとの情報はありません。）

装置のメーカー側からすれば自明の理である、装置の電気的な機構の検証が行われただけで終わってしまったのです。本来であれば、その電気的な機構の検証結果を踏まえて、装置を使用して起こる様々な現象の本質的な解明を行うのが、サトルエネルギー学会での検証の意義であり、目的であったはずで、装置のメーカーとしての原理解明の悩み、試行錯誤もまさにその点にあったのですが、それは行われないままになってしまいました。

機器応用検討委員会での測定結果（以前には、測定と言っていたのですが、物理量を測定しているのではないとのことから、現在では、測定ではなくテストもしくは判定と言っています＝詳しくは後述）の信頼性の検証についても、これから１０数年が経過した現在の観点からすると、検証のための前提条件等の検討が、まだまだ準備不足のまま検証が実施されてしまっているとの観を強く持ちます。まさに、全てが中間報告で終わってしまったのです。

しかしながら、この中間報告が発表された後、装置に対して批判の声がさらに大きくなり、実際に装置を使っている人たちの間では、それぞれに手応えを感じていたのですが、使ったことの無い人の間から、この中間発表を根拠に様々な批判が浴びせられるようになり、一時の「波動」ブームも、徐々に下火となっていきました。

ラジオニクスの紹介＝堤祐司氏の「超意識の秘密」

１９９８年５月、ダウジングの研究者である堤祐司氏の「超意識の秘密」（コボリ出版）が出版されました。堤氏はその著書の中で、波動測定器はラジオニクス（第一部、アルバート・エイブラムスのＥＲＡ 21 〜 23 頁参照）であるとの見解を発表されました。（堤氏はこの考えに基づいて、オムニセンスという装置を製作されています。）

中村國衛医学博士も、当初は、ＰＲＡのルーツはエイブラムスのラジオニクスであるとして発表（量子医学研究報・創刊号・1995 年 12 月）されていたのですが、堤氏により、さらに詳しく波動測定器はラジオニクスであるとの見解が紹介されました。

堤氏はダウジングの研究者として、その著書のタイトル「超意識の秘密」からもわかるように、エイブラムスのラジオニクスを、オペレーターのサイキックな能力を実現する道具としての役割を持つ装置として解説しておられます。（ＭＲＡでは、当初、装置は、前述のロナルド・Ｊ・ウェインストック氏の発明と紹介して、彼の理論に基づいて原理説明がおこなわれ、ＭＲＡがラジオニクスを原理とする装置であるとは言っていなかったのですが、現在は、ラジオニクスがルーツであるとの見解に変わっているようです。）

この本の登場と、サトルエネルギー学会の中間発表により、装置の原理について、「装置独自の機能により、微弱な磁気エネルギーが測定されている」との「装置が主体」とする説と、「テスト対象のもつ何らかのエネルギーをオペレーターが感知、その結果、現れるオペレーターの体の電気的な変化を装置が測定している」とする、「オペレーターの感知が主体」であるとする説の対立には、一応の結着がみられました。

「オペレーターの感知」が主体であるとの見解が優勢となったのですが、これはこれでまた大きな疑問にぶつかることになりました。

「オペレーターの感知」とは言うものの、「一体、何を、どのように感知しているのか」、さらにはその感知には「意識の関わりがあるのか無いのか」、

「装置の役割は何か」、「コードの持つ意味は」、「テスト数値の意味は」、「毛髪や写真などの検体の意味は」、「やっていることは単なる占いのようなものか。それならこんな大層な装置でなくとも、筮竹のようなものでもいいのではないか？」等々、装置の電気的な解明からだけでは到底解決できない多くの疑問が生まれてきました。

堤氏の発表以後、ルーツについて一応の確認はできたものの、堤氏が原理説明の中に、はっきりと「意識」の介在を取り上げたことなどから、装置の原理解明においては一層の混乱が起こることになりました。

それまでの江本氏や中村國衛医学博士の説明では、原理説明の中に「意識」の問題をあまり大きく取り上げない傾向にありました。「意識」の問題を持ち出すことで、物理的な原理説明ができなくなるとの危惧があったからだと思われます。現在のところ、「意識」を物理学の理論で語ることができない以上、装置の原理を物理的に解明しなければならないとの立場からは、無理も無いことだったと言えます。また、不用意に「意識」を取り上げることで、装置に馴染みの無い人から、何となく怪しげな装置との印象を持たれたくないとの思いがあったのかもしれません。

ＰＲＡの機能や、ＰＲＡを使用して起きる現象に対して、『そんな馬鹿なことがあるはずが無い』と頭から否定する人達がいます。そしてそれらの人達が共通して否定の根拠として持ち出すのが、サトルエネルギー学会の中間報告であり、この堤氏の著書です。

しかし、いずれの記述の場合もよく読んでみて頂ければ解るのですが、装置の有効性について、どちらも否定をしているわけではありません。装置を使える人にとっては、装置の有効性について充分な手応えを感じていることから、原理についても、今後の課題として取り組んでいこうとしているのですが、批判をする人達は、批判に都合のよい記述の部分のみを取り上げ、自らの見解の根拠としています。

批判の文章を書いているのは、ＰＲＡあるいは同種の装置の操作の経験が無い人達ばかりで、それらの人達にとっては、『そんな馬鹿なことがあるはずが無い』という答えが先にあり、これらの発表から既に２０年近くが経過し、その後の研究、検証により、多くのことが明らかになっている（数多くの医学会において、その成果が発表されている）にもかかわらず、それらのことには全く触れることも無く、２０年近く前に止まったままの根拠をもとに批判しているのが現状です。

臨床応用研究の歩み

装置をめぐる周辺での混乱をよそに、中村國衛医学博士をはじめ、臨床でのＰＲＡの成果に手応えを感じる医師の手により、約２０年、様々に医学的な研究、検証が行われ、その成果が発表されてきました。

開発者の一人として、装置の原理論争に足を取られていた中村國衛医学博士も、医学者として多くの業績を残しておられます。発表された論文は、私の知っているだけでも、リウマチマウスを使った「実験動物の病態解析における微弱磁気エネルギー測定の意義」の他、「悪性腫瘍の診断、治療におけるＱＲＳの効果」「糖尿病の治療におけるＱＲＳを用いた量子医学的治療法」「ＱＲＳにより解析された慢性疲労症候群の病因について」「量子医学から眺めた難病Behcet（ベーチェット）病の主原因について」「量子医学における脂肪肉腫治療の１症例からの考察」（いずれも日本量子医学研究会誌に掲載）等々、この他、数多くの発表があります。

私がＰＲＡに出会った１９９７年の時点では、ＰＲＡの臨床応用に取り組む医師は、中村國衛先生の他には、中村元信先生、志水裕介先生のお二人だけでした。すでにご紹介したように、中村元信先生は１９９８年3月から8月まで、沖縄ハートライフ病院・予防医学センター（沖縄県中城村）において、血液検査とＰＲＡテストとの整合性の検証を実施、その成果を第３９回日本人間ドック学会で発表されています。

この後、中村元信先生はＰＲＡでの診療を中心とした東京ハートライフクリニック（東京都町田市）を開業され、現在も意欲的にＰＲＡでの診療に取り組まれています。開業以来、今年で１６年になりますが、ＰＲＡの臨床応用の第一人者として、その成果を数多くの医学会に発表しておられます。

当初、東京ハートライフクリニックの副院長としてＰＲＡでの診療に取り組まれていた志水裕介先生も、ご専門の眼科の診療とともに、現在も、ＰＲＡと食養生を柱とした診療に取り組まれています。学会発表には「ＱＲＳの測定法及び検眼鏡所見とＱＲＳ測定との比較」「ＱＲＳによるマッチングテストの有効性を検討した一症例」「情報水飲用及び食養生による糖尿病患者の血糖動態を調べた一例」（いずれも日本東方医学会）等があります。

この後、ＰＲＡの臨床応用研究に取り組んでいただける医師の数も徐々に増え、２０１３年現在、日本国内においては、第Ｉ部でご紹介した先生方をはじめ、全国で約６０名の医師の方がＰＲＡに取り組んでおられます。

これらの先生方からも、その臨床成果や研究成果の発表が行われるようになってきました。万井正章先生（京都／万井医院）による「遠隔によるＱＲＳテストの実際（第１報）」「遠隔によるＱＲＳテストの実際（第２報）」や、脇元幸一先生（静岡／清泉クリニック）による「心拍変動スペクトル解析による自律神経呼応－生体共鳴療法（パンチショット）の効果判定」「日常診療におけるＱＲＳの活用法について」、藤井崇知先生（京都・宇治市／南陵クリニック）による「ＱＲＳ処方水によるアトピー性皮膚炎患者の一症例について」「ＱＲＳ処方水治療アトピー性皮膚炎患者のその後について」（いずれも日本東方医学会において発表）など、日本人間ドック学会、日本総合健診医学会、日本東方医学会、日本未病システム学会、国際統合医学会、ＪＡＣＴ、日本慢性疼痛学会、人体科学会、日米高齢者保健福祉学会など、多くの医学会で発表が行われています。

ＰＲＡ－ＮＫ型以外の装置では、永野剛造先生（東京・新宿／永野医院）がＭＲＡを使って、「難治性円形脱毛症の波動療法における生命エネルギー（気）の考察」の他､数多くの成果を日本東方医学会で発表しておられます。

この他、ＰＲＡに取り組む医師だけの研究発表の場として、毎年一回、ＰＲＡ臨床研究会が開催されています。昨年（２０１３年）１１月には、第１１回ＰＲＡ臨床研究会が東京国際フォーラムで開催されました。ＰＲＡの臨床応用研究が始まって２０年、臨床での症例や経験、装置の機能の検証などで多くのことがわかってきています。その詳細につきましては、後ほどご紹介させていただきます。

「水は何にも知らないよ」に、「別冊宝島３３４」(1997 年 10 月発売) の記事が

２００７年2月に、ビックリすることがありました。江本 勝氏の著書「水からの伝言」や「水は答えを知っている」を批判する、「水はなんにも知らないよ」(著者・左巻健男／ディスカバー携書) が出版されたのです。パロディではなく、真面目な先生が書かれた本ですが、何とその中に、今から１７年前の１９９７年１０月に発売された「別冊宝島３３４」の記事が引用されていたのでした。

この「別冊宝島３３４」は、ちょうど私がＰＲＡと出会ったころに出版された本で、その中に、同社のフリーライターが、波動測定器について、サトルエネルギー学会の中間報告などをもとに取材した記事が掲載されていました。装置の機能に否定的な立場から書かれた記事で、取材に当たったフリーライターが、どの様な先入観を持って取材し、どの様な意図で記事を書かれたかがよくわかる記事で、当時、私もこのフリーライターと同じような思いで、これらの装置を見ていたので、この記事のことはよく覚えていました。

この記事が、何と、「科学の視点で徹底検証」との帯がついたこの書籍、「水はなんにも知らないよ」の中で引用されていたのです。著者のＳ氏はＤ大学の現代社会学部の教授で、江本氏の著作についての論評はともかく、「科学の視点で徹底検証」としていながら、決して科学的とは言えないフリーライターの書いた記事を、そのまま引用しておられたので驚きました。

この「別冊宝島３３４」の記事の後、前項でもご紹介しましたように、国内の医学会では多くの医師により、装置の機能や臨床成果について学会発表が行われています。にもかかわらず、それらのことには何一つ触れることなく、この「別冊宝島３３４」の記事を根拠に、装置についての否定的な見解を述べておられるのです。

少しネットで調べてみていただければ、これらの学会発表のことはわかるはずなのですが、おそらくこの方の心の中では、自らの常識に当てはめて、

「そんな馬鹿なことがあるはずが無い」という現象に対し、頭から否定して、科学的であろうとする以前に、つい科学的でない態度をとってしまわれたのではないかと思われます。

なお、この「別冊宝島３３４」の記事の中で、「この世に存在しない波動医科学を研究しても意味が無く」「波動研究に膨大な資金を費やす名古屋製酪は、早晩、波動医科学総合研究所を解散させることになるだろう。」と書かれていた名古屋製酪／波動医科学総合研究所は、これから２０年近く経った現在も立派に研究を続けておられます。（余計なことですが、名古屋製酪の関係者の名誉のために付け加えておきます。）

朝日新聞に批判記事が

ＰＲＡの研究、普及については慎重な上にも慎重に進めてきたつもりでしたが、２０１２年1月２７日、思わぬことから朝日新聞にＱＲＳ（当時はＱＲＳでしたので、ここではＱＲＳのまま記述します）の批判記事が掲載されることになってしまいました。

記事の内容は、日本ＱＲＳ健康管理協会なる団体が、福島の幼稚園児を対象にＱＲＳを使って被曝検査を実施しているとの内容で、被曝された方の不安心理に付け込んで、医療機器の認可を受けていない怪しげな装置を使ってお金儲けをしており、それには民主党の都議会議員まで関係しているとの批判記事でした。

私は、この日本ＱＲＳ健康管理協会なる団体の代表であるＳ氏とは面識も無く、日本ＱＲＳ健康管理協会なる団体名も、この時、初めて知ったのですが、一般的にはその団体名から、まるで私共が中心になって活動している団体であるかのように受け取られてしまうことになってしまいました。

この記事が出る2,３日前に、私共のユーザーの一人であるＳ研究所（超音波エコー検査の専門機関）のＫ代表から連絡があり、朝日新聞の取材があるようなのでその対応方を相談したいとのお話で、Ｋ代表とその関係者にお会いすることになりました。

お話の内容は、日本ＱＲＳ健康管理協会についての説明と活動内容、福島県の幼稚園児を対象にＱＲＳでの被曝検査を行った状況、Ｋ代表がこの団体からＱＲＳの被曝検査の依頼を受けておられたこと等の説明でした。そして、取材時に装置の原理説明が難しいので、原理説明については、私共の方で対応してほしいとの要請でした。

原理説明については私共で引き受けるので、朝日新聞の記者の方には、当社に取材に来て頂けるようお話しをして頂きたいとご返事をすると共に、私共から見て、日本ＱＲＳ健康管理協会なる団体の活動と、福島の件については、医療行為として問題があると思われるので中止をして頂きたいとの申し入れを行いました。

（医師ではないＫ代表に、ＱＲＳに取り組んでいただくようになった経緯は、専門にやっておられる超音波エコーの画像からだけでは判断がつかない微妙なケースがあり、その判定にＱＲＳが使えないか研究を進めたい。診断に使えるかどうかも医師と協力のもと研究を進めて行きたいとのお話で、ＱＲＳに取り組んでいただくようになりました。）

その後、朝日新聞からの取材は無いまま、１月２７日に記事が掲載されました。ＱＲＳに取り組んでいただいている先生方からは2，３件問い合わせがあった程度で、特に混乱はなかったのですが、新聞記事がきっかけでテレビ局からの取材が、私共にありました。

テレビ局の取材では以下のことを聞かれました。当時回答させて頂いたことをそのままご紹介いたします。

『日本ＱＲＳ健康管理協会との関係は？』

「当社とは全く関係のない団体です。」

『日本ＱＲＳ健康管理協会がこの様なことをやっていたのをご存知でしたか？』

「全く私共の知らないことで、初めて聞きました。」

『１人８，４００円の検査費用を取っていたようですが。』

「関係者に確認をしたときには、ボランティア同然の価格でやっていると聞いており、８，４００円とは聞いていません。」

『検査料８，４００円は高いですか、安いですか？』

「テスト項目数（８項目）から考えて割高だとは思いますが、医師のもとで実施されているのであれば、特に高い価格だとは思いません。」

『髪の毛で内部被曝の状態がチェックできるのですか？』

「２０１１年、ある民間の検査機関からの依頼で、東京ハートライフクリニック中村元信医師が、複数（３名）の被検者の毛髪（約３センチ３０本）を検体として預かり、被検者の放射線の被曝状況の説明を受けること無く、ＱＲＳテストを実施。被曝状況の程度に応じたテスト結果を得ることができたと、２０１１年１１月の未病システム医学会で発表されています。

その結果から考えて、可能性はあるとみています。ただ、本格的に実施するには、さらに症例を重ねると共に、従来の放射線被曝検査との整合性等を検証する必要があり、それまでは慎重に対応していく必要があると考えています。」

『今回行われたことについて、どのように思われますか？』

「内部被曝の状況がわかることについては、他のＱＲＳの臨床データ等から考えても、充分に可能なことだと考えていますが、他の検査法との整合性の確認等、まだまだ様々な検証をする必要があり、その意味では、今回のやられたことは「軽率」の一言に尽きると思います。現在、ＱＲＳに取り組んで頂いている他の先生方や、私共にとっては「まことに迷惑」の一言です。」

『大阪大学の物理学の教授が、装置はインチキだと言っていますが、それについては？』

「アルバート・エイブラムス以来１００年、ＱＲＳ完成以来２０年、常にそのような批判は言われ続けてきています。初めてこの装置のことを聞かれた方は、物理学者でなくとも不可解に思われるのは当然のことで、無理もないことだと思います。

ただ、原理やその手法の不可解さと、結果の有効性とは別で、アルバート・エイブラムス以来、多くの医師がこの装置に取り組み、現在も、国内で６０名の医師が臨床応用に取り組んでいます。臨床データも５万人以上となり、その成果は国内の医学会でいくつも発表されています。

これらの発表は、当社、ホームページ上にも紹介してあるのですが、この方をはじめ、装置に否定的なコメントを出される方の口から、これらのデータについて語られたことはありません。

ＱＲＳの機能には、人の意識が介在すると考えざるを得ないところがあり、現代物理学の俎上に「人の意識」が乗っていない以上、現代物理学でＱＲＳを語ることはできません。現代物理学で語れない現象を、「あり得ないこと」と否定してしまうか、生命現象や自然現象にはまだまだ解らないことがあり、それらの現象に対して謙虚に取り組もうとするかは、それぞれの人の考え方であり、我々としては、そのような考え方の人もおられるのだと受け止めるしかありません。」

『御社として言いたいことはありますか？』

「インチキ云々のことは、いくら議論をしても不毛の議論が続くだけのことで、あまり意味のあることだとは考えていません。ただ、我々としては、このような機会ですから、内部被曝チェックについて、ＱＲＳテストと従来の検査法との整合性の検証を、どこか公的機関の手で行って頂ければと思います。民間の研究機関では、多くの方の納得を得られないと思いますので、是非、どこか公的機関でジャッジして頂ければと思います。

費用はほとんど必要としません。従来の検査法を実施する医療機関が、検査を受けに来られた方の了解を取っていただき、毛髪（３ｃｍ、３０本程度をカットしたもの）をお預かりして、こちらに送って頂くだけのことでいいのです。こちらは無償でも構いません。後は、第三者としての公的機関が、双方の検査結果を照合すればいいだけのことで、本来であれば、この様なことは装置のメーカーが予算を出してやることなのでしょうが、当社にはそれほどの力や影響力がありません。このような緊急事態のおりですから、ぜひ取り組んでみて頂ければと思います。

検証の結果、被曝検査にＱＲＳが使えるとなれば、被曝を心配される多くの方にとって充分意味あることになると思います。」

以上です。

思いもよらない出来事で、私共としましては、ＱＲＳに取り組んで頂いている先生方にご迷惑をおかけしたのではと危惧いたしておりましたが、思ったほどの混乱も無く、反対に、各先生方より、「いつかは理解される時が来る。頑張れ。」との励ましの言葉を頂きました。私共にとりましては誠に有り難い、心強い言葉を頂き、改めてＱＲＳの研究と普及に精一杯取り組まんと、心を引き締め直す貴重な経験となりました。

東京都薬事監視課から指導が

この朝日新聞の記事がきっかけで、東京都薬事監視課からも指導、処分を受けることになってしまいました。装置の普及については慎重な上にも慎重に進めてきたつもりだったのですが、私共の薬事法についての勉強不足と油断から、思いもしない残念な結果となってしまいました。

油断は、ＱＲＳを医療検査機関に販売したことでした。Ｓ研究所のＫ所長はまじめで研究熱心な方で、お人柄から判断して、ＱＲＳの取り扱いについても慎重に取り扱って頂ける方だと、私共も納得してお使い頂きました。今でもその判断は間違っていなかったと思っています。東京都薬事監視課からＱＲＳの回収を命じられてお伺いした時にも、気持ちよく回収に応じて頂きました。

どのような経緯があってのことか分かりませんが、不用意にＳ氏（日本ＱＲＳ健康管理協会代表）の話に乗ってしまわれたことが悔やまれてなりません。このことがきっかけで、長年続けて来られた本業の方も閉鎖に追い込まれることになったと聞いております。ご本人としても、悔やんでも悔やみきれない出来事だったのではと思います。

薬事法の勉強不足の点については反省するしかありませんが、気分的には、自分で掘った穴に自分で嵌ってしまったような気がしています。

本書の冒頭でもお話しましたように、ＱＲＳは、医療器として販売はしていないものの医療分野での使用が可能で、これを一般の方に不用意に販売して医療まがいの行為をされては困るとの判断から、購入希望の申し込みが数多くあった一般の人への販売は諦めて、医師及び医療資格者だけに販売を限定してきました。

ＱＲＳが医療器としての認可は受けていなくとも、医師及び医療資格者が自らの治療方針に基づいて使用するのであれば法律上問題は無いということで、医師への普及はなかなか難しいものの安心して普及活動に取り組んできました。もちろん装置の説明時には、医療器としての認可を受けていないことや、装置の効果、効能についても不用意な説明とならないよう心掛けてきたつもりでしたが、今回の、東京都薬事監視課からの指摘は予想外のことで、どうにも割り切れない思いがする残念な結果になってしまいました。

東京都薬事監視課の指摘の内容は、法律的には、医師が自らの治療方針に基づいてＱＲＳを使ってよいかどうかは医師法上の問題であり、薬事法上は、無許可の医療器を医師に販売する行為は違反であるということ。そしてＱＲＳは、使用状況、使用説明等から判断して無許可の医療器であると認定するということでした。

医療器ではないＱＲＳでも、医療資格のない人に不用意に使われて、医療事故、健康被害を起こされては困るとの判断から、使ってもよいとされる医師や医療資格のある人にのみ販売を限定してきたことが、結果的には、ＱＲＳが医療器であると認定される根拠となり、無許可の医療器を販売したとして処分される原因になるという､何とも皮肉な結果となってしまったのです。

私共にとっては思いもよらない結果となってしまいましたが、東京都薬事監視課から指導、処分を受けた以上、対応せざるを得ず、国内ではＱＲＳの販売を中止、ＱＲＳは海外向けにのみ販売することになりました。（ＱＲＳは、中国では医療器としての許可を受けています。）

国内向けには、装置本体を改良すると共に、新しく汎用仕様の物性用ソフトと、臨床仕様の医療用ソフトの２種類を制作、同調コードも、物性用コードと医療用コードに分類、汎用仕様の物性用ソフトには物性用コードを、医療用ソフトには医療用同ードを対応させるようにしました。これにより、装置の機能は明確に物性仕様と臨床仕様とに分かれることになりました。

新しく完成した装置本体と新しい操作ソフトの取り扱いについては、医療用ソフト及び医療用コードは、当社より、この後説明する一般社団法人ＰＲＡ臨床応用研究会に無償提供、同法人の管理のもと、同法人の会員に臨床応用研究目的に貸与して頂くことになり、今後、当社は、装置本体と物性用ソフト及び物性用コードのみを取り扱い、医療分野に関しては一切タッチしないことになりました。

これにより社名も、従来のＱＲＳメディカル株式会社のままでは、医療関連の会社と見られてしまうとの判断から、現在の、株式会社非物性技術研究所に変更、当社は、これを機会に、今まで手づかずのままであった他の分野、特に、農業、工業分野での本装置の本格的な応用研究、普及に取り組んで行くことになりました。

なお、既にご紹介してきましたように、本装置の総称が「ＰＲＡ（Psychogalvanic Reflex Analyser）：精神電流反射分析装置」となったことを受けて、新しく完成した装置の名称は、『ＰＲＡ－ＮＫ型（Psychogalvanic Reflex Analyser － Nakamura Kunie type ／精神電流反射分析器－中村國衛型)』となりました。

一般社団法人ＰＲＡ臨床応用研究会が発足

２０１２年6月１５日に、ＰＲＡの臨床応用に取り組む医師を中心メンバーとする団体、一般社団法人ＰＲＡ臨床応用研究会が発足しました。それまでは装置の開発時に発足した任意団体、量子医学研究振興会がありましたが、その活動を引き継ぎ、これ以後は、一般社団法人ＰＲＡ臨床応用研究会が中心となって、ＰＲＡの臨床応用研究の指導、支援、普及、啓蒙活動に取り組むことになりました。

同法人の発足に伴い、ホームページも開設され、今まであまり知られていなかった、ＰＲＡの臨床応用の詳細や、その成果が詳しく説明、紹介されるようになりました。従来、物理学者や電子工学者が、ＰＲＡや同種の装置の批判をする際に、医師が取り組む臨床応用研究については、全く触れられることがありませんでしたが、これにより、少しは臨床応用の状況を踏まえた上での見解を発表して頂けるようになるのではと期待しています。（臨床成果に対して、様々な論評が行われるのは当然のことかとは思いますが、全く触れずにいるのは、どうかと思います。）

量子医学研究振興会から引き続き、年１回開催されている臨床研究会も、昨年（２０１３年）１１月、第１１回ＰＲＡ臨床研究会が東京国際フォーラムで開催されています。また、全国各地で開催されている公開講座も５７回を数えています。

新しく制作したＰＲＡ－ＮＫ型の医療用ソフト及び医療用コードについては、当社から同法人に臨床研究目的に無償貸与、同法人でこれを一元的に管理して頂くことになりました。従来は、私共がＰＲＡの提供の可否を判断していたのですが、前項の「朝日新聞に批判記事が」のようなことが起こったこともあり、第三者が判断、管理すべきではないかとの指摘を頂き、医療用ソフト及び医療用コードの貸出の審査及び管理は、同法人のもとで行こなうことになりました。この取り組みにより、今後は、前項のようなことが起こることが無くなるものと期待しています。

ＰＲＡ－ＮＫ型以外にも、これと同種の装置を使って臨床応用の研究に取り組んでおられる医師の方も何人かおられるのですが、残念ながら連携は取れていません。装置の原理の解釈や、臨床応用への取り組みの姿勢の違いなどで、なかなか連携するのは難しいのですが、同種の装置の臨床応用研究に取り組むものとして、互いに協力し、臨床応用の確立を目指して共に進んでいければと考えています。

一般社団法人ＰＲＡ臨床応用研究会

（事務局）東京都町田市中町１丁目１７番３号 三ノ輪ビル４階
東京ハートライフクリニック内
TEL：042-739-2212 ／ FAX：042-739-5336
URL：http://www.pramd.com　E-mail:pramd@abeam.ocn.ne.jp

他の波動装置について

波動装置といわれるものの中には、ＭＲＡやＰＲＡ－ＮＫ型と機構を異にする機器もいくつかあります。その中でもよく知られている装置に、ドイツ製の機器であるＥＡＶ（Electronic Acupuncture according to Dr.Voll ／ドクター・フォルによる電気的鍼灸治療）という装置があります。ドイツ人医師・ラインハルト・フォル（Dr.Reinhold Voll・1909 ～ 1989）によって開発された装置で、東洋医学での経絡、経穴を対象に、「気」の流れや滞りを電気的に捕捉、調整する装置として紹介されています。

ドイツでのこの種の装置の普及は２万数千台といわれていますが、日本国内では、東洋医学に取り組む人達や、一部の歯科医に導入されているようです。ＥＡＶを紹介する書籍としては、歯科医の陰山泰成先生の書かれた「ドイツの波動機器」（サンロード出版）他があります。

この他、ドイツの波動機器で日本に紹介されている機器に、ドイツ・レヨネックス社のレヨメータがあります。装置の機構は詳しく紹介されていませんが、ダウジング技術を背景に、生体に影響を与える波動（周波数として表現されています）を捕捉、調整する装置として紹介されています。これらを紹介する書籍としては、「新しい波動健康法」「ドイツ波動健康法」（いずれも、ヴィンフリート・ジモン著／現代書林）が出版されています。

ドイツのＥＡＶに似た装置に、わが国の中谷義雄医学博士（医師・1923 ～ 1978）が開発された良導絡（ノイロ・メーター）という装置があります。ＥＡＶと同様に、経絡、経穴の「気」の流れを電気的に診る装置で、ＥＡＶとの違いは、経絡、経穴の電気的な反応を見るために負荷する電圧（良導絡では１２V、ＥＡＶでは、それ以下の極微弱な電圧といわれています。）等に違いがあるようですが、それぞれ詳細な機構が発表されていないこともあり、正確なことは分かりません。良導絡（ノイロ・メーター）を紹介する書籍は数多く出版されていますが、私の手元にあるのは、「良導絡治療で健康をとりもどせ」（成川鍼療院院長・成川洋寿著／冬青社）です。

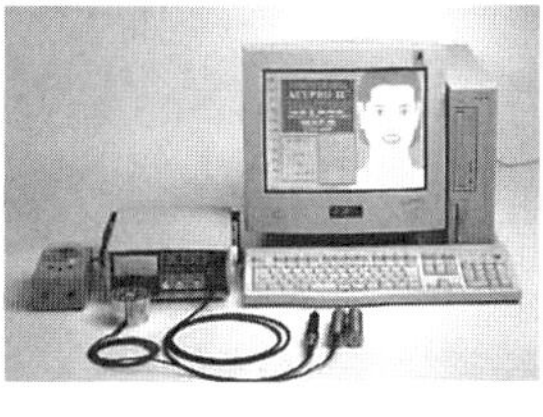

ＥＡＶ

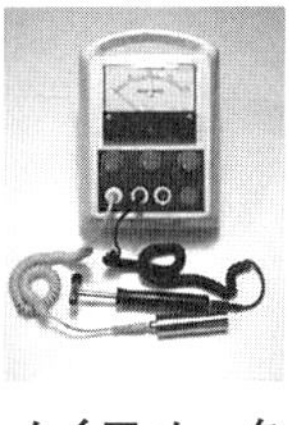

ノイロメータ

ここでご紹介したＭＲＡ、ＰＲＡ－ＮＫ型、ＥＡＶ、レヨメータ、ノイロメーター等いずれの装置も、診断のためのデータを取るにはオペレーターの操作が必要で、安定したデータが取れるようになるには、それぞれ一定のトレーニングを受け、操作法を習得することが必要となりますが、近年、オペレーターの操作を必要としない、被検者が装置を装着するだけで同様の情報が取れるという、いわゆる自動化を可能にしたといわれる装置も発売されるようになってきました。

私が知っているものでは、クワンタム・ゼロイドや、オベロン、４Ｄ－ＭＲＡ、スパイラルＮＫ５－Ｘ等があります。これらの装置を使って、その機能説明で言われているような臨床上有効なデータ（例えば、全身３,０００項目のチェックが約１分で可能）が安定的に取れ、再現性が確保されるなら、今後、これらの装置が、医療現場にどんどん普及していくことだと思います。しかしながら、一部の装置には、発売されてから１０数年経過した機種もありますが、臨床現場への普及は殆ど聞いたことがありません。

これらの装置がどのようなものなのかについては、私にはよくわかりません。それぞれの装置についての解説を読んでみるのですが、機能説明だけがあって、原理についての説明が全く無いものもあり、私の知識不足、勉強不足からかよく理解できません。（ＰＲＡ－ＮＫ型の自動化の問題についてもよく聞かれますが、これについては、後ほど、【自動化の問題点】で詳しく触れます。）

台湾でＰＲＡ－ＮＫ型の普及に携わっていただいている呂晉宏医学博士の研究室には、世界各国の波動機器が展示されていて、さながら波動機器博物館のようです。台湾で呂晉宏医学博士主催の研究会に参加させていただいたおり、研究所にお邪魔をして、展示されていた波動機器を見せていただきました。アメリカ、ドイツ、日本製の各種装置はもちろんのこと、ロシア製の波動機器なども展示されていました。呂晉宏医学博士曰く、「それぞれの装置を研究しているが、各装置には一長一短があり、ＰＲＡ－ＮＫ型の特長は、詳細に診ることに適している。」との評価をいただきました。

波動関連の機器などを詳しく紹介する出版物としては、「植物の神秘生活」

（ピーター・トムプキンズ、クリストファー・バード共著／工作舎）があります。この本では、クリーヴ・バックスターによるガルバノメーター（検流計・いわゆる嘘発見器）を使った植物の意識についての研究の紹介をはじめ、物質的な知見からは見えてこない生命現象について、興味深い話が豊富に紹介されています。アルバート・エイブラムスや波動機器についても紹介されています。また、「バイブレーショナル・メディスン」（リチャード・ガーバー著／日本教文社）では、アーユルベーダの観点から、ラジオニクスやＥＡＶが解説されています。

以上が、我が国での装置の普及の経過であり、原理説明の変遷の大まかな流れです。わが国での、この種の装置の歴史は約２０年とまだまだ浅く、医師への普及は医療機関全体から見れば極々わずかですが、代替医療に目を向ける医師が増えてきたことから、ＰＲＡに目を向けて頂ける医師の方も少しずつ増えてきてくれるのではと期待しています。

（２）ＰＲＡの機能

ＰＲＡの機能の詳細説明に入る前に、今一度、ＰＲＡの機能全般についてご紹介しておきます。ＰＲＡは医療分野以外にも様々な用途がありますが、この１６年間、医師を対象に臨床応用研究目的の使用のみに限ってきましたので、それに沿っての機能説明となります。ＰＲＡは医療機器としての承認を受けておりません。ここでのＰＲＡの機能説明につきましては、医師が本装置の臨床応用研究において、装置の機能をどのように使用しているかに基づいて説明を進めていきますのでよろしくご了解ください。

【反応検出機能＝プローブ】

反応検出プローブは、ＰＲＡの最も重要な機能の一つで、エイブラムスの腹部打診音、ドラウンのゴム製パットに代わる反応検出装置です。ＰＲＡ装置を介して検者に入力された情報（詳細は「ＰＲＡの機構（１）＝アンテナ部」で）に対する検者の反応（生体インピーダンスの変化及び筋力の変化）を検知、発信音の変化（共鳴音・非共鳴音）として現します。

従来は、スティック型プローブの両端を両手で握り、片方の手の掌にスティック型プローブを着け離しする際に出る発信音の変化で判定していましたが、現在は、パット型プローブの電極部に手の掌と指を当て、指の着け離し時に出る発信音の変化で判定しています。

この機能を使って、同調コードの採取や、基本共鳴テスト、適合性テスト、相関性テストを実施します。プローブ操作が安定するには一定期間のトレーニングが必要で、早い人で１ヶ月、遅い人では半年から１年かかっています。

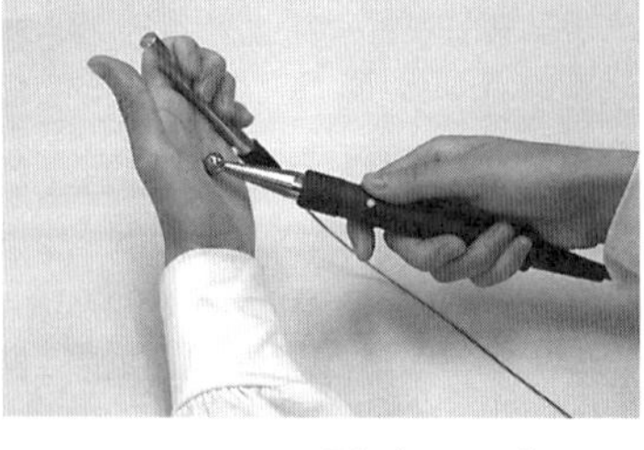

スティック型プローブ

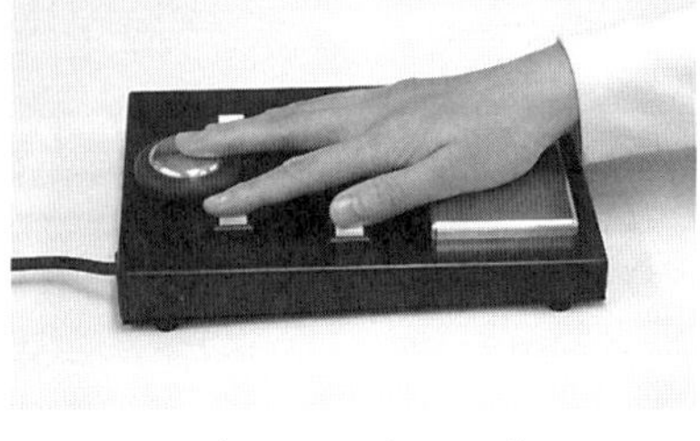

パット型プローブ

【同調コード採取機能】

同調コード採取機能は、ＰＲＡの心臓部と言える機能です。この機能は、エイブラムスが腹部打診法の研究の中で発見した「腹部打診音の変化を手がかりに、病気や症状を、可変抵抗器のダイヤル数値で特定できる」を原理としています。ＰＲＡで同調コードを採取するに際しては、同調コードを採取する対象（現物、写真、詳細図、コード対象を特定するカード等）を装置のプレート上に置き、所定の操作にもとづいてコード採取を行います。

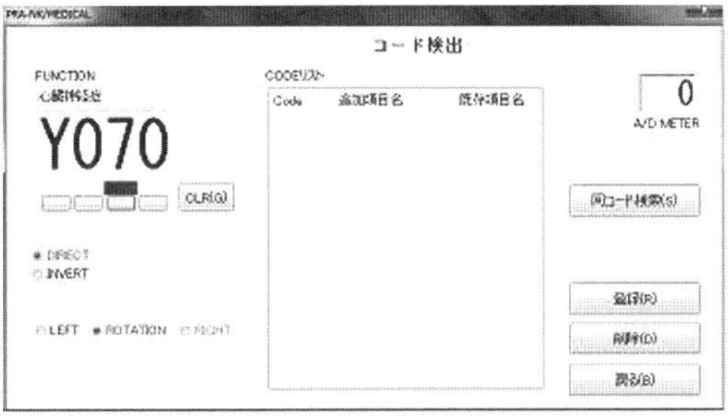

同調コード採取画面写真

具体的な手順としては、

（１）パソコン画面の同調コード表示部の一番目の桁に、まず、アルファベットの「Ａ」を設定（表示）するとともに、プローブ操作を実施、発信音（共鳴音・非共鳴音）を確認します。

（２）続いて「Ｂ」「Ｃ」「Ｄ」……と順次表示しながら、それぞれの記号でプローブ操作を実施、発信音を確認していきます。

（３）「Ａ」～「Ｚ」の発信音を確認後、「Ａ」～「Ｚ」の発信音の中でもっとも澄んだ共鳴音の出た記号を選択、それを一番目の桁に設定（表示）します。

（４）続いて同調コード表示部の桁を右に移し、今度は「０」～「９」の数字を設定（表示）するとともに、先程のアルファベットと同様にプローブ操作を実施、最も澄んだ共鳴音が出た数字を選択、設定（表示）します。

（５）同様の操作を、右側二桁の同調コード表示部でも実施、それぞれの桁の数字を選択、アルファベットと三桁の数値の同調コードを決定します。

この様にして採取した同調コードが、適切なコードとして採れているかどうかの確認は、実際にその同調コードを使ってＰＲＡテストを実施、例えば、症状の同調コードであれば、その症状を的確に捉えることができているかどうかを確認、検証します。

同調コードは、現在、約4,０００コードあり、心臓〔Ｄ１６６〕、胃〔Ｄ１９９〕、Ｃ型肝炎ウイルス〔Ａ１０７〕、大腸菌〔Ｃ０９１〕などの物質的な同調コードから、糖尿病〔Ｉ００９〕、脳梗塞〔Ｘ２２６〕、間質性肺炎〔Ａ５１１〕などの病気や症状の同調コード、ストレス〔Ｅ２２２〕、疲労〔Ｄ８２３〕、いらだち〔Ｄ２６５〕、悲しみ〔Ｅ０３８〕、霊障〔Ａ１１０〕などのような、物理的には捉えることができない非物質的な同調コード等があり、それぞれ診断と治療で有効に使われていることは、既にご紹介してきた通りです。

【共鳴テスト機能（1）＝基本共鳴テスト】

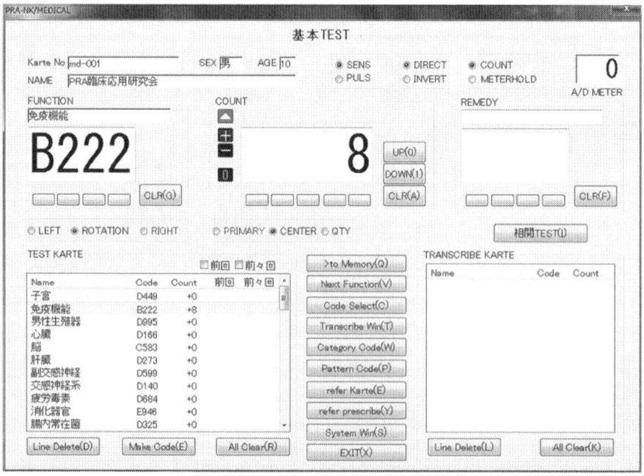

基本共鳴テスト画面

約4,０００項目の同調コードの中から、診断の必要に応じて、同調コードを選択、病気や症状、生理機能、心理機能など全身状態の「適・不適」を判定します。「適・不適」の判定及び数値化は、反応検出プローブの操作に伴う発信音の変化にもとづいて行われ、「共鳴音＝適」「非共鳴音＝不適」で判定、その結果は、「＋・－」及びその数値で表示されます。基本共鳴テストのテスト結果の評価は、医師の診断にもとづいて行われます。判定結果は基本共鳴テスト・カルテとして表示され、保存されます。

具体的な手順としては、

（１）被検者がいる場合はアルミスティックを握ってもらいます。検体の場合は、検体を装置のプレート上に置きます。

（２）基本共鳴テスト操作画面に、テストしたい項目の同調コードを設定（表示）します。

（３）プローブ操作を実施､設定した同調コードで「共鳴音＝プラス（＋）」､「非共鳴音＝マイナス（－）」の、どちらの音が出るかを確認します。

（４）次いで、カウント操作（プローブに付属するカウントボタンを押す）をすると、カウント数値が「１」と表示されます。

（５）再びプローブ操作を実施、発信音の確認をします。「共鳴音」が出た場合は、再びカウント操作を行い、「２」「３」「４」･･･と、順次、カウント操作とプローブ操作を繰り返し行い、発信音が「非共鳴音」に変化したところでカウント操作を止めます。

（６）カウント操作を止めた時点で表示されている数値が、設定された同調コードのテスト項目の判定結果で、それぞれ（＋）（－）の数値で表示されます。

※（セルフチェックについて）

アルミスティックを握らず、プレート上に検体も置かずにテストを実施した場合には、検者自身のテスト結果となります。

【共鳴テスト機能（２）＝適合性テスト】

基本共鳴テストで出た結果をもとに、診断された病気や症状の改善のために処方する薬の効果や、副作用のチェックをするためのテスト法です。本人がいる場合には、本人に薬を手に持ってもらい、本人がいない場合には、検体と一緒に、装置のプレート上に薬を置いてテストを実施します。

具体的な手順としては、

（１）基本共鳴テストの手順に従い基本共鳴テストを実施した後、適合性テストで必要と思われるテスト項目（同調コード）を選択します。

（２）被検者本人がいる場合には、被検者にアルミスティックを握ってもらい、もう一方の手に、適合性をチェックしようとするサンプルを持ってもらいます。被検者本人でなく、検体で実施する場合には、被検者の検体（毛髪や爪など）とサンプルを一緒に、装置のアルミプレート上に置きます。

（３）適合性を判定するテスト項目（同調コード）について、基本共鳴テストと同様の手法でテストを実施します。

それぞれのテスト項目について、サンプル無しのテスト結果と、サンプルと一緒のテスト結果を比較、サンプルと一緒のテスト結果が、サンプル無しでのテスト結果より数値が上がった場合は効果有り。数値が変わらない場合は効果無し。数値が下がった場合は、副作用の可能性有りと判断します。

【共鳴テスト機能（３）＝相関性テスト】

テスト項目（同調コード）間の相関性をチェックするテスト法です。病因因子の特定や、症状の部位の特定等に活用されています。

具体的な手順は、

（１）基本共鳴テストの結果から、チェックしたい症状のテスト項目（同調コード）を選択､その同調コードをテスト画面に設定（表示）します。

（２）相関性が気になるテスト項目（同調コード）を選択、その同調コードを（１）の同調コードと並べて、テスト画面に設定（表示）します。

（３）反応検出プローブの操作を実施、「共鳴音」「非共鳴音」の確認をします。判定は、「共鳴音＝関係有り」「非共鳴音＝関係無し」と判断します。

病気の原因を探る場合、例えば、心理的な要因が考えられるときには、基本共鳴テストで出ている病気や不調の臓器の同調コードと、情緒・感情等の精神関連の同調コードとの相関を、反応検出プローブの操作にもとづき発信音を確認、「共鳴音＝関係有り」「非共鳴音＝関係無し」と判断します。ウイルス、細菌、重金属等についても同様です。また、病気の部位の特定にも応用が可能で、例えば、悪性腫瘍の同調コードと、不調の臓器の同調コードとの相関を確認することで、癌の部位の特定などが可能になります。

【処方水作成機能】

ＰＲＡ装置本体には、直径７．５cm・深さ１２cmのウェル（穴）が２つ有り、それぞれ「ＯＵＴ」及び「ＩＮ」と表示されています。それぞれのウェルには、電線が逆方向のコイル状に巻かれていて、パソコンからの信号に基づき、電流が一定のパターンで断続的に流れるように設計されています。このウエル部にペットボトル入りのミネラルウオーター（軟膏他も可）を入れ、処方水を作成します。

エイブラムスやドラウンの時代には、これらの装置がラジオニクスと呼ばれていたように、治療用の波動情報の発信回路は無線装置となっていましたが、ＰＲＡでは無線装置ではなく、微弱な磁場の発生回路になっています。

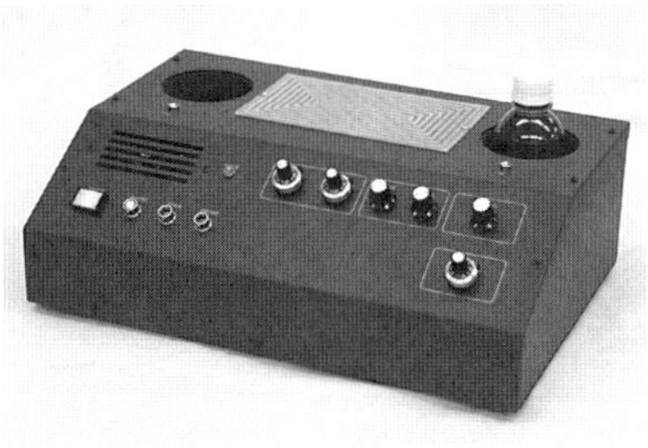

右側のウェルにペットボトルを入れる

治療用の処方水の作成手順は、

（１）ＰＲＡ装置本体の「ＩＮ」側ウェルに、市販されているペットボトル入りのミネラルウオーターを入れます。

（２）基本共鳴テストや相関テスト及び診断結果にもとづき、ＰＲＡの処方ソフト画面上に、治療に必要な同調コードを選択、設定します。（治

療に必要と思われる同調コードを、いくつでも入力可能）

（３）処方ソフト画面上で、設定した同調コードの波動情報を、ミネラルウオーターに入力する強さの程度や、１回の動作での入力時間を設定します。

（４）処方ソフト画面上の「ＣＬＲ」ボタン操作により、「ＩＮ」側ウェルに入れたミネラルウオーターの、既存の波動情報の消去（ＣＬＥＡＲ）を行います。

（５）処方ソフト画面上の「ＥＮＧ」ボタン操作により、「ＩＮ」側ウェルに入れたミネラルウオーターに、治療用に設定した同調コードの波動情報を入力します。（「ＥＮＧ」はＥＮＥＲＧＹの略）

以上が、処方水作成の具体的な手順です。どのような同調コードを、何項目、どれ程の時間、どれ程の強さで入力するかは、それぞれ医師の判断にもとづいて行われます。治療に必要な同調コードが入力されていなければ、作成された処方水に効果がないことは臨床上確認されており、適切、的確な同調コードの選択、入力が、処方水作成の重要なポイントになります。

【パンチショット法】

第１回ＱＲＳ臨床研究会で、瀬川茂夫医学博士（元・瀬川診療所院長）によって発表された治療法で、処方水作成機能の応用編といえる治療法です。所定の手続きに従って、治療に必要と思われる同調コードを選択、ペットボトル入りの水を挿入する装置の入力ウェル部に、患者さんの手を入れ、処方水作成と同様の手順で治療を行います。入力ウェル部に入れる手は、臨床経験から、左手か

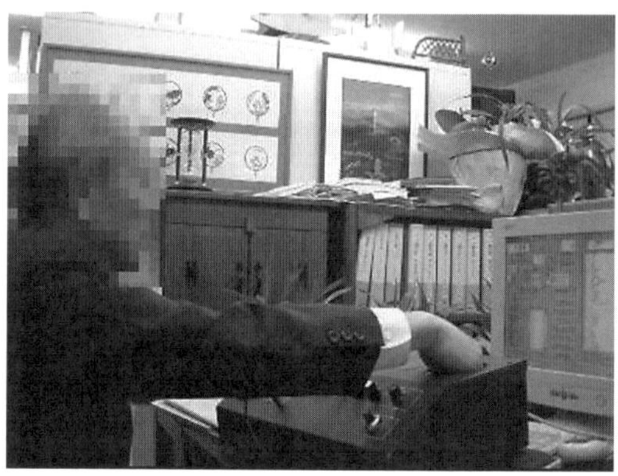

パンチショット法

ら初めて、その後、交互に手を換えて実施するのが良いとされています。時間は、片手約１分～３分、必要に応じて、左右交互に繰り返し実施します。特に痛みや腫れに顕著で、主に整形外科的疾患に応用されています。癌性の疼痛軽減にも応用されています。

【遠隔治療法】

第２回ＱＲＳ臨床研究会で、井泉尊治先生（サイクリニック院長）の体験談（台湾のお母さんの腰痛を遠隔で治療）として発表されたのがきっかけで、臨床研究が始まりました。処方水作成機能を応用して遠隔治療を行います。パンチショット法と同様、所定の手続きに従って治療に必要な同調コードを選択、パンチショット法では装置の入力ウェル部に手を入れますが、遠隔治療では手を入れずに、患者さんの検体（毛髪等）を入力ウェル部に入れて治療を行います。治療成果の感触は良いようですが、原理の説明や、成果の確認、検証が難しく、なかなか有料で実施できないのが悩みのようです。

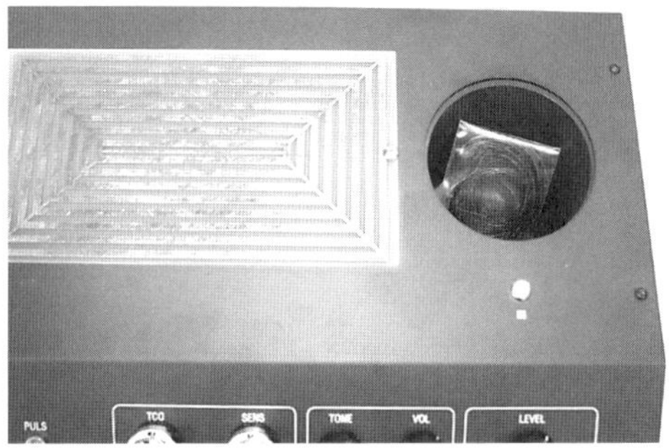

遠隔治療（ウェルに毛髪を）

（3）ＰＲＡの機能を検証する

私共がこの装置を引き受けて１６年、ＰＲＡを使用して、前項でご紹介したようなことが何故可能になるのか様々に検証を重ねてきました。「試行錯誤」、「暗中模索」、「時々晴れ」の繰り返しの毎日で、今もそれは続いています。

これからＰＲＡの機能について、この１６年間の検証結果をご紹介していきます。まだまだ解明不足の部分もありますが、かなりのことが整理できました。ＰＲＡをはじめとするこの種の装置が登場した当時に投げかけられた多くの疑問、ご質問に対しても、相当部分お答えできているのではと思います。（初めてこの種の装置に出会われた方にとっては説明が詳細すぎて、解りづらい箇所が出てくるかもしれませんが、少しご辛抱ください。）

生体の生物的反応を手がかりに作られた装置

先に結論めいたことを言いますと、この１６年間、ＰＲＡの機能の検証を進めてきた結果、ここまでは言ってもいいだろうと答えを出していることがあります。それはこの装置が、世にある他の多くの装置のように、現代科学の理論や成果を背景に生まれた装置ではなく、「生体の生物的な反応を手がかりに開発された装置である」ということです。

ここで言う「生体の生物的な反応」とは、「個体の生命維持のために働く、最も原始的な感知機能に基づく全身的な反応」と定義しています。また、「個体の生命維持のために働く最も原始的な感知機能」とは、「一個の細胞の生命維持のために働く感知能力」のことを指し、細胞の生命維持に影響を与える情報（刺激）を感知、その適・不適を判断し、生命維持のために適切な反応（適＝接近・不適＝逃避）を可能にする機能」のことをいいます。

少し堅苦しい言い方になってしまいましたが、これは、例えばアメーバーのように、特別な感覚器官を持たない単細胞生物であっても、外部からの情報（刺激＝餌や敵）を何らかの手段で感知、自らの生存に必要な行動（反応＝接近・逃避）をとることで生存が保障される（生きていける）ように、これら単細胞生物に具わる最も原始的で根元的な感知機能に基づく反応のことを「生物的反応」と言っています。

多細胞生命体においても、感覚器官や、機能が特化した細胞組織による感知だけでなく、この単一の細胞レベルでの原始的な感知機能は存在し、その多細胞生命体の生命維持に影響を与えるあらゆる情報（刺激）を感知、その適・不適を判断、それにもとづいた反応が、何らかの全身的な反応となって現れると考えています。この無自覚な生体の反応のことを「生体の生物的反応」と呼んでいます。

私たち人間にもこの生物的反応は存在し、自らの生命維持のために、私たちの体は環界に存在するあらゆる情報（私たちがその存在を発見している、していないにかかわらず）を感知、反応していると考えられます。私たちにとって、この生物的反応は無自覚な全身反応であることから、通常は気が付くことはありません。まれに、第六感と表現されるような漠然とした感知を自覚することがありますが、それはこの生物的反応が背景となっているのではと考えています。

エイブラムスが発見したＥＲＡ現象とは、体が受信した様々な情報に対する無自覚な生物的反応の結果を、「特定の部位の腹部打診音の変化」という生理的な変化として捉えられることを発見、それを診断に応用した臨床上の貴重な発見であると言えます。

これと同様な発見には、バイ・デジタル○リングテスト（Bi-Digital O Ring Test：ニューヨーク在住の医師・大村恵昭博士が考案された検査手法で、指の筋力の変化＝指で作ったＯリングの開き具合の変化をもとに症状や適合性を判定する手法で、横に伸ばした腕の筋力の変化をみるキネシオロジーを改良した診断法といわれている。詳しくは、「バイ・ディジタルＯ - リングテストの実際」大村恵昭著／医道の日本社）や、キネシオロジーが挙げられるのではと考えています。これらの関係者がどのように考えておられるか分かりませんが、私共から見ますと、これらの診断技法も、体が受信した何らかの情報に対する無自覚な生物的反応の結果を、「指の筋力の変化」や、あるいは「腕の筋力の変化」という生理的な変化として捉えられることを発見、それを基に組み立てられた診断技法であると言えます。

この他、東洋医学で行われる腹診や脈診、気功診断等も、見方を変えればこれと同様に、施術者あるいは被施術者の無自覚な生物的反応の結果を、施術者あるいは被施術者が自覚できる何らかの生理的変化として捉える手法であり、生理的変化として捉える対象は違っていても、体の生物的反応を手がかりとしているという点では共通していると言えます。

本装置に関連した生物的反応としての生理的変化は、エイブラムスの場合には「特定の部位の腹部打診音の変化」であり、ドラウンでは「ゴム製パットの指の滑り具合の変化」が、ＰＲＡ－ＮＫ型では「オペレーターのプローブ操作時の、生体インピーダンス（皮膚の電気抵抗及び筋力）の変化」が、それに当たります。

Oリングテスト

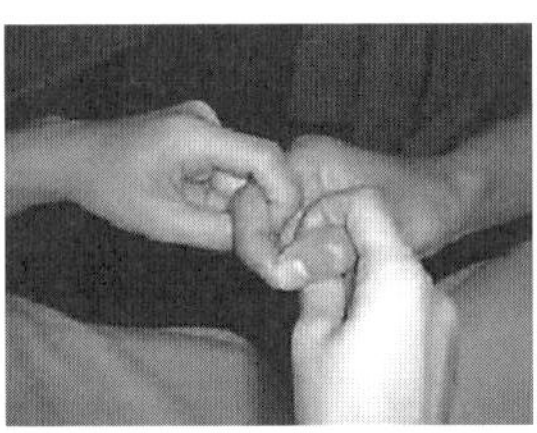

キネシオロジー

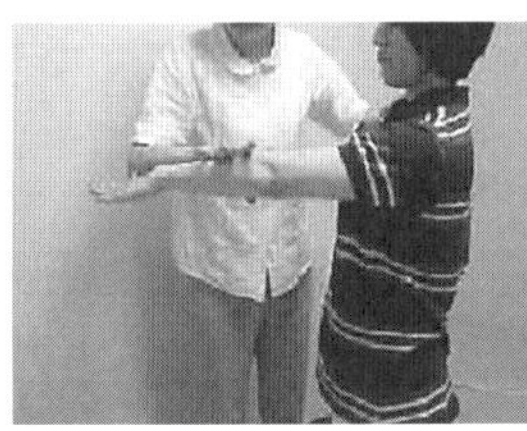

ドラウンの装置写真

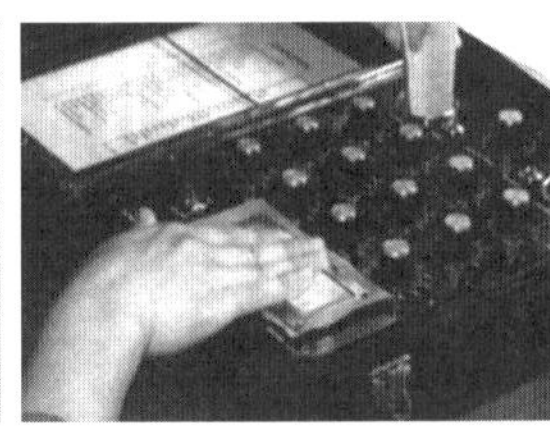

生物的反応についての説明が長くなってしまいましたが、エイブラムスの数々の業績の中、特筆されるのは、この「特定の部位の腹部打診音の変化」という診断に有効な生物的反応に伴う生理的変化を発見したということだけにとどまらず、その発見を手がかりに、診断と治療に応用できる画期的な装置を開発したことにあります。

詳しくは「アルバート・エイブラムスのＥＲＡ」（第Ⅰ部・２５頁）に説明の通りですが、彼はこの「特定の部位の腹部打診音の変化」という生理的変化を手がかりに、様々な研究と工夫を重ね、オシロクラスト（Oscilloclast）という装置を製作、診断と治療に大きな成果を挙げることに成功しています。

その後、彼のこの研究は、ルース・ベイマー・ドラウン女史に引き継がれ、彼女の手により HOMO-VIBRA REY INSTRUMENT（＝放射同調装置）という装置が完成、この装置が現在のＰＲＡ－ＮＫ型の原型となっています。

エイブラムスのＥＲＡ現象の発見に始まるこの種の装置には約１００年の歴史があり、この１００年の歴史の中で、装置には様々な改良、工夫が加えられ、現在のＰＲＡ－ＮＫ型へとつながってきています。しかし、装置がパソコンで操作されるようになり、回路がプリント基板に変わっても、技術の本質そのものは変わりなく、エイブラムスが発見したＥＲＡ現象が原理であり、生体の生物的な反応が装置の改良や操作の唯一の手がかりとなっているのです。

現在の、ＰＲＡ－ＮＫ型装置の回路には、装置の電気な動作を担う電気回路部と、ＥＲＡ現象を原理とする回路部があります。電気回路部については、サトルエネルギー学会での解析からもわかるように、特にこれと言って不思議な機構はありませんが、多くの人から批判の対象となり、電気的には意味が無いと言われ、意味不明と評判が悪いのが、この生物的な反応を手がかりに開発されたもう一つの回路（私たちはこれをＥＲＡ回路と呼んでいます）なのです。

エイブラムスやドラウンの装置が、アメリカの医学界やＦＤＡ（アメリカ食品医薬品局）で否定されたのも、このＥＲＡ回路が電気的に意味不明であり、科学的に荒唐無稽との判断を下されての結果だといえます。エイブラムスやドラウンの時代から１００年経った現在でも、この状況は変わりなく、ＥＲＡ現象を説明できるような物理学的な理論は未だ発見されておらず、多くの医学者や科学者は同様の立場をとり続けています。

しかしながら、これまで述べてきましたように、エイブラムスが発見したＥＲＡ現象を原理とした装置は、「特定の部位の腹部打診音の変化」という体の生理的反応を手がかりに製作された装置であり、現在知られている電磁気的な法則や物理学的な法則に則っていないという理由からだけで、「意味不明であり、科学的に荒唐無稽」として否定するのは少々乱暴なことだと言えます。

エイブラムスの研究を引き継いだドラウンは、エイブラムスが手がかりとしていた助手の腹部の打診音に代わり、ゴム製のパットを開発、そのパットの指のすべり具合の変化を手がかりに装置の開発、改良、操作をおこなっていますが、体の生理的反応を手がかりとしている点では同様です。

現在のＰＲＡは、この反応検出方法をさらに改良、「オペレーターのプローブ操作時の、生体インピーダンスの変化」を捉え、発信音の変化として判別できるようにしていますが、体の生理的反応を手がかりに、装置の製作、改良、操作が行われていることでは、エイブラムスやドラウンの装置と変わりはありません。

ＥＲＡ現象やＰＲＡの原理解明のためには、これらの生物的反応の本質を生理学的に追及する必要があるのです。従来行われてきた装置の電気的、電子工学的検証からだけでは、技術の本質は、結局、何も見えてこないのです。（電磁気的な法則や物理学的な法則に基づいて製作されていない以上、当然のことと言えます。）

装置の機構や回路、システム、そしてその操作によって、必要な生物的反応が起こるかどうか、それが生体にとって意味有る操作かどうかが装置の評価の基準であって、電気的にどのような意味が在るのかが基準ではありません。

この観点が欠落したまま、エイブラムスやドラウンの装置、ＰＲＡについて議論されてきたことで、さまざまな混乱や誤解が生まれ、この技術が正当に評価されないまま、現在に至る大きな原因となっています。

繰り返しになりますが、これらの装置が正しく評価されるためには、制作された装置や、回路やシステム、操作に、「電気的な意味があるか無いか」、「物理的に意味があるか無いか」ではなく、「生物的反応を引き出せるかどうか」、「生体にとって意味が有るか無いか」との観点から、今一度、見つめ直すことが重要で、それにより、今まで見えていなかったことが見えるようになって来るはずです。

「ＰＲＡは生体の生物的反応を手がかりに研究、開発された技術であり、装置やそのシステム、操作の評価は、生体にとって意味有る情報入力が行われたかどうかの観点からでしか評価できない。」これが１６年掛かって辿り着いた、私たちの結論の一つです。

ＰＲＡの２つの回路＝電気回路とＥＲＡ回路

ＰＲＡの機能を検証するに当たり、まず、われわれが行ったことは、装置の各機能に対応するそれぞれの回路の動作の確認でした。

会社を引き継ぐ協議の中で、ＰＲＡの開発、試作段階からかかわっていただき、その後、ＰＲＡの製作を引き受けていただいていた旧・日本電素工業株式会社の川端幸男社長や、技術本部長の菅田一雄氏から、ＰＲＡの詳細な仕様や、開発、試作段階でのお話を聞かせていただくことができました。

菅田部長との協議の中では、ＰＲＡの機能を検証するための機械的な前提、特に、電気的な機構、動作について詳細に確認することができ、電気的に意味のある回路部と、電気的に意味不明な回路部との整理をつけることができました。

菅田氏との協議の中で、彼が言っておられた印象的な言葉があります。

『このＰＲＡは、技術屋としてはとても嫌な装置で、あまり積極的に関わりたくない装置でした。技術とは、論理的に完結したものでなければならず、この装置のように、論理的に予想がつく機能以外の機能を求めるような装置は技術ではなく、それが嫌でした。』

と、技術屋さんとしての正直な感想を語っておられました。

私がこの会社を引き受けた当時、ＰＲＡをはじめ、所謂、波動機器と言われる装置をめぐる喧々諤々の議論の中、電気的に意味のある回路部と、電気的に意味不明な回路部とを整理しないまま議論をすることで、様々な誤解や混乱が起きていました。

装置の機能を電気的にのみ説明しようとするあまり、強引な理論でその機能を語ろうとしたり、反対に、電気的に意味不明な回路部があることだけを捉えて、装置は単なる箱で電気的には何の意味もなく、占いで使う筮竹と同じようなものとの意見が出てくるなど、結論を急ごうとするあまり、かなり乱暴な議論が行われていました。

私たちはこれらの混乱を整理するため、まず装置の回路を二つに分けて検証することにしました。一つは、電気的に意味が理解できる回路を電気回路部として、今一つは、電気的に意味は無くとも、生体にとっては意味がある

（生理的な反応が現れる＝プローブ操作時の生体インピーダンスの変化）と考えられるエイブラムスの発見を原理とする回路部＝ＥＲＡ回路とに分けました。

装置の機能上からは、回路はアンテナ部、反応検出部、操作部、発信部の４つの回路部に分かれますが、それぞれの回路を、電気回路とＥＲＡ回路との観点から整理、それぞれの役割を確認しました。

これらの整理で解ったことは、ＰＲＡ装置の電気回路部の機能は、あくまでもＥＲＡ回路の機能を補助するためのものであり、ＥＲＡ回路の機能をより効果的に、より効率的に発揮できるように研究、工夫された結果の回路であるということ。そしてＰＲＡ装置の機能の本質部分は電気回路部には無く、ＥＲＡ回路にあるということでした。

このため、装置を電気的にいくら解析しても、装置の機能の本質は見えてくるはずもなく、電気的な解析から導かれる結論は、いつも、「装置の機能には電気的な意味が無い」とか、「科学的には荒唐無稽」となってしまうのでした。

装置の機能の本質はＥＲＡ回路にあり、装置の原理解明のためには電気的な法則からではなく、ＥＲＡ回路が、腹部打診音の変化や生体インピーダンスの変化という、体の生理的な変化を手がかりに開発された回路であるとの観点から検証し直すべきであるとの考えのもと、ＰＲＡの機能の見直し作業を進めてきました。

以下の項では、ＰＲＡ装置の、アンテナ部、反応検出部、操作部、発信部の４つの回路部について、現在まで解ってきたことについてご説明します。

ＰＲＡの機構（１）＝アンテナ部

何を捕捉しているのか？

アンテナ部は被検者の生体情報を捕捉するための回路部で、装置上部のアルミプレート及びそれと同じ回路上に接続するアルミ端子スティックが、それぞれアンテナとしての役割をしています。ＰＲＡテストを実施するには、被検者にアルミ端子スティックを握ってもらいます。被検者本人でなく検体でテストを行う場合は、検体をアルミプレートの上に置きます。

アルミプレートに検体を置く

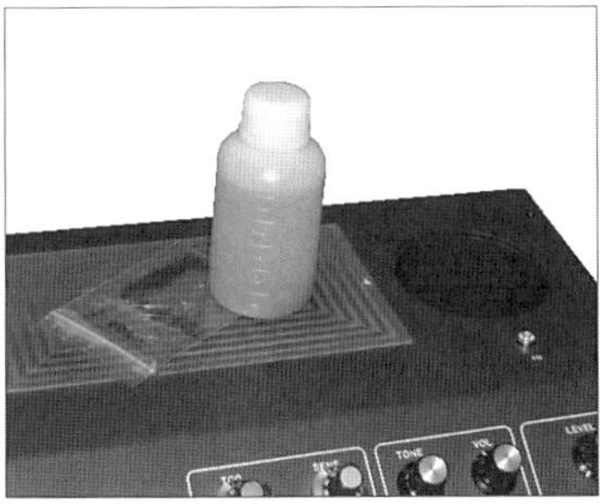

スティックを握る

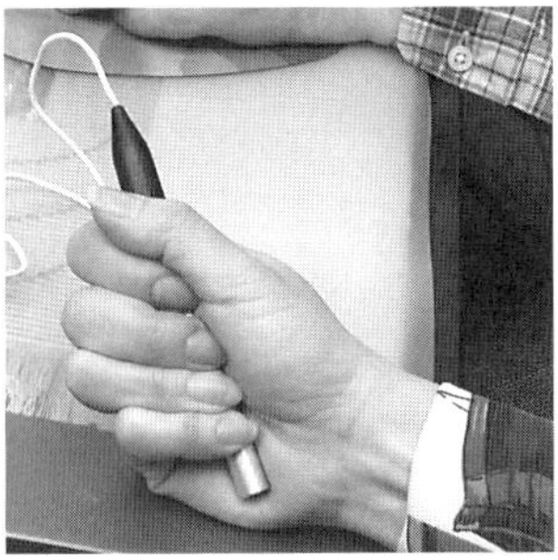

この回路部に関連する電気的な機構は特にありません。アルミプレートの幾何学的模様の意味については、様々な説があり定説はありませんが、アンテナとしての機能をより高めるための試行錯誤の中から生まれてきたものと解釈しています。

アンテナ部で受信する対象は何かについては、一言では言えない難しさがあります。アンテナ部で受信できる以上、何らかの波動現象であると推測はできるのですが、何を媒質とする波動なのかについては、現在のところ説明できる理論がありません。

東洋医学で言う「気」のエネルギーという見方もできるのですが、ＰＲＡと同様、「気」の概念も、これらの現象を合理的に説明できるような科学的な理論は、現在のところ存在せず、「気」のエネルギーを認めない人に対しては意味がありません。

そもそも、裏づけとなる科学的な理論が無い現象など「科学的に荒唐無稽」で、そのような現象の存在など、はっきりと否定するべきであるという乱暴なことを言う人がいますが、その考え方には同意できません。

たとえ現在の科学常識から考えて、あり得ないと思われるようなアンテナ部での不可解な情報（何らかの波動）の受信であっても、その受信の結果、オペレーターの体は反応し、それを生理的反応（ＰＲＡの場合は生体インピーダンスの変化、エイブラムスの場合は腹部打診音の変化）として確認することができるのです。

アンテナ部で受信する何らかの波動が、電磁波や磁気のような現在解明されている波動現象でないことははっきりとしています。

被検者が装置に付属のアルミスティックを握る場合には、被検者の何らかの電気的な情報を拾っているのかとも考えられますが、検体でもテストが可能となるとそれは言えなくなります。地球の裏側にいる人の毛髪で、その人の健康状態が解るなど、どう考えても電磁波や磁気の法則では説明のしようがありません。

今まで、この「何らかの波動現象」とは何かについて、様々なことが言われてきました。

我が国にこの種の装置が紹介された当初は、「磁気波動」であるとして説明がされていましたが、中村國衛先生は、背景となる波動現象は磁気波動であるとしながらも、現在解明されている「磁気（横波の磁気）」では説明が不可能として、「縦波の磁気」という概念を提唱されていました。これ以外には、「量子波動」や「超素粒子」との言葉を用いて説明される方もおられました。

それぞれこの「何らかの波動現象」を、物理学の文脈の中で説明をとの考えのもと、それぞれの考え方を述べておられたのだろうと思うのですが、残念ながら詳しく検証するすべもなく、「何らかの波動現象」についての議論は、これ以上進んでいません。（「何らかの波動現象」についての、現在の私共の見解については、この後の、「ＰＲＡの理解のために」で詳しく触れます。）

ここでは、ＥＲＡ現象の背景となる「何らかの波動現象」については、そのまま「何らかの波動現象」として、また、その「何らかの波動現象」によって伝わる情報を「波動情報」との表現で説明を進めて行きますのでよろしくご了解ください。

アンテナ部の働きについて

検体を使ってＰＲＡテストを実施する場合、まず、被検者を特定するための必要最小限の情報、「被検者の名前、住所、生年月日」を入力します。そして、その被検者の検体をアルミプレート上に置いてテストを実施するのですが、検証を進めていく中で、まず、検体として様々なものが使えることがわかってきました。毛髪、血液、尿、爪など生体から採取したものだけでなく、写真、名刺、その他、本人を特定できる物であれば何でも、検体として使えることがわかってきたのです。

「写真や名刺で、何故、そんなテストができるのか」と不思議がられますが、私たちもそれに答えることはできません。現在、これに答えられるような物理学上の理論はありません。ただ、それぞれの物が、被検者の検体として使えるかどうか、そのテスト結果が有効か有効でないかを検証するのは難しいことではありません。それぞれの検体を使ったテスト結果と、従来行われている他の検査法や、診断結果との整合性を検証すればよいだけのことで、これらの確認は、この１６年間、ＰＲＡに取り組む医師の手により何度も繰り返し検証され、その度に有効であることが確認されています。

さらにこれらの検証を進めて行く中で、不思議なことに、検体をアルミプレート上に置かなくても、「被検者の名前、住所、生年月日」を特定するだけで、テストができるということがわかってきました。これはＰＲＡテストの実施時に、検体をアルミプレート上に置くのを忘れたり、アルミスティックを装置に接続するのを忘れて、被検者にアルミスティックを持ってもらってテストをしたにもかかわらず、テストが有効に実施できた等の、臨床での操作ミスがきっかけでわかってきたことでした。

これらのことから、ＰＲＡテストの実施には、検者が「誰をテストするか」をはっきりと認識することが必要で、人間の意識（認識）の働きを無視しては理解できない現象であることがわかってきました。

これらの発見から、「誰をテストするかと認識するだけでテストができるなら、検体をプレート上に置く意味が無いのではないか。」や、「装置のアンテナ部や、検体は必要がないのではないか。」との疑問が生まれてきました。

人によっては、「これは一種のおまじないや儀式の様なもので、装置の機能とは直接関係は無い。」との考えを持つ人も現れてきました。科学的には何一つ根拠の無い出来事ですから、このような考え方になるのも無理ありません。しかしこれらについても、臨床での経験が重なるにつれて整理ができるようになってきました。

これに関連して、興味深い話があります。中村元信先生の経験で、「患者Ａさんのテストを実施するつもりでいたのに、間違えて別の患者Ｂさんの毛髪をプレート上に置いてテストをしてしまった」。この場合、どちらの患者さんのテスト結果が採れるのか？

これは、検者が、「患者Ａさんをテストする」とはっきり認識してテストを実施すれば、たとえ患者Ｂさんの毛髪をプレート上に置いていたとしても、患者Ａさんのテスト結果が採れるそうです。ただ、検者が、患者Ａさんのテストを実施すると認識しつつも、「プレート上に置いた検体（毛髪）のテストをしている」と認識してテストを実施すると、プレート上に置いた検体、つまり患者Ｂさんのテスト結果が採れるということでした。

これらを繰り返し検証することで、２つのことがはっきりしたと、中村元信先生は言われます。１つは、ＰＲＡテストを実施する際には、誰をテストするか、何をテストするかをはっきりと認識することが必要であるということ。

そして今ひとつは、後のケースのように、「プレート上に置いた検体のテストをする」と認識してテストを実施すると、別の人をテストするつもりでいても、プレート上においた検体の人の情報が採れるというアンテナ部の働きを見逃すこともできず、これらのことから、アンテナ部の機能は、テストの実施において、検者が被検者の情報を捕捉しやすくするための回路として有効に機能していると考えられるのではとのことでした。

これら臨床での経験や、その後の様々な検証をもとに、ＰＲＡテストと検体の関係を、情報量との観点から整理をしたのが、表①です。ＰＲＡテストの実施に際して、被検者の情報量が多ければ多い（最も多いのは、本人がいる）ほどテストが容易になり、少なければ少ない（名前、住所、生年月日だけ）ほど難しくなるとの結果でした。

表①　情報量の多少

テスト対象	本人の情報量
本人がスティックを握る	多
検体（毛髪・血液、等）	↓
本人の写真（レントゲン写真も可）	↓
本人を特定できる物（名刺等）	↓
氏名・生年月日・住所のみ	少

ＰＲＡテストに必要な情報

	装置により入力される情報	認　識　情　報
初期設定	画面表示［電気回路、認識回路］	初期設定、認識
テスト対象	本人、毛髪、血液、写真等	名前、性別、生年月日
テスト項目	テストコード入力表示	テスト項目の認識
カウント値	カウント入力、表示	カウント認識
診　　　察		病歴、現症、問診による情報

ただ、単純に情報量が多い少ないという量の変化だけを見ていてよいのか、被検者の情報量が少ない中でテストを実施しなければならないという検者の不安が、テストの不安定さにつながっているのではとの指摘もあり、これについてはまだ結論は出ていません。

いずれにしてもアンテナ部の回路は、電気的には意味不明とはいうものの、装置の回路の一部として機能（被検者の生体情報を捕捉）していることが確認できています。

（実際の臨床の場においては、検体無しでＰＲＡテストを実施するには、充分な経験と、相当な集中力が必要となるため、検体無しでＰＲＡテストを実施される先生はごく少数です。中村元信先生をはじめほとんどの先生は、テストの実施をより確実にという意味からも、毛髪を検体としたＰＲＡテストを実施されています。）

ＰＲＡの機構（２）＝反応検出部

アンテナ部を通じて受信した被検者（患者さん）の生体情報（波動情報）に対する検者の反応を、プローブ操作に伴う生体インピーダンスの変化（皮膚の電気抵抗及び筋力の変化）として捉え、その変化が発信音の変化として現れるように設計されています。

電気的な機構としては、検者のプローブ操作により、電極に印加される電圧の変化を検出、電圧増加時には一定の発信音が、電圧減少時には電圧の変化の程度に応じて発信音の有・無（変化が早い＝発信音無し・変化が遅い＝発信音あり）が現れるように設計されています。テスト時の発信音の呼称として、プローブ操作時の「電圧増加時に発信音有り、電圧減少時に発信音無し」を「共鳴音」、「電圧増加時に発信音有り、電圧減少時に発信音有り」を「非共鳴音」と呼んでいます。

反応検出器としてのプローブ操作のコツは、「同じ強さ、同じリズムで、無意識にプローブ操作ができるようになること」と言われています。「同じ強さ、同じリズム」でプローブ操作をしているにもかかわらず、何故か、指をアルミ電極から離す時に、電圧の減少に変化が起こり、音が鳴ったり鳴らなかったりするのです。何故、同じようにプローブ操作をしているにもかかわらず、指を離すときに、電圧の減少の変化に違いが生じるのかについては、生理的には２つの原因が考えられるのではと整理しています。

一つは、アンテナ部で受信した被検者の生体情報の影響により、検者の体（皮膚）の電気抵抗に何らかの変化が起こり、同じ動作をしているにもかかわらず電流が流れにくくなり、電圧の減少に変化が起こるケース。今一つは、プローブ操作をする指の筋力に変化（弱くなる）が起こり、同じリズムで指を離しているつもりでも、筋力が落ちたために指を離すスピードが落ち、電圧の減少に変化（遅くなる）が起こるケース。この二つのケースがあるのではと考えています。

生理的反応として、「何故、皮膚の電気抵抗が変化するのか。」「何故、筋力に変化が現れるのか。」については、自律神経系（特に迷走神経）の働きによると言われていますが、今のところ解明するすべがありません。装置の設計上から考えて、発信音に変化が現れる原因として、この２つの原因が考えられるということであって、今のところ「なぜかわからないが、そうなってしまう。」としか言いようがありません。

ＰＲＡではこのように、生体インピーダンスの変化（皮膚の電気抵抗及び筋力の変化）によって起きる極く微妙な電気的変化を捉え、発信音の有・無や、音程の変化として確認できるように設計されています。よく誤解されるのですが、電気抵抗や電圧、電流の絶対量を測定しているのではありません。

これらの検証の結果から、私たちは装置の機能を誤解されないようにするために、当時よく使われていた「測定」や「波動測定」、「波動値」や「測定値」という言葉を使わずに、「判定」あるいは「テスト」、「判定値」あるいは「テスト値」という言葉を使用するようにしてきました。

サトルエネルギー学会の中間報告にも、「測定」との言葉が使われていますが、正確には「測定」ではなく、「判定」と表現するべきではなかったかと気になっています。当然、「波動測定器」という表現も気になるところで、私たちが「波動測定器」なる言葉の使用を避けてきた理由のひとつがここにあります。

「波動測定器」に向けられた質問の中に、「波動測定器で出る数値の単位は一体何か？」との問いかけがありましたが、これも、「測定器」なる名称と、装置の機構を正確に確かめていないことから出てきた混乱の一つで、装置を操作して出てくる数値は、オペレーターのカウント操作（次項、基本共鳴テストで詳しく説明）の回数であり、その意味では、どうしても単位をと言われれば、１回、２回の「回」と答えるしかありません。

また、ＰＲＡでの反応検出の対象となる生理的な反応を、「生体インピーダンスの変化（皮膚の電気抵抗及び筋力の変化）」として、皮膚の電気抵抗の変化と筋力の変化とを併記している理由につきましては、当初は、皮膚の電気抵抗の変化のみを考えていたのですが、その後の、バイ・デジタル・Ｏ

リングテスト法（Bi-Digital O Ring Test）との比較検証の中で、装置の設計上、筋力の変化による電圧減少の変化を捕捉する可能性も見逃せないとの見方が生まれ、現在のような説明になっています。皮膚の電気抵抗と筋力の変化、どちらが主体かについての結論は未だ出ていません。

反応検出機能は、ＰＲＡの最も重要な機能の一つで、エイブラムスの腹部打診音、ドラウンのゴム製パットに代わる反応検出装置となっています。従来は、スティック型プローブの両端を両手で握り、片方の手の掌にスティック型プローブを着け離しする際に出る発信音の変化で判定していましたが、現在は、パット型プローブの電極部に手の掌と指を当て、指の着け離し時に出る発信音の変化で判定しています。

パット型プローブができたことで、プローブ操作が片手で可能となり、操作性が向上するとともに、テストの安定性が高まりました。また、プローブ操作の習得も容易になったと言われています。

ＰＲＡでは、この機能を使って、同調コードの採取や、基本共鳴テスト、適合性テスト、相関性テストを実施しています。プローブ操作が安定するには一定期間のトレーニングが必要で、早い人で１ヶ月、遅い人では半年から１年かかっています。

ＰＲＡの機構（３）＝操作部

ＰＲＡの操作は、すべてパソコン画面に表示された操作画面に基づいて行われています。「同調コード採取機能」、「基本共鳴テスト機能」、「適合性テスト機能」、「相関性テスト機能」、「処方水作成機能」等の、それぞれの操作、機能について詳しく触れて行きます。

【同調コード採取機能】

同調コードの意味＝身体の反応を手がかりに

同調コード採取機能はＰＲＡの最も重要な機能であり、同調コードがＥＲＡ回路上において、どのような働きをしているかについては説明できるのですが、何故、そのような働きができるのかについては大変な難問で、現在のところどうにも説明のしようがないと言わざるを得ません。

ＰＲＡの同調コードは、先に述べましたように、エイブラムスが腹部打診法の研究の中で発見した、「腹部打診音の変化を手がかりに、病気や症状を可変抵抗器のダイヤル数値で特定できる」の、可変抵抗器のダイヤル数値が原点となっています。

エイブラムスの場合であれば、この可変抵抗器のダイヤル数値、つまりは電気抵抗が、病気や症状のどのような電気的な特性を表しているかについては解らないとはいうものの、そこに何らかの電気的な意味があるのではと想像させてくれるのですが、ＰＲＡには、この可変抵抗器すらありません。電気的な意味が全く見えてこないのです。

サトルエネルギー学会の中間報告の通り、電気的な解析からはまったく何も見えず、このため、「コードには特別な意味は何も無く、記号は何でも良い。任意の番号を適当につけておけばよい。」のだという意見まで出てくるようになりました。

私たちもＰＲＡに取り組みだした当初、同調コードについては、どこから手を着けてよいのかすらもわからず、本当に悩みました。「寝てもコード、覚めてもコード」。車を運転していても、前を行く車のナンバープレートがコードに見えてしまう、そんな毎日が続いていました。

ただ、そんな暗中模索の中、ある時期から、私たちは重要なことを見逃していることに気がつきました。機能を解析しよう、解明しようとして、装置の機構や回路にばかり目が行き、迷路に入り込んでしまっていたのです。もっと根本的な、同調コードの採取法全体に目が行き届いていなかったのです。

装置の機構や回路もさることながら、同調コードの採取には、パソコン操作画面上へのアルファベットや数字の設定に伴う体の反応（＝プローブ操作に伴う生体インピーダンスの変化）の判定が必要だということの意味の重要さを見落としていたのです。

たとえ電気的に、あるいは物理的に意味が無いと思われるような回路や、情報入力の操作であっても、それらの操作の結果、何故か体が反応するのです。エイブラムスの場合であれば、助手の腹部の打診音の変化として、ドラウンであればゴム製パットの指のすべり具合の変化として、ＰＲＡであれば、プローブ操作（生体インピーダンスの変化に伴う発信音の変化）として、それが確認できるのです。

この技術にとっては、回路やその操作に電気的な意味があるかどうかや、物理的に意味があるかどうかが問題ではなく、大事なのは、その働きかけが生体にとって意味があるかどうかであり、その働きかけにもとづいて、生体が反応するかどうかが重要なのです。

同調コード採取の場合で言えば、「Ａ」や「Ｂ」では非共鳴音しか出なかったのに、何故か「Ｃ」では共鳴音が出るのです。「０」や「１」では共鳴音が出たのに、「２」「３」では非共鳴音になってしまうのです。何故かはわからないが、そうなってしまうのです。そして、それをもとに採取した同調コードを使って、ＰＲＡを操作すれば、診断に役立つデータを取ることができ、治療ができるのです。

この同調コードの採取で行われていることを整理していくと、面白いことに気がつきました。それは、同調コードの採取では、まるで電磁波の周波数を解析するのと同じようなことをやっている（似ているということであって、同じということではありませんので、誤解の無いようにお願いします）ということです。

ＰＲＡではオペレーターの生理的反応（生体インピーダンスの変化）を手がかりに、同調コード採取対象から放射される何らかのエネルギー（波動）を、アルファベットや数字の個別の波動に解析して捕捉するという、まるでフーリエ変換のようなことをやっています。そしてその捕捉したアルファベットと３桁の数字で表される同調コードは、ＰＲＡのＥＲＡ回路上では、同調コード対象の波動に同調する周波数としての働きをしていると言えるのです。

私たちがＰＲＡを引き継いだ当時は、既に採取されていたコードや、この同調コード採取機能で採取されたコードのことを、「同調コード」とは呼ばず、単に「コード」と呼んでいました。しかしながら、その「コード」は、波動の同調現象と同様の現象を手がかりに採取されたコードであり、採取されたコードも、コード対象の波動と同調する周波数のような働きをすることから、単なる「コード」では無く、「同調コード」と呼ぶべきではないかとの考えから、現在のように「同調コード」と呼ぶようになりました。

コード採取の対象は？

さらにいま一つ、同調コード採取機能で整理しなければならない難しい課題がありました。それは同調コード採取の際の検体の問題です。ＰＲＡでは、あらゆるものがコード採取の対象になります。目に見えるもの見えないもの、形あるもの無いものにかかわらず、全てのものの同調コードを採取することができるのですが、当初、この検体についても様々な疑問が投げかけられていました。

「免疫機能、ストレス、痛み、疲労等の同調コードがあるが、具体的には何を対象として採っているのか？」「風邪や癌や糖尿病といった症状の同調コードの検体は、何が対象としているのか？」「幸福、悲しみ、怒り等といった同調コードがあるが、形の無いものを、一体、どのようにして採るのか？」「胃や心臓、肝臓等の臓器の同調コードは、どのようにして採ったのか？」等々の疑問でした。

これもかなり難しい質問で、私たちには「どのようにして採っているか」について説明はできても、「いかなる現象を対象としているのか」や、「検体の何を採っているのか」については、残念ながら、現在のところ何も答えることができません。現代物理学には、これらを説明できるような理論は無く（量子物理学の中に、これらの答えに繋がる理論が垣間見えますが、まだまだこれからと言わざるを得ません）、無責任なようですが、今後の物理学の進歩を待つしかないと答えるしかありません。

ただ、解らないとは言いながらも、臨床応用への取り組みを続ける中で、同調コードについていくつかのことが解ってきましたので、それをご紹介したいと思います。

まず、実際にそれぞれの同調コードを採取する際に、検体をどうあつかっているかについてご説明します。

現物がある場合、装置のプレート上に置ける程度の大きさの物であればそれでいいのですが、置けないような大きな物は、付属のアルミスティック（被検者に握ってもらうアルミスティック）をコード採取対象に接触させて採取します。それもできない場合は、コード採取対象の写真でも可能で、写真を装置のプレート上に置いて採取します。

臓器や器官、生理機能等については、健康な人にアルミスティックを握ってもらい、検者が何の同調コードを採るか（例えば、胃、心臓、肝臓等）を明確に意識してコード採取を行います。（この「何の同調コードを採るかを明確に意識する」ことが、コード採取をする上で最も重要な要件となります。）

解剖写真や解剖図からも採ることができます。詳細な部位の同調コードを採る場合には、その詳細な解剖図のコード対象の部位にアルミスティックを当ててコードを採ります。

症状の同調コードの場合は、その症状がある人にアルミスティックを握ってもらい、検者が「その症状の同調コードを採る」と意識してコード採取を行います。ご本人がおられない場合は、検体（毛髪等）でも可能で、検体を装置のプレート上に置いて実施します。

症状のある人がいない場合は、採取する人がコード採取対象をはっきりと認識できれば、同調コードを採ることができます。この場合は、症状を記入したカードを利用します。カードに症状名を記入して、それを装置のプレート上に置いて実施するのですが、記入する症状について詳しい人が記入したカードの方が、良い（対象を捕捉しやすい）同調コードが採れる、同調コードが採りやすい等の報告があります。

幸福、悲しみ、怒り等といった情緒・感情コードの場合も同様に、カードを利用します。カードに幸福、悲しみ、怒り等の文字を書き、そのカードをプレート上に置いてコード採取を行います。この他、形の無いもの、例えば中国医学でいう経絡、経穴、アーユルベーダでいうチャクラ等も、カードもしくは説明図をもとに同調コードを採ります。

霊の同調コードについても、霊的なものが見えない人には無理ですが、霊的なものが見える人であれば採れます。また､霊的なものが見えない人でも､霊的なものが見える人が書いたカードを使えば､同調コードが採れています。

対象を明確に認識する＝焦点合わせ

これらの同調コード採取法について、初めて聞かれた方は一様に驚かれます。本当にそんなやり方で採った同調コードに意味があるのか、正確な生体情報が取れるのかと。これは何度も繰り返しになりますが問題はありません。他の検査法や診断結果と整合性のあるテスト結果が取れています。逆に、整合性が取れないような結果しか出ない同調コードが採れたとしたら、それは同調コードが正しく採れていないということの証明であり、取り直しを求められることになります。

同調コード採取のための検体については、アンテナ部の説明で述べた被検者の検体と同じことが言えます。「誰」のテストをするかと意識することと、「何」の同調コードを採るかと意識することとの違いはありますが、対象をはっきりと意識、認識することが重要であるという点では同じです。また、報告されている事例から見ると、コード採取時も、被検者をテストする時と同様に、検体の情報が多ければ多い程コードが採りやすく、情報が少なければ少ない程、取りにくくなるという傾向も同じようです。

コード採取の場合、何のコードを採るかを、より明確に認識できればできるほど、良い（対象を捕捉しやすい）同調コードが採れるということが報告されており、症状等のコード採取においては出来る限り、それぞれの専門分野の医師に同調コードを採ってもらうようにした方がよいと言われています。

同じ対象の同調コードを採ろうとしても、人によって採れる同調コードに違いが生じます。これも人によって、コード対象についての見方、感じ方、理解の程度に違いがあり、その違いが採れる同調コードの違いとなって現れてくると考えています。採れた同調コードに違いがあっても問題は無く、対象を捕捉し易い、捕捉し難いに多少の違いはありますが使うことができます。また採取された同調コードは、誰もが使うことができます。

このコード検体やテスト検体の問題を突き詰めていくと、最終的には、意識の問題に行き着くことになります。特に、意識の働きの中でも、対象に焦点を合わせるという意味で認識機能の働きがＰＲＡでは重要になります。

この認識機能の働きについて、焦点合わせという意味においてはラジオのチューニング操作に似ていると言えます。特定の放送局の番組を聞くためには、ラジオの周波数を、その放送局の周波数に合わせること（チューニング操作）が必要で、チューニングが正確にできればクリアな音を拾うことができます。多少のチューニングのずれであれば、雑音は気になりますが、どうにか音を拾うことはできます。しかし、チューニングが全くずれていれば音を拾うことは出来ません。

明確に対象を認識できればできるほど良いコードが採れ、テストが実施し易くなるということは、まさにこのチューニングが正確にできているということと同じであり、チューニング（焦点合わせ）が正確にできればできるほど、対象の情報が捕捉し易くなるということだと言えます。

検体のことを「バイブレーショナル・メディスン」（著者：リチャード・ガーバー：日本教文社）の中では「Witness（証拠）」と言っていますが、私たちは検体の意味を、コード採取対象やテスト対象をより認識しやすくするための「手がかり」になるものと整理しています。チューニングするための「手がかり」になるものという意味です。「バイブレーショナル・メディスン」の著者に直接確かめたわけではないですが、おそらく意味するところは同じではないかと考えています。

症状のコード採取では、別々の先生が採った同調コードが同じであったということを経験しています。各先生が採られた同調コードを、研究会事務局で収集整理をしているのですが、二人の先生が、同じ頃に採った「アレルギー性鼻炎」の同調コードが同じ「Ｄ５５９」だったのです。お互いに内科の先生で、同じ時期に採ったことから、様々な条件が重なり同じコードになったのではと考えられます。

この様に、同じ条件が重なると同じ同調コードが採れることは、検者個人の体験として何度も確認されています。同じ検者が、以前に、同じ項目の同調コードを採っていたことを忘れて、もう一度、同じ項目の同調コードを採ったところ、以前と同じ同調コードが採れたというようなことは、臨床でよく経験されているようです。

先程ご説明した、「コード対象についての見方、感じ方、理解の程度が違えば採れるコードも違う」という考え方の整理はここからきています。同一検者であるがゆえに、コード対象についての見方、感じ方、理解の程度が同じであり、その結果、同じコードが採れるという現象が起きているのだと考えています。

同調コードについて今一つ。項目が違うのに同調コードが同じというケースがあります。それほど多くはありませんが、例えば「カレー」と「コーヒー」、「黄疸」と「第４腰椎」、「セレン」と「神経衰弱」が同じコードです。たとえ同じ同調コードであっても、診断や治療においては、コード名と一体で使用するので、特に問題は無いようです。

何故、同じ同調コードが取れるのかということについては、それぞれの項目に共通する似通った何らかのエネルギー（波動情報）があるのではという見方と、現在のＰＲＡの同調コードは、アルファベットと三桁の数値からなっており、これが四桁になれば、当然、違う数値になってくるとする見方があります。

これらについては、検証をしていないので確かなことはいえませんが、どちらも間違ってはいないように思います。似通ったエネルギーを持っているからこそ、同じような同調コードとなっているが、厳密に見ると違うということでよいのではと考えています。

以上が、現在までのところ、同調コード採取機能について解ってきたことです。ＰＲＡの同調コード採取機能を使って採取した同調コードが、電磁気的にあるいは物理的に意味が無いにもかかわらず、何故、診断や治療に使えるのかについて、私たちもその答えにたどり着いたわけではありません。

同調コードの採取において、人の意識、特に認識機能の働きが重要な役割を果たしています。私たちは同調コードの働きについて、物理学的な説明を求められていますが、現代物理学の俎上に人の意識が乗っていない現状では、残念ながら、これ以上、同調コード機能を物理学的に追求することは出来ません。今後の物理学の進歩を待つとしか言いようがないのです。

いま私たちが言えるのは、「生体は、私たちが思いもしなかったような働きかけや情報に対しても、感知、反応している。」これだけです。これが１６年間、同調コードを追いかけてきた結果であり、結論です。

【基本共鳴テスト機能】

基本共鳴テストでは、アンテナ部（アルミスティック及びアルミプレート）で捉えた被検者の波動情報の中から、同調コードにより被検者のテスト項目の波動情報を捕捉、そのテスト項目の波動が、検者に与える影響の適・不適とその程度を、反応検出器としてのプローブ操作にもとづき判定、数値化しています。

この基本共鳴テストにおいて、被検者のテスト項目の波動情報の検者に与える影響をみることが、何故、被検者の状態をみていることになるのかについても、現在のところ解明のすべがありません。ただ、この基本共鳴テストの機能は、エイブラムスが発見した「寝たきりの患者の生体情報が、導線でつないだ健康な助手の腹部の打診音で取れる。」ことがルーツとなっていて、一定の条件のもとでは、生体間で一種の同調現象が起こることがその理由となっているのではと考えています。

基本共鳴テストでは、検者の反応を基準に判定していることから、テストの実施において、検者の健康状態がテスト結果に影響を与えるのではとよく質問されますが、テスト時点での検者の健康状態が判定時の基準点となり、そこを基準に影響の程度を判定していることから、検者の健康状態に関係なくテスト結果が出ることになります。

（例えば、検者自身に腰痛がある場合、ＰＲＡでセルフチェックをすると腰痛のテスト結果が出ますが、被検者を対象にテストした場合、被検者のテスト結果に腰痛との結果は出ません。）

ただ、基本共鳴テストの結果は、検者と被検者との間の相対的な判定結果となるため、検者間でのテスト結果の数値に再現性は無く、傾向の再現性だけが確保できることになります。（検者間で、テスト数値の出し方に違いがあることから、検者間での数値の単純比較ができないだけで、各テスト項目の良し悪しの傾向には相関性があり、臨床上、テスト項目の診断についての問題はないようです。）

検者間で数値の再現性が無いことから、当初は、テストの再現性の評価についても混乱が起こり、装置の機能に疑問を持たれる原因の一つになっていました。現在、再現性の見解については、ＰＲＡ臨床応用研究会において、「検者間で傾向の再現性はあるが、数値の再現性は無い」として整理されています。

検者自身のテスト結果の再現性の検証については、９５％以上の再現性があるとの結果が出ていますが、検者自身の再現性を１００％確保できることがテスト技法習得の証明である以上、これは当然のことで、この検証では、初心者と熟練者のテスト結果が一緒に統計処理されていることから、このような結果になったと考えられます。

ＰＲＡテストは、テスト結果が検者と被検者との間の相対的な判定結果となるため、検者間でのテスト結果の比較は、数値での単純比較ができず、数値を基準とした統計処理に馴染まないという欠点があります。また、経時的な経過を診る場合においても、同一の検者のテスト結果を診なければわからないという不自由さがあります。

ただ現在、数台のＰＲＡを導入いただいている東京・代々木のナチュラルクリニック代々木において、複数のオペレーターによるテスト結果の共通化の試みが行われており、かなりの成果が上げられるようになってきています。この方式に目処が立つと、ＰＲＡテストを専門的に実施する独立した施設の実現の可能性が開けることになり、私たちもこの成果に期待をしています。

現在のところ、検者間での単純な数値の再現性が無いという不便さはありますが、ＰＲＡテストの最大の特長は、同調コードで捕捉したテスト項目の影響（状態）が、被検者にとって適か不適かを直接的に判定できることにあり、他の医学的検査のように、統計処理された正常閾とされる数値との比較に基づいた間接的な評価ではなく、直接的な評価ができることにあると言われています。

「臨床において、聴診器代わりにＰＲＡを使用している。」インタビューで多くの医師の方から聞かせていただいたこの言葉が、ＰＲＡテストの特長を表していると言えます。

基本共鳴テストにおいても、他のＥＲＡ回路の機能と同様、共鳴テスト機能での同調コードの設定及びカウント操作に基づく装置側の電気的な動作は特にありません。ＥＲＡ回路上での同調コード設定による同調コードの機能については、既に述べたとおりですので、ここではカウント操作についての、私どもの考え方をご紹介しておきます。

設定された同調コードの共鳴、非共鳴を確認した後、カウント操作（プローブに付属のカウントボタンを押す）を行いますが、カウント操作の結果は、基本共鳴テスト画面にカウント数が表示されるだけで、他の電気的な動作はありません。このカウント操作の後、プローブ操作（共鳴音、非共鳴音の確認）を行い、共鳴音が出た場合は、再び、カウント操作を行い、プローブ操作を実施します。これを繰り返し行い、共鳴音が非共鳴音に変わるまでカウント操作を行います。カウント操作後、非共鳴音に変わったカウント数値が、テスト結果として記録されます。

このカウント操作でも、同調コードの設定と同様に、装置本体では、カウント操作に伴う機械的あるいは電気的な動作に何の変化が無いにもかかわらず、カウント操作を進めていくと、何故か、共鳴音が非共鳴音に変わります。装置側で何の変化もない以上、音が変わる原因として考えられるのは、検者のプローブ操作に伴う生体インピーダンスの変化（皮膚の電気抵抗及び筋力の変化）しか考えられません。

ＥＲＡ回路上のカウント操作で、何故、検者のプローブ操作に伴う生体インピーダンスに変化が現れるのかについては、他のＥＲＡ回路上の操作と同様、その原因はわかりません。ただ、ＰＲＡでの臨床を積み重ね、プローブ操作に習熟してこられた医師の方からは、「最初のプローブ操作の共鳴音、非共鳴音の出方で、その後のカウント操作によるカウントの上がり具合が、何となく判るようになって来る。」とのお話を聞かせていただくことがよくあります。

このことから考えて、基本共鳴テストでのカウント操作の意味は、検者が最初のプローブ操作で感じたテスト項目に対する共鳴（適）、非共鳴（不適）の程度を、再確認するためのカウント操作であり、その程度を自覚するための数値化操作ではないかと考えています。カウント操作によって出される数値の幅が、検者によって、何故、「＋２１～－２１」や「０～１００」などになってしまうのかについては、この後の、「認識回路の初期設定」で詳しく述べたいと思います。

同調コードを設定した後の、最初のプローブ操作の共鳴音、非共鳴音の出方で、共鳴（適）、非共鳴（不適）の程度がわかるということから考えて、ＰＲＡのカウント操作については、その都度、カウント操作をしなくても、自動的にその程度を計測できるように改良できるのではと考えています。

ただ、その実現のためにはいくつかの問題を解決しなければならず、例えば、テストが安定（プローブ操作が安定）していないオペレーターの場合に、どのプローブ操作の結果を正しい判定の結果とみて表示するか。これだけでもなかなか難しい問題ですが、いずれにしても、この点に関して装置の改良の余地はあるはずです。

【適合性テスト機能】

適合性テストは、基本共鳴テストの応用編といえるテスト法で、適合性を確認したいサンプル（薬やサプリメント等）が、被検者の体に与える影響の良し悪しを判定します。

サンプルを手に握るだけで、あるいは、サンプルを検体の横に置くだけで、何故、そのサンプルが被検者の体に与える影響の程度を判定できるのかとの質問については、現在のところ、答えようがありません。ただはっきりしていることは、サンプルを手に握り、あるいは一緒に置くだけで、何故か、ＰＲＡのテスト結果が変わり、そしてそのテスト結果にもとづいて、薬を処方したり、サプリメントを摂取することで成果が現れることは、多くの症例で確認されています。

これとよく似た診断法にバイ・デジタルＯリングテスト法があります。バイ・デジタルＯリングテストの適合性テストにおいても、ＰＲＡの適合性テストと同様に、適合性テストのサンプルを被検者が手に持ち、指で作ったＯリングの開き具合の変化（指の筋力が強くなって開きにくくなる＝適、弱くなって開きやすくなる＝不適）をみて判断します。この場合も、何故、サンプルを手に持つだけで体が反応するのか解明されてはいないのですが、判定結果が有効なことは多くの症例で証明されています。

ＰＲＡテストとバイ・デジタルＯリングテストは多くの点で似ているところがあり、後ほど「ＰＲＡから見たＯリングテスト」で詳しく述べますが、これと比較検討した結果をまとめて、「Ｏ-リングテスト（Bi-Digital O Ring Test）とＱＲＳテストの比較検討」として、日本東方医学会に発表しています。

適合性テストは、基本共鳴テストの機構を応用してのテスト法であり、特にＥＲＡ回路上、説明を付け加える部分はありません。

【相関性テスト機能】

ＥＲＡ回路上に２つの同調コード（テスト項目）を設定（表示）、その関係性をプローブ操作の共鳴音、非共鳴音で確認しているのですが、本来、基本共鳴テストでは、「共鳴音＝適」、「非共鳴音＝不適」と判定しているにもかかわらず、何故、「共鳴音＝関係有り」に、「非共鳴音＝関係無し」と判定できるのかについては、この後の、「意識とのかかわりについて」の項で詳しくお話ししたいと思います。

ＰＲＡの機構（４）＝発信回路部

ＰＲＡの発信回路部は、ＰＲＡの機構の中で、原理も当然のことながら、その成果についても証明が難しい、もっとも厄介な回路部と言えます。基本共鳴テスト等の有効性については、そのテスト結果を、従来の検査法の検査結果との整合性や、診断結果との整合性を検証すればよく、それ程、難しいことではありませんが、この回路部の機能は、ＰＲＡを使っての治療が目的の機能であることから、その検証はかなり難しいといわざるを得ません。

私たちが、臨床で成果が出ているからといくら説明しても、「そんな馬鹿なことが……。」と言って話が終わってしまいます。治療成果にはあらゆる可能性が考えられることから、臨床での成果からだけで単純にＰＲＡで治ったと言えないのは当然のことで、治療成果の検証については、緻密な準備と膨大なデータの集積にもとづく慎重な判断が求められることになります。また、治療に至る作用機序についても、大多数の医学者や医師の同意が得られるような合理的な説明が必要となります。残念ながら、現在のＰＲＡにはそのどちらもが欠けています。

緻密な準備と膨大なデータの取得については経済的な理由ですから、時間とお金さえあれば解決するので問題はありませんが（もっとも、１６年連続の赤字の貧乏会社にとっては、これだけでも大変なことで、当分の間、望むべくもありませんが)、それ以上に大変な問題は、現在の大多数の医学者や、医師の同意が得られるような合理的な理論にもとづく作用機序が説明できるかどうかの問題です。

これはお金のこと以上にもっと厄介な問題で、凡人の私どもの手では到底実現不可能なことと言わざるを得ません。現代の最先端の科学的理論をもってしても、ＰＲＡのＥＲＡ回路で起きる現象を説明することは難しく、優秀な科学者や物理学者に、この現象の解明に取り組んでもらいたいとは願うのですが、大方の反応は、解明しようと取り組んでくれるどころか、逆に、「科学的に荒唐無稽」と言って頭ごなしに否定されてしまうのが落ちと言わざるを得ません。

臨床での手ごたえを目の当たりにしていなければ、何もこのような厄介なものに取り組まなくてもよいのにとは思うのですが、中村國衛先生をはじめ、ＰＲＡの発信回路部を使っての治療法に取り組んでいただく医師の手により、臨床で多くの成果が上げられているのは、既にご紹介してきた通りで、これらの症例を無視する気にはなれません。

ＰＲＡのＥＲＡ回路の原理解明については、将来の物理学あるいは医学的な理論の発見を待たざるを得ません。ただ、私たちにも、「そんな馬鹿なことはありえない。」との頭ごなしの否定に対して、「あり得るかも知れない。」と思っていただく位の反論はできます。

これについては、この後の「ＰＲＡの理解のために」の項で、私どもの見解を述べさせていただきますが、まずここでは、ＥＲＡ回路としての発信回路部についてご説明させていただきます。

【処方水作成機能】

発信回路を使っての処方水の作成では、「ＣＬＲ」及び「ＥＮＧ」ボタンの操作により、装置本体のウエル部に、それぞれ一定のパターンで断続的に電流が流れます。しかしながら、「ＥＮＧ」ボタン操作時に、治療用の同調コード設定に伴う電気的な動作は特にありません。これもＥＲＡ回路の不思議な機能の一つで、同調コード設定に伴う個別の電気的な動作はないにもかかわらず、同調コードの設定・入力操作は、生体にとって意味のある動作となっています。それは体の反応として確認することができます。

例えば、同調コード入力の結果の体の反応は、作成された処方水を適合性テストでチェックするとよく解ります。同調コードを入力した項目のテスト値は、基本共鳴テストの結果より改善された数値（機能低下の項目は数値が上がり、機能亢進の項目の数値は基準値に下がる）になりますが、同調コードが入力されていない項目のテスト数値には何の変化も現れません。

また、臨床においても、作成された処方水に治療に必要な同調コードが入力されていなければ、飲んでも効果が無く、必要な同調コードを入れて飲むと成果が現れるという症例があるように、同調コード入力に体が反応していることは症例上でも確認されています。

ただ、いずれにしても、この発信回路部の機能や処方水の効果の検証は難しく、現実的な課題（資金、協力機関、協力者、理論的コンセンサス等々）が大きな壁となって立ちはだかっています。これらの課題が解決されるまでは、処方水作成機能の取り扱いは、ＰＲＡに取り組む医師の手により慎重に進められる必要があり、不用意に喧伝されることの無いよう十分に注意をしていきたいと考えています。

処方水作成機能では、これらの課題以外にも、「水の情報記憶能」という厄介な問題も抱えています。「装置で同調コードの波動情報を水に入力するというが、一体、それを水がどのように記憶、記録しているのか」という問題です。

現在のところ、「水の情報記憶能」について、現代物理学は何も語ってくれません。中村國衛先生は、波動情報を「縦波の磁気」との立場を取っておられたことからから、水の情報記憶は、水に含まれる磁性体としてのミネラルや酸素により、磁気記憶として記録されるという考え方を発表されています。

この考えの根拠となったのは、市販のミネラルウオーターと精製水（不純物が含まれていない水）に、処方水作成機能を使って、同じ同調コードの波動情報を入力、その入力結果を、適合性テストで比較するという実験でした。結果は明らかに精製水の記憶保持能力が低く、磁性体としてのミネラル等が取り除かれたため、水の記憶能が低下した（酸素が残っていることからゼロにはならない）との考え方を裏付ける結果となりました。

これ以外にも「水の情報記憶能」については、水の水素結合のパターンとして記憶されるとか、分子構造としての酸素と水素の結合角度の中に、波動情報として記憶されるなど、この種の装置が波動測定器として登場した当初、様々な説が紹介されていました。

ただ、いずれにしても、記憶される波動情報そのものの存在が理論的に確立されていない以上、それを記憶する媒体のことをいくら議論してもあまり意味が無く、正直なところ、私たちはこの「水の情報記憶能」については、今までのところあまり突っ込んだ議論をしていません。

「水の情報記憶能」について、もっとも熱心に研究を進めているのはホメオパシー療法の研究者の方々ではないかと思われます。物質を、アルコールあるいは水で希釈・振盪を繰り返し、理論的には元の物質が一分子も含まれないとされる倍率まで希釈・振盪したものを、治療のためのレメディーとして処方するという、ＰＲＡの処方水とはまた別の意味で、現代科学では理解しがたい治療法を採っています。

このレメディーの原理が成り立つためには、「水の情報記憶能」の原理の確立が前提となりますが、希釈・振盪を繰り返すことによって、物質の情報が水に記憶されることを裏付ける確立された理論は何一つありません。発表された論文の中ではジャック・ベンベニストの論文（1988年「ネイチャー」）が有名ですが、これも多くの科学者から批判を受ける的となっています。ホメオパシー療法において、レメディーの有効性を語るためには、「水の情報記憶能」は避けられないテーマであり、多くの関係者によって様々に語られていますので、詳しくは関連図書をお読みいただければと思います。

ホメオパシー療法は原理の不可解さから、日本医師会ではホメオパシー療法を「科学的に荒唐無稽」としてまったく否定していますが、ホメオパシーのレメディーを、ＰＲＡの適合性テストでチェックしてみると有効との判定結果が出ることから、ＰＲＡから診る限りレメディーは有効で、「科学的に荒唐無稽で、検証するにも当たらない。」と、頭から否定してしまうのは少し乱暴なのではと感じています。

私自身、ホメオパシーに特別な思い入れも無く、利害関係もありませんが、ＰＲＡ療法と同様、背景となる理論が存在しない療法に取り組む者の一人として、少し悔しい気持ちがしています。（ホメオパシーについては、この後の「ＰＲＡから見たホメオパシー」で詳しく）

処方水作成機能で作成された水のことを、当初は、同調コードの波動情報を入力した水との意味で、「情報水」と呼んでいたのですが、他のメーカーの装置で、同じような名称で装置や水を販売して、医師法、薬事法に触れるようなことをする会社が現れたりしたことから、医師が診断に基づいて処方する水との意味で「処方水」と呼ぶようにしました。

治療に必要な同調コードが入力されていないと、作成された処方水に効果がないことは臨床上確認されており、医師の診断に基づく適切、的確な同調コードの選択、入力が、処方水作成の重要な鍵となります。

（4）臨床からわかってきたこと（中村元信）

私（中村）がＰＲＡに取り組むようになった１８年前の時点では、ＰＲＡの臨床応用の歴史はまだまだ浅く、装置の原理説明の混乱と相俟って、装置に対する初歩的な質問にすら充分に答えられない状況にありました。しかしながらこの１８年、ＰＲＡの臨床応用研究に取り組んで頂ける医療機関の数も増え、ＰＲＡの臨床応用の深まりは格段の進歩を遂げました。

これら臨床応用研究の深まりの結果、当時には答えられなかった様々な質問に対して、かなりの部分、答えられるようになってきました。ここではＰＲＡについて、この１８年間の臨床での取り組みの中で見えてきたことについてご紹介したいと思います。

何を診ているのか

ＰＲＡのカルテには、免疫機能・自律神経系・副交感神経・交感神経・胃・腸・心臓・肝臓などの臓器や生理機能、狭心症・糖尿病・痛風・悪性腫瘍・骨粗しょう症などの病気や症状、ストレス・心配・不安・いらだち・幸福などの心理機能、その他、各種のウイルス・ホルモン・ミネラルス・酵素・ビタミン、食物等のテスト項目（同調コード）が並んでいて、それぞれ（＋８）、（－２）というように、テスト結果が（＋）、（－）の数値で表示されています。

この数値は、一体、何を表しているのか。当初は、この数値のことを、ＰＲＡでは「測定値」、ＭＲＡやその他の機種では、「波動値」と呼んでいました。「測定値や波動値が高いほど良く、低いほど悪い。」「波動値が高いほど健康であり、波動値が低いのは病気」だとの説明がされていましたが、私自身、この説明には少し違和感を感じていました。

特に波動値との説明については、「波動値とは、何の値なのか？」「波動値が高い、低いということは、何を意味するのか？」「波動値が高いことが、何故、良いと言えるのか。低いことが、何故、悪いのか？」「波動値が高いと、何故、健康と言えるのか？」「そもそも波動とは、一体、何の波動なのか？」等々の疑問でした。

また、測定値ということについても疑問がありました。装置で特定の物理量を測っていないことははっきりとしていました。患者さんにスティックを握ってもらう場合ならば、患者さんの体の何らかの電気量を測っているかのようにも見えますが、検体を使ってテストする場合には、例えば、毛髪をプレート上に置くだけで、それを成分分析するわけでもなく、ましてや、写真や、名前、住所、生年月日だけでも同じようにテストができるとなったら、如何なる物理量も測定していないことだけは確かです。

当初は臨床においても、これらのことについてはっきりと整理していなかったために、様々な混乱が起こっていました。例えば、他の検査法では、癌やウイルスが存在するとの検査結果が出ているにもかかわらず、ＰＲＡの基本共鳴テストでは（－）と出ないケースが何例か見つかりました。また、ＰＲＡを使って、癌の患者さんを継続的に診ていく中で、ＰＲＡテストの結果が（－）から（＋）に変わってきているにもかかわらず、画像で見ると、まだ癌があるという症例もいくつか見つかりました。

従来の考え方であれば、「波動値」が（－）から（＋）になって、数値が良くなれば、当然、癌も消えて無くなるはずと考えていたのですが、そうはならないケースが出てきたのです。同様なことはウイルスでもありました。血液検査でＣ型肝炎ウイルスがあるとの結果が出ているにもかかわらず、ＰＲＡテストではＣ型肝炎ウイルスが（－）と出ないケースが出てきたのです。

これらのケースをどう診るのか。ＰＲＡテストが間違っているのか、検者のテストの技量に問題があるのか、それともテスト法そのものに問題があるのかなど、イレギュラーの原因がわからずにいろいろと悩んでいたのですが、よくよく考えてみると、そうでは無いことがわかってきました。

先ほども述べましたように、ＰＲＡでは物理量を測ってはいません（ＰＲＡにも物理量を判定する技法はありますが、判定であって、通常の測定法とは違います）。物理量を測定していないということは、癌やウイルスそのものが「存在するか」「存在しないか」を判定していない、つまりＰＲＡの基本共鳴テストでは、癌が有るのか無いのか、Ｃ型肝炎ウイルスがいるのかいないのかが判定できないということになるのです。（ＰＲＡでは存在の有無を判定できないという見解に対して、同調コードを工夫すれば判定できるようになるという意見もあり、現在、検証中です。）

では何を診ているのか。まず、装置の機構から確認できることは、検者が反応検出プローブを操作、入力された情報に対する検者自身の反応を、生体インピーダンスの変化（皮膚の電気抵抗の変化及び筋力の変化）として判定するというように、言わば、検者自身の体がセンサーの働きをしています。

ではセンサーとして、検者の体は、一体、何を受信し、どのような反応を基に判定しているのか。既に何度も述べてきましたように、検者の体が何を受信しているかについては、今のところその物理的（波動的）な実体を解明する手立てが無く、また、現代物理学の理論の中にもその答えは無く説明の方法がありません。ただ、どのような生理的反応を基に判定しているのかについては、おおよそ推測することができます。

これについては、『生体の生物的反応を手がかりに作られた装置』の項で詳しく説明されている通りで、今一度、読み直して頂ければと思いますが、ＰＲＡでは、ＰＲＡによって入力された情報（刺激）に対する検者の生物的反応としての「適」、「不適」の反応を、検者の体の生理的変化（生体インピーダンスの変化＝皮膚の電気抵抗の変化及び筋力の変化）として捉えています。

生命体が、ある情報（刺激）に対して反応を示すということは、その情報が、生命体にとって何らかの意味のある情報であるということ（意味のない情報には反応しないと考えられる）。そして生命体にとって唯一意味ある情報とは、自らの生存、生命維持に関わる情報であり、その情報（刺激）が、自らの生存、生命維持にとって、「適」な情報（刺激）か、「不適」な情報（刺激）なのかということになります。

生命体が、この「適」か「不適」かの判断にもとづいて適切な対応（反応）を取ることで、その生命体の生存や、生命維持が保障されることになり、この感知機能こそが、生命体の生存にとって欠かすことのできない根元的な感知機能となっています。

ＰＲＡの基本共鳴テストでの判定は、この根元的な感知機能にもとづいた判定であり、それぞれの臓器や器官、生理機能、病気や症状、心理機能、ウイルスやアレルゲンなどのテスト項目（同調コード）が、検者（＝被検者）の体に与える影響の「適・不適」や、その程度を診ていると考えています。

この被検者の体に与える影響の「適・不適」を直接的に診るという観点は、従来の検査法には無いものであり、臨床において、全く新しい観点からのデータを提供してくれています。

先に取り上げた「癌」や「Ｃ型肝炎ウイルス」の一見イレギュラーなデータと思えるようなケースについても、ＰＲＡの基本共鳴テストでは、存在するかしないかを診ているのではなく、テスト項目が被検者の体に与える影響の適・不適を見ていると考えれば整理がつきます。

長年、ＰＲＡで継続的に診ていますが、癌やＣ型肝炎ウイルスの場合、体とうまく共存し落ち着いている場合には、テスト結果は（－）と出ないようです。癌があるにもかかわらず５年、１０年と生きておられる方は、このようなケースの方です。また、Ｃ型肝炎ウイルスの場合も、テスト結果が（＋）の間は体調も特に問題がありません。

ＰＲＡテストでは、目に見えるものを対象としていないことから、器質的疾患や生化学的変化を診ることはできませんが、各テスト項目（同調コード）が、体に与える影響の適・不適の程度を直接的に診ることができることから、臓器や器官の機能性、つまり働きの良し悪しを診るには適しています。レントゲンやＭＲＩで見てもわからない機能の異常を、ＰＲＡテストで捉えることができています。

例えば、骨の形状に異常があっても、機能に問題が無い場合には、ＰＲＡテストでは（－）とは出ません。反対に、症状として現れていなくても、少し機能に問題がある場合には、それがテスト結果に表れますから、未病診療にも役立っています。

ただ、ＰＲＡのテスト結果は、従来の検査法とは違って、テスト項目（同調コード）が被検者の体に与える影響の適・不適を判定していることから、臨床でテスト結果を診る場合には注意が必要となります。

先ほど述べたような癌やＣ型肝炎ウイルスの場合や、器質的疾患があっても機能には問題が無い場合、薬やその他の治療法で症状がうまくコントロール出来ている場合には、テスト結果が（－）と出ないことがあるなど、ＰＲＡテストでは「テスト項目（同調コード）が、被検者の体に与える影響の適・不適を診ている」ことを忘れずに、テスト結果を読み間違えないよう注意することが必要になります。

「ＰＲＡテストでは、テスト項目（同調コード）が、検者（＝被検者）の体に与える影響の適・不適を判定している」。これが１８年の臨床経験から出てきた一つの結論です。

認識（捉え方）の違いで、テスト結果が異なる

同じ同調コードでありながら、検者が、その同調コードをどのように意識（認識）してテストをするかで結果が変わってくるということがあります。

例えば、同調コードに、「高血圧／Ｄ５２０」「低血圧／Ｅ０９９」という同調コードがありますが、臨床でこの同調コードを使う場合、「高血圧／Ｄ５２０」を収縮期血圧（血圧の高いところ）、「低血圧／Ｅ０９９」を拡張期血圧（血圧の低いところ）と意識してテストをすると、それぞれ収縮期血圧、拡張期血圧をテストした結果となります。そして、「高血圧／Ｄ５２０」を高血圧症と、「低血圧／Ｅ０９９」を低血圧症と意識してテストをすると、同じコード設定でありながら、それぞれの症状をテストした結果となり、収縮期血圧、拡張期血圧と意識してテストした結果とは異なるテスト数値が採れることになります。

これは、同一コードの問題の場合にも同様のことが言えます。例えば、「黄疸」と「第４腰椎」の同調コードは共に「Ｅ９５４」で、同じ同調コードです。これ以外にも、テスト項目が違うにもかかわらず同じ同調コードであるというケースが、いくつかあります。それで臨床上問題はないのかとよく質問されますが、この後の【検者の意識（認識）が優先する】で述べているように、ＰＲＡテストの実施に際しては、同調コードの設定より、何をテストするかの認識が優先するという理由から、問題なく使用できています。

血圧のテスト結果についての診かたに関連して今一つ。

前項でご説明しましたように、ＰＲＡテストは、被検者にとってテスト項目が「適」か「不適」かを診ているという特長があります。「高血圧／Ｄ５２０」の同調コードを使って、収縮期血を診ると意識してテストを実施したときに、テスト結果が（＋）と出た場合には問題ありませんが、（－）と出た場合、二つのケースを考える必要があります。

まず、一つは、収縮期血圧が高すぎて問題があり、テスト結果が（－）と出るケースと、いま一つは、収縮期血圧が低すぎて問題があり、テスト結果が（－）と出るケースがあるということです。つまり、いずれの場合も、収縮期血圧が被検者にとって好ましくない状態（不適）にあるということをテスト結果が示しているであって、単に、血圧が高いとか低いという意味ではないということなのです。

ＰＲＡテストでは、形状に異常が有るか無いかや、特定の物質の量が多いか少ないかなどではなく、テスト項目が、被検者にとって「適」な状態にあるのか、「不適」な状態にあるのかを判定しています。臨床では、常にＰＲＡテストの特長である「テスト項目が、生体に与える影響の（適）（不適）を診ている」との観点に立ち、テスト数値を診ることが必要となります。

他の検査法との整合性について

ＰＲＡテストと他の検査法との整合性について、中国では医療器としての輸入許可を取るために、複数の医療機関で多くの検証データが採られているようですが、国内では、私が実施した人間ドックでの血液検査との整合性の検証と、志水裕介先生による検眼鏡検査との比較検証があるくらいで、その数は多くありません。

中国では○○中西医結合病院という名前の病院が数多くあることからもわかるように、西洋医学と中国医学が同等の扱いを受けていて、ＰＲＡ装置を受け入れてもらえるような土壌が臨床現場には在ります。日本では総合病院での取り組みはなかなか難しいのですが、中国ではそうではないようです。

現実的な判断をするお国柄ですから、結果が全てで、検証をして有効性が確認できたとなれば認めてくれます。また、検証のために病院が積極的に取り組んでくれるようです。日本と同様に、医療器としての許可を受けるためには相当数のデータが必要とのことですが、問題なく集めることができたようで、５年かかったそうですが、検査用の医療器として輸入許可を取ることができています。

日本ではこうはいきません。私は運よく、沖縄ハートライフ病院の協力を得ることができましたが、ＰＲＡに興味を持ってくれるような病院はなかなかありません。病院の医師の中には興味を持ってくれる人もいるのですが、病院としての対応は無理で、このことが他の検査法との整合性の検証データが少ない最も大きな理由となっています。

現在、ＰＲＡの臨床応用に取り組んでいる医師にとっては、ＰＲＡを使った日々の診療が、常にその検証の場となっています。ＰＲＡに取り組む前には、興味を持たれた医師の方からその種のデータの存在の確認をされますが、ＰＲＡに取り組み始めると、自らの手で様々に検証できることから、特に話題になることはありません。

ただ、ＰＲＡを医療器として認可を受けるとなれば、当然、このようなデータが必要となってくるのですが、メーカー側で厚生労働省に尋ねたところ、開業医のデータでは医療器としての許可申請のデータにはならず、権威ある医療機関（例えば、大学病院のようなところ）のデータが必要だとのことだったようです。これにはこの後でお話しするような事情があり、実現には至っておりません。これらのことが、中国に比べて国内での検証データが少ない原因になっています。

整合性の検証結果については、私の７５％から、中国・趙蘭才先生の９２％まで大きな開きがありますが、この原因は、対象とした人の健康状態の違いや、検証内容の違いから来ているのではないかと考えています。

私の場合は、人間ドックでの検証結果であり、比較的健康な方の血液検査の結果（血糖値や、ＧＯＴ、ＧＰＴなどの検査項目）と、ＰＲＡテストの結果との単純比較であり、趙蘭才先生の場合は、癌患者とそうでない人との判別結果の検証となっています。

ＰＲＡテストが、「テスト項目（同調コード）が被検者に与える影響の適・不適を判定している」との観点から見ると、趙蘭才先生のケースでは、癌患者は明らかに癌の影響を受けて（不適）な状態にある人で、癌でない人は、癌の影響を全く受けていない（適）の状態にある人であるという、はっきりとした違いがある対象者や、テスト項目を対象としています。（もちろん例外として、癌が体とうまく共存し落ち着いている場合は、「不適」と出ないケースがありますが、この場合は、癌の不適な症状が現れている患者さんが対象者となっていたと考えられます。）

一方、私の検証の場合には、人間ドックにこられている比較的健康な人の血液検査結果（血糖値、ＧＯＴ、ＧＰＴ等の検査項目）を対象に、それとの単純比較をしていることから、事情は少し変わってきます。

例えば、血糖値としては異常が出ていなくとも、ＰＲＡテストの観点である「適・不適」から判定すると、その人の生活習慣に問題がある場合には、糖尿病予備軍としてＰＲＡでの糖尿病のテスト結果が「不適」、（－）と出るケースがあります。

また逆に、ＧＯＴ、ＧＰＴの数値に少し異常が出ていても、その人にとって問題の無いレベルの数値であれば、ＰＲＡでは「適」、（＋）の結果となります。しかし集計の際には、これらのデータは全て整合性の無いデータとして処理することになります。

これらのことから、この整合性の検証結果の７５％という数字はかなり低く出ている数値で、血液検査結果に加えて、問診等にもとづき総合的に診断をした結果と、ＰＲＡのテスト結果とを比較すれば、この数値はかなり上がっていくものと思われます。

整合性の検証結果として、７５％と９２％という大きな開きが出たのは、はっきりと症状のある人を対象としたか、比較的健康な人を対象に血液検査の結果だけを単純に比較したかの違いによるものだと考えています。

再現性について

ＰＲＡの再現性の検証については、ＰＲＡテストの再現性の検証と、治療効果の再現性の検証という２つの課題があります。

ＰＲＡテストの再現性については、検者間での単純な数値の再現性はありません。【共鳴テスト機能（１）＝基本共鳴テスト】の項で説明しているように、「検者間では、傾向の再現性はあるが、数値の再現性は無い」との結論を出しています。傾向の再現性があるのなら、検者間のテスト結果を換算し直せば、数値の再現性を確保できるのではとも考えられるのですが、残念ながら、ことはそう簡単ではありません。

検者間でのテストの再現性が確保できない理由としては、まず、それぞれの検者の感度の違いが上げられます。人の体をセンサーとしている以上、それぞれの人の体によって感度の違い（例えば、皮膚の電気抵抗等）が生じることが考えられます。

また、体の感度の違いだけでなく、この後、「意識とのかかわりについて」の項で詳しく触れられると思いますが、テスト項目（同調コード）に対する検者の知識や理解の程度の違いや、検者がテスト結果の数値をどの範囲に収まると認識してテストを実施しているかによっても、数値の出方が変わってくるということがあります。

ＰＲＡテストでは、検者が、テスト結果は「＋２１～－２１」の範囲で出ると意識（認識）してテストを実施すれば、ほぼその範囲内でテスト結果が出ます。しかし、人によっては「０～＋１００」の範囲でテストを実施している方もおられれば、それ以上のスケールでテスト結果を出している人もおられます。ＰＲＡテストでは、自分で自分のテスト数値の出方をどの様に認識しているかによって、テスト結果の数値に違いが出てくるのです。

ただこれも、テストの都度、その時々の自分勝手な判断で自由に枠を決められるというようなことではありません。頭でこうしようと考えただけではどうしようもありません。私の場合も、長年、ＰＲＡテストを重ねるうちに、いつの間にか、現在のような数値の出方に変わってしまいました。

最初は、「＋２１～－２１」の範囲で練習をはじめ、その範囲での数値の出方で、臨床上も問題なく使えていたのですが、だんだんと使っていくうちに、おおよそ「＋１０～－１０」の範囲に収まるようになってきたのです。意識してそうしようとした訳ではありません。気が付いたらこうなっていたのです。

カウント数値の幅が半分で済むようになったおかげで、一項目あたりのテスト時間が半分になり、その分、より多くの項目がチェックできるようになりました。私のクリニックには、病気の治療でお見えになる方より、健康診断目的でお見えになる方が多いことから、より多くの項目がチェックできることはありがたい変化と言えます。

毎年開催されるＰＲＡ臨床研究会での各先生の発表を聞かせて頂いていると、私と反対に、使い込めば使い込むほど、だんだんと数値の幅が大きくなって行く先生もおられます。これはＰＲＡでの治療、特に癌や難病と言われる治療に取り組まれる先生方に、その傾向が見られるようです。

検者によってテスト数値の出方が違うということについては、ＰＲＡは所謂、医師が診断に使用する道具であり、その道具をどのように使うかは、それぞれの医師の判断であり、自らの診断、治療観に基づいた使い方をすることで、数値の出方も、それぞれの先生独自の出方に変わってくるのではと考えています。

人によって数値の出方に違いが出るのでは、独りよがりの結果となって臨床では使えないのではとの心配をされる方がおられますが、問題はありません。検者間での数値の再現性はありませんが、傾向の再現性があることは確認できています。統計処理には馴染まないかもしれませんが、それぞれの医師が、臨床で使っていくには全く問題はありません。

ＰＲＡテストの検者間での再現性の検証は、検証実験の前提条件の設定が容易ではなく、個々の医師にとっては、特に検証の必要性が無いことから、再現性の検証は行われたことがありません。ただ、検者自身のＰＲＡテストの再現性については、テストをするたび毎にテスト結果が変わるようでは、臨床上使いものにならないので、検者自身のＰＲＡテストの再現性の検証は行われ、高い再現性結果が確認されています。

もっとも、これも再現性の検証をするまでも無く、ＰＲＡテストのトレーニングの目標が、テスト結果の安定性（つまりは再現性）の確保になっているのですから、当然の結果といえば当然の結果と言えます。

治療効果の再現性の検証については、是非、実現したいのですが、残念ながら現在のところまだ実現できていません。その理由は、資金と検証の実施機関の問題です。資金の問題は言うまでもありませんが、検証の実施機関も頭の痛い問題です。現在、ＰＲＡの臨床応用研究に取り組んでいただいている医療機関は、私をはじめ、個人開業の方がすべてで、日々の診療に忙しく、例えば、統計処理が出来るだけの数の病気の患者さんを確保、検証出来るような体制をとるだけでも大変な負担となります。

また、これをどこかの権威ある医療機関にお願いするにしても、それに携わっていただく医師のＰＲＡのトレーニングから始めなくてはならず、これもなかなか難しい問題で、そうそう簡単にご協力をお願いできるような都合の良い医療機関が見つかるとは思えません。もっとも、難しい難しいと言っているだけでは何の解決にもならないので、何か方策を考えて、近い将来、是非、実現したいと考えています。

個人基準値という診かたについて

テスト結果の読み方については、私は個人基準値という考え方をとっています。「再現性について」の項でも少しご説明したように、各先生によって、臨床でのテスト数値の出し方には違いがあり、テスト結果の診方についても、それぞれの数値の出し方に則した診方をしておられます。（現在、ＰＲＡのトレーニングに際しては、テスト値の基本的な範囲は「＋２１～－２１」に、数値の診方は「個人基準値」の考え方を基本として説明しています。）

血液検査等、従来からの検査法では、数多くの被検者のデータを統計処理、その中から正常と考えられる数値の範囲（正常域）を決定、これと被検者の検査結果を比較、正常値、異常値を判定するという手法が取られていますが、ＰＲＡテストでは「傾向の再現性があるが、数値の再現性は無い」というテストの性格上、従来の検査法で取られているような手法をとることはできません。

当初は、「＋２１～－２１」の範囲の中、大きく分けて、（+）は「良い」、（－）は「悪い」として、さらに（+）の中でも、「＋１５～＋２１」は、「とても良い」、「＋５～＋１０」は「良い」、「０～＋５」は「少し良い」、また（－）は、「－１５～－２１」は「とても悪い」、「－５～－１０」は「悪い」、「０～－５」は「少し悪い」というように、固定的な基準を設けての判定法を採っていました。

ところが臨床を重ねるにつれ、これに当てはまらないケースの症例が出てくるようになりました。例えば、「胃」や「肝臓」のテスト項目（同調コード）のテスト結果が異常に高く、場合によっては「＋２１」の数値を超えてしまうような高い数値が出ているにもかかわらず、体調が悪く、症状もあるというようなケースでした。従来からの診方であれば、問題は無く、とても良い状態というテスト結果であるにもかかわらず、状況は全く違う。

これをどう診るか。これについては、このテストの結果にもとづいて作成した処方水の適合性テストの結果が、そのヒントを与えてくれました。作成した処方水の適合性テストを実施してみると、通常、処方水に入力したテスト項目（同調コード）のテスト結果は上がるのですが、これらのケースでは逆に下がることがわかってきたのです。

この適合性テストの結果から、テスト項目（同調コード）の数値が異常に高かったのは、そのテスト項目の機能が良かったからではなく、異常な状態を治そうとして機能が亢進している状態と診るべきであり、処方水の適合性テストの結果が下がったのも、機能を正常に戻そうとしての結果と診ることができるのではと考えるようになりました。

この考え方にもとづき、テスト結果の診方に修正を加えることにしました。当初、行っていた固定的な基準に基づいての判定ではなく、それぞれの患者さんのテスト結果の中から、その人の正常値と考えられる数値（個人基準値）を決定、その個人基準値との比較により、基準値の範囲にあるものを正常、高いものは「機能亢進」、低いものは「機能低下」と診るようにしました。

これにより、他の検査法のように、統計処理した他人のデータをもとに基準を定め、それと比較をして正常、異常を診るというような間接的な判断ではなく、その人自身のテスト結果の中に基準値（個人基準値）を求め、それと直接比較することで機能の正常、異常を判断するという、個人の個性に合った診方ができるようになりました。

個人基準値の決め方は、具体的には、被検者のテストを実施、その被検者のテスト結果の中に最も多く出てくるテスト結果の数値を選択、その数値の範囲を（例えば、「＋４～＋６」、「＋８～＋１０」というように）決定、個人基準値とします。

最も多く出てくるテスト結果を、個人基準値として採用する理由は、『人が生きて生活できている以上、症状に関連する部位以外の多くの機能は、ほぼ正常に機能していると考えられる』ことから、その被検者の正常値を表す指標として診ることができるとの考え方に基づいています。

個人基準値からの判定法を採ったことで、臨床上、大きな利点が生まれました。診断に際して、気になるテスト項目の結果を個人基準値から診ることで、そのテスト項目が、被検者にとって「適」の状態にあるのか、「不適」の状態にあるのかが、明確に判断がつくようになりました。さらには、「機能亢進」、「機能低下」を診ることができることから、病気に罹り始めか、進行してしまっているのか。あるいは治ってきている途中かを、直接的に診ることができるようにもなりました。

臨床において、個人基準値の考え方は多くの先生方に採用されていますが、基準値を、私のように、テストの都度、個々のテスト結果から相対的に決めるのではなく、各先生が、自らの過去のテスト結果を統計的に判断、独自に固定的な基準値を決め、それを基に診断されるという先生もおられます。これはそれぞれの先生で意見が分かれるところで、今後の検討課題となっています。

恣意的な影響について

生体の生物的反応（体の反応）を手がかりとする診断法やその技法（ＰＲ

Ａをはじめとする波動装置と呼ばれるものや、○リングテスト等）で、必ず話題となるのが、判定結果に対する検者の恣意的要素の影響についての質問です。

臨床での状況を見ている限りでは、事前の問診の結果と、ＰＲＡテストの結果が違うことはよくあることで、特に、先入観がテスト結果に影響を与えたというようなことが問題になったことはありません。今までに開催されたＰＲＡ臨床研究会でも、その問題が取り上げられたことはありません。

学会での症例発表としては、偶然、他の検査法の検査結果をもとに、ＰＲＡテストのテスト結果に恣意的要素の影響は無いとの裏付けが取れた症例がありましたので、第１９回日本東方医学会おいて、「肝機能障害を薬との相関テストにより判定し早期に治療できた１症例」（【Ⅰ】（２）の症例４）として発表しています。

恣意的な要素の影響ではありませんが、特殊なケースとして、検者の身内の方の重篤な症状をテストする場合には、テスト結果に影響がみられるケースがあるとの報告があります。ただ、この場合は、恣意的な要素の影響というより、検者の緊張や不安が、テストの実施に影響を与えた結果といえるのではないかと考えています。

恣意的な要素の影響を受けるか受けないかを実験的に検証するのは難しく、なかなかうまくいきません。生体の生理的反応を手がかりとした判定法であるだけに、検者に緊張や不安を与える検証実験は、恣意的な要素の影響の検証というよりも、緊張や不安がテストに与える影響の検証ということになりかねず、検証の実施に際しては、この緊張と不安をいかに取り除くか、いかに影響を最小限に抑えるかについて、充分な検討が必要となってきます。私のこの症例も、たまたま臨床において、結果的に検証が出来る状況が発生したことから実現したのであって、実験的に検証しようとしても、意識が介在することだけに厳密には検証が難しいのではと考えています。

形が無いものの同調コードについて

同調コードについては、【同調コード採取機能】の項で述べられているとおりですが、「形が無いもの」の同調コードについて少し追加をしておきます。

同調コードは、臨床の必要に応じて採取が可能で、解剖学的にはどこまでも詳細に採ることができます。物質的にも、酵素やタンパク質、アミノ酸、遺伝子、分子、原子、量子レベルに至るまで、どこまでも細かく採ることが出来ます。医学的にも新しい知見に基づいた同調コードを採ることができ、それらの同調コードを使って、その知見の適否も診ることができています。

ＰＲＡでは、どのように詳細な同調コードでも取れるのですが、一つはっきりしていることがあります。それは、われわれが認識していないもの、認識できていないものについては同調コードの採りようが無いということです。

例えば、われわれが遺伝子の存在を認識できるようになるまでは、遺伝子の同調コードを採ることはできませんでした。遺伝子が発見されるまでは、遺伝子が存在していても、われわれにとって遺伝子は無かったのです。４種の塩基は見えていても秩序が見えていなかったのです。隠れた秩序となっていたのです。当たり前のことですが、われわれがその存在を認識できない限り、どんな同調コードも採りようがありません。

人間の認識機能は「焦点合わせ」の様なものだと考えています。今、私は机の前に座っていますが、部屋の中に目を向けると、様々な物が目に入ってきます。パソコンの画面、電気スタンド、筆立て、湯呑み茶碗、カレンダー、時計、うず高く積まれた書籍、プリンター等々が見えています。しかし、時間を知ろうとして時計に意識を向けなければ、午後1時３１分だということがわかりません。そしてその時計の文字盤を見ていても、秒針の動きに気を止めなければ、秒針は意識に上らず、無いのと同じです。

同調コードを採る時には、当たり前のことですが、何の同調コードを採ろうとするのかを認識する必要があります。認識をすることで、同調コードを採ろうとする対象に焦点が絞られるのです。そしてその認識も、漠然としたものでなく、はっきりと明確に認識すればするほど対象を絞りやすく、同調コードが採りやすくなります。（これは、臨床で症状の同調コードを採る場合、それぞれの医師が、専門の分野の症状の同調コードを採った方が、良い同調コードが取れるという考え方につながってきます。）

われわれ自身の「生物的反応」を手がかりに同調コードを採っていますから、われわれ自身が認識できないものの同調コードは採ることができません。しかし認識できるものであれば、形に見える見えないに関わらず採ることができます。

「嬉しい」「悲しい」「楽しい」「寂しい」などの感情は認識（自覚）することができます。そして認識（自覚）できる以上、これらの同調コードを採ることが可能です。霊的（スピリチュアル）な同調コードも同じです。その人が実際に霊を感じたり、見たりできる人ならば、同調コードを採ることは可能です。反応検出器としてのプローブにその反応は現れて、同調コードを採ることができます。

同調コードを採るには、形あるものの場合は、現物や、写真、詳細図などを、形のないものの場合は、同調コードを採取したい対象を記入したカードを、装置のプレート上に置いて、所定の操作に従い同調コードを採ります。（繰り返しになりますが、採取した同調コードが臨床で使えるかどうかは、実際にその同調コードを使って、従来の検査法の結果と整合性が取れるデータが取れるかどうかや、症状を確実に捉えることができているかどうかなどで確認をします。採れた同調コードは他の人が使うことも可能です。）

同調コードを採るに際しては、「ＰＲＡの機構＝（1）アンテナ部」で言われているように、コード化対象となるものの情報が多ければ多いほど、その波動情報は捉えやすくなり、コードが採りやすくなります。現物があれば一番情報量は多く、次いで、写真や詳細図のように目に見えるものが使えます。また、形があっても現物や写真が無い場合や、目に見えないものの場合には、コード化したいものをカードに書いて検体とします。

そんなもので、何故、同調コードが取れるのかと質問されても、これまで述べてきたことと同様、答えることはできません。しかし、このカードを使って同調コード採取の操作をすれば、同調コードを採ることができ、採った同調コードを使ってＰＲＡテストを実施すれば、症状に則したデータが取れ、治療にも役立てることができます。

霊的（スピリチュアル）な同調コードの場合などは、直接的には検証の方法はありませんが、臨床では、症状との相関テストや、症状の軽減、改善と、霊的（スピリチュアル）な同調コードのテスト数値の改善との相関性をみて確認しておられるようです。

ただ、霊的（スピリチュアル）な同調コードを採ったり、それを使ってＰＲＡテストをすることは、検者もその影響を受けるケースがあるので、不用意にはやらない方がよいとも言われています。確認の方法が無いので、そうらしいですというしかありません。

本論から外れますが、同調コードに関連してのエピソードを一つ。

今から１５年前、同調コードの解明にあれこれ悩んでいた当時、紹介していただける人がいて、広島の故・三上晃先生（理学博士／1921 ～ 2004 年）を、志水先生や堀尾社長と一緒にお尋ねしたことがありました。自ら開発されたＬＢＳ（Leaf Bio Sensor）という装置を使って、人間と植物のコミュニケーションを図るという興味深い研究をしておられた先生で、「木の葉のテレパシー」「植物の超能力」「植物は警告する」などの著書を出されていました。

当日、ＬＢＳ装置そのものを見せていただくことができませんでしたが、事前に読ませていただいた著書や、お話をお伺いしたことから考えて、装置の基本的な考え方や、システムは、ＰＲＡと同様のものではないかと想像していました。エイブラムスが、助手の腹部の打診音を手がかりに研究を進めたように、三上先生は、パートナーとしての植物（木）の電気的な反応を手がかりに研究を進めておられたのだろうと思います。

ＰＲＡの同調コードに悩んでいた私たちは、この時、三上先生に、ＬＢＳを使ってＰＲＡの同調コードの意味を確認していただけないかとお願いをしました。同調コードについて悩みに悩んでいた私たちにとっては、ひょっとしたら何かわかるかもしれないと、藁にもすがるような思いでの依頼でした。免疫コードの〔Ｂ２２２〕とストレスコードの〔Ｅ２２２〕を、それぞれのコード番号だけをカードに書いて確認してもらったのですが、結果は、残念ながら書かれたコード番号に何の意味もないとの回答でした。

今から考えれば、これは当たり前のことで、同調コードはＰＲＡというシステム上で意味があるのであって、単なる文字列の、「Ｂ」、「２」、「２」、「２」には何の意味もないという回答は当然のことでした。

ただ、このときの体験は、今から考えると私たちにとっては非常に貴重な体験だったのです。ＰＲＡの研究に携わる私たちにとって、もっとも厄介なことは、「ＰＲＡでやっていることは、ＰＲＡでしか確認できない。」ということです。ＰＲＡの電気的な回路の解明は、他の電気的な検査機器での測定をもとに解析できますが、ＰＲＡのＥＲＡ回路の解明に使える測定装置は他にはありません。

ところが今考えてみると、この時は、ＰＲＡ以外の装置で、ＰＲＡのやっていることを確認できるという貴重な機会だったのです。情けないことに、当時は、そこまで考えが至りませんでした。それよりもわざわざ広島まで来て、「Ｂ２２２」に何の意味もないと言われたことの方がショックでした。

私たちのＰＲＡについての理解が今ほどに進んでいれば、もっと積極的にＥＲＡ回路について確認をさせていただけたのにと思うと残念でしかたがありません。しかしながら今となっては、先生はお亡くなり、その研究を継がれる人もいないとのことで、それは叶わぬこととなってしまいました。

ご自宅にお伺いして、三上先生と私たちが座卓を囲みお話をお伺いしたのですが、とつとつと研究成果を語られる実直なお人柄がとても印象的な方でした。ご冥福をお祈りいたします。

（5）機能の検証からわかってきたこと

意識とのかかわりについて

私（堀尾）共が、ＰＲＡの機能の検証、特にＥＲＡ回路の検証を進めていく中で、ＰＲＡを操作する検者の意識（認識と意図）と、ＰＲＡの機能のかかわりについて、どうしても言及せずにはいられない以下のような現象があることがわかってきました。

1．検者の想定した範囲内にテスト結果が収束する

中村元信先生の【再現性について】の項でも触れられていますが、テスト結果の数値について、当初は、プローブ操作に習熟すれば、テスト結果は誰もが「－２１～＋２１」の範囲に収まるようになり、検者間での数値の再現性は確保できるものと考えられていました。同じ装置を使って同じ操作をするのですから、当然、結果も同じでなければならないとする、ごく当たり前の考え方からでした。

しかし、いくら使い込んでいっても、検者間でのテスト結果の数値の再現性は確保できませんでした。既に述べてきましたように、傾向の再現性は確保できても数値の再現性は確保できなかったのです。テストが問題なく実施できているかどうかは、テスト結果が、他の検査結果や診断所見と整合性の取れる結果が出ているかどうかで確認できます。それぞれの検者のテストは問題なく実施できているにもかかわらず、検者間の数値に、単純な数値の再現性は無かったのです。

臨床でＰＲＡを使い込めば使い込むほど、それぞれの先生独自の数値の出方になっていきました。「－２１～＋２１」の範囲になる先生もいれば、「－１０～＋１０」の先生もいます。「０～１００」や「－２９９～＋２９９」、「－５～＋５」の先生もおられます。当然のことながら、テスト数値の出方に違いがあっても、それぞれのテスト結果が、臨床上、有効なデータとして問題無く使用できていることは確認できています。

何故この様なテスト結果の出方になってきたのか、その理由を各先生にお尋ねしてみると、テスト結果の出方に違いが現れる原因として、それぞれの先生の、ＰＲＡを使った診断に対する考え方の違いが影響してくることがわ

かってきました。

ＰＲＡを使って、テスト項目の「適」「不適」をシンプルに見ようとすれば、「－５～＋５」で充分に診ることができます。一方、より詳しくテスト項目の傾向や経過を診ようとすれば、数値は大きければ大きいほど詳しく診ることができます。個人基準値という判定法を採るとなればそのような数値の出方になり、判定の基準を、自分自身が行った過去のテスト結果をもとに基準値を設定、それとの比較で判定するとなれば、そのような判定法に沿った数値の出方となって行きます。

これは意図してそうなるというのでは無く、使い込んでいくうちに何故かそうなってしまうということでした。それぞれの医師が、自らの診断や治療の考え方にもとづいたＰＲＡの使い方をしていくうちに、テスト数値もその考えに沿った数値の出方になってくるということでした。ただこれも、無意識のうちにそうなっていくということであって、その場その場で意識してできるということではないようです。

何故、無意識のうちにそのようになっていくのかについては、現在のところ答えることはできません。ただ、ＰＲＡでの操作が、人の生物的反応を捉えるという判定法である以上、その反応と認識機能との間には何らかの関連性があるはずであり、人間の認識機能についての知見が今以上に深まれば、回答を見出すことができるとは思いますが、残念ながら、現在のところ答えを見つけることはできず、今後の課題となっています。

２．検者の意識（認識）が優先する

ＰＲＡ操作画面の同調コードの設定と、検者の意識（認識）との関連については、『すでに表示してあるコードを忘れ、別のテスト項目を強く意識すると、意識したテスト項目の値となり、特別何も意識しないでテストを行った場合は、表示してあるコードの値となっていることがわかった。』として、２００１年／第１９回日本東方医学会（演題「ＱＲＳテストにおける電気回路と認識回路」）で発表しています。

これも臨床での操作ミスがきっかけだったのですが、『「肝臓」をテストしようとして、間違って「腎臓」の同調コードを設定、間違いに気付かずテストを実施したところ、コード設定をした「腎臓」のテスト結果ではなく、テストをしようと意識（認識）した「肝臓」のテスト結果が採れた。』（中村元信先生談）ということがありました。

これをきっかけに、何度か検証をしてみたところ、ＰＲＡテストの実施においては、基本テスト画面に設定した同調コードのテスト項目より、検者が意識（認識）したテスト項目のテストが優先することが確認できました。

では同調コード設定の意味は何も無いのではないかとなるのですが、そうではありません。これも臨床での体験で、『検体（毛髪）でのＰＲＡテストをやりながら、つい眠くなってしまい、居眠りをしながら無意識のまま同調コードの設定を行い、テスト操作を続けてしまった時があり、居眠りに気付いて、もう一度、同じ項目のＰＲＡテストをやり直し検証してみると、ちゃんと設定された同調コードのテスト結果となっていた。』（中村元信先生談）ということでした。

これらのことからＰＲＡテストの実施に際しては、検体の場合と同様に、検者がテスト項目をはっきりと意識（認識）することが重要で、装置のシステム（ＥＲＡ回路）上での同調コードの設定の意味は、設定された同調コードへのチューニング（絞り込み）を容易にし、検者の意識（認識）の働きを補完、テストがより確実に、より安定的に実施できるように機能していると整理をしています。

３．認識が変わると、適・不適の意味が変わる

同調コードとは少し異なりますが、操作モード画面を切り替えたときに、プローブ操作音の意味するものが変わることがあります。例えば、操作画面を相関テストモードに切り替え、画面に表示した二つの同調コードの相関性をチェックする時には、プローブ操作音の「共鳴音」の意味は、「適」ではなく「相関性が有り」に、「非共鳴音」は、「不適」ではなく「相関性が無い」との意味になります。

同様に、物質の量を測定する「ＱＴＹ（＝Quantity ／量）」モード画面の場合には、カウント数値が、基本共鳴テストでのカウント数値のように、テスト項目が生体に与える影響の程度を表す意味としての数値ではなく、その

まま物質量を表す単位の数値となります。測定しようとする物理量の基本単位（血圧であればmmHg、コレステロール、中性脂肪等であればmg／dl）を意識（認識）、カウント操作をした結果の数値は、その物理量を判定した値となります。

これらの場合は、操作画面が切り替わるとともに操作者の意識（認識）も切り替わり、生体反応（プローブ操作）は、操作画面の機能（意図）に沿った結果となって現れてきます。生体の生物的反応としての「適」、「不適」の反応を、何故、関係の「有」、「無」と診てよいのか、あるいは、カウント操作の共鳴音が、生体への影響の程度を確認する音ではなく、何故、物質量を確認する音と読んでもいいのかについては、残念ながら、未だ整理はできていません。

ただ、人間の場合、生物としての根源的な感知機能（自らの生命維持にとって適・不適かを判断）の働きが、進化の過程で認識機能と結びつき、生命維持のための直接的な反応としての「適」「不適」だけでなく、認識したものに対しての「適」、「不適」にも反応するようになったのではと考えていますが結論は出ていません。

これもこの項の１.のケースと同様、人としての生物的反応と、認識機能との関連性についてより深く考察する必要があり、今後の課題となっています。

相関テストや、「ＱＴＹ」モードでの物理量の判定結果の有効性については、相関テストであれば、診断結果との整合性で、物理量であれば、他の質量測定の検査結果との整合性を確認すればよいだけのことで、難しいことではなく、それぞれ確認されています。

ただ、現在、臨床では、この物質量を判定する「ＱＴＹ」モードはあまり積極的に活用されていません。その理由の一つは、「ＱＴＹ」モードの実施には、検者に相当なＰＲＡテストの習熟度が要求され、テストに不慣れな間はなかなか正確な数値が採れないことが挙げられます。

いま一つは、物理量の検査については、他の検査法で正確に測定できる以上、ＰＲＡで改めて実施する必要は無く、ＰＲＡテストは、ＰＲＡテストでしか診れないことを診ることに意味があるとの現実的な理由からです。

相関性テストについては、臨床で頻繁に利用されています。

4．適合性テストでの意識（焦点合わせ）の問題

直接、ＰＲＡの機能と関係はないのですが、ＰＲＡテストと意識（認識）に関連することを今ひとつ。

ＰＲＡで適合性テストを実施する際に、被検者本人がいる場合には、被検者に検体（薬やサプリメントなど）を手に持ってもらいテストをします。被検者がいない場合は、被検者の検体（毛髪、爪など）と、適合性テストの検体（薬やサプリメントなど）を、ＰＲＡのプレート上に一緒に置いてテストを実施します。

この時、薬やサプリメントは瓶や包装紙から出す必要はなく、そのままでテストが可能です。適合性を診ようとしているのであって、適量を診ているのではありませんから、これで問題ありません。適量を診ようとすれば、適量を診ようと意識（認識）を切り替えて、手に握る量や、プレート上に置く量を調整しながらテストを実施します。

また、よく質問されるのが、何故、瓶や包装のままでよいのか、瓶や包装されたままでは、ガラスやプラスチック、ラベルの用紙や印刷のインクなど様々なもののエネルギーの影響を受けるのではないかとの疑問です。

これについては以下のように整理しています。

既に繰り返し述べてきましたように、ＰＲＡテストにおいては、何をテストするかとの意識（認識）が優先します。この場合も、薬やサプリメントをテストしようと意識（認識）しているのであって、ガラスやプラスチック、ラベルの用紙や印刷のインクをテストしようと意識（認識）しているのではありません。

同様に、被検者の検体として、毛染めをした毛髪でもよいのかと尋ねられることがありますが、これも同じで、本人の毛髪であれば何の問題もありません。毛染めの材料をテストしようとするならば別ですが、被検者本人をテストしようと意識（認識）しているならば、これで充分です。

『ＰＲＡテストにおいては、何をテストするかとの意識（認識）が優先する』。これがＰＲＡテストにおける共通の原則と言えます。

被検者の検体として、例えば、写真を検体として使用する場合、直近の写真でなければならないのか、古い写真でもよいのか。一人で写っている写真でなければならないのか等、いろいろ聞かれますが、どれでも問題はありません。テストを実施する際に、検者が「被検者の現在の健康状態をチェックする」と意識（認識）することがポイントで、写真の古い新しいは関係ありません。また、何人かが写っている写真でも問題はありません。検者がその写真の中の誰をテストするか意識（認識）することで、問題無くテストは実施できます。

検体が毛髪の場合も同じです。今日、採取した毛髪でも、以前に採取した毛髪でも問題なく使用することができます。被検者の今の健康状態を診るとの意識（認識）でテストすることで、被検者の現在の健康状態を診ることができます。

『気になっている患者さんのＰＲＡテストを、検体（毛髪）を使って実施したところ、どうにもテスト数値が取れない。自分のテストの調子が悪いのかと思って何度もやり直してみるのだが、どうにもおかしい。何となく胸騒ぎがして患者さんのところへ連絡を取ってみると、亡くなられていたことがわかった。』という香川景継先生から聞かせていただいたお話。被検者の現在の健康状態を診ることができるという意味では、まさにこの通りなのですが、不思議といえば不思議なことです。

さらにこれも、ＰＲＡの不思議なところですが、患者さんが「生きている今の体調」を診ようと意識（認識）してテストをしているから診ることができないのであって、「死んだ後の今の状態」を診ようと意識（認識）を切り替えると、それなりの数値が採れるということがあります。ただ、このテスト数値をどう診るかについては検証の方法が無く、現在のところ、何らかのテスト数値が採れるとしか言いようがありませんが。

以上のように、様々に検証を進めていく中で、ＰＲＡテストの実施において、装置の機能と、検者の意識（認識）が深く関係してくることがわかってきました。しかしながら、当初、ＰＲＡを初め波動測定器と呼ばれる装置の機能説明の中には、意識（認識）の問題は全く取り上げられていませんでした。

装置の解明に携わる人たちにとっては、意図的に意識の問題を避けようとしていたのでなく（無意識にはあったかもしれませんが）、意識の影響と見える現象でも、意識の影響では無く、その裏に何らかの隠れた物理現象があるはずと考え、様々にもがいておられたのではと思います。

装置の機能に意識が介在することを正面から取り上げるのは、私の口から言うのもおかしな話ですが、かなり勇気のいることでした。装置の機能に意識が介在するとなったら、いくらそれを使って成果を挙げようとも、そんなものはまともな装置ではなく、何となく怪しげでオカルトっぽい装置として見られてしまうことを心配しなくてはなりません。

しかし、たとえ言いにくいことであっても、検証した結果をそのまま正確に表明するべきであり、それは装置に携わるものの義務でもあるとの考えから、その検証結果を、２００１年の第１９回日本東方医学会において発表しました。

この発表では、電気回路に加えて、装置を操作するにあたり、検者がどの様な認識を持って装置を操作しようとしているか、その認識のあり方が装置の機能に影響を与えるとの意味で、「認識回路」という考え方を取り入れました。そして装置の操作に取り組むに当たり、「何を」「どのように」テストしようと意識（この場合は認識及び意図）するかが、そのままテスト結果に結びつくとして、テストに取り組むに当たっての最初の認識のあり方という意味で、これを「認識回路の初期設定」と呼ぶことにしました。

「認識回路」及び「認識回路の初期設定」の考え方を、ＰＲＡの機能説明に取り入れたことで、ＰＲＡの全体像がかなりすっきりと整理できるようになりました。この考え方にはいろいろ反論のある方もおられるかと思いますが、このように整理をしてから１０数年、ＰＲＡを使って、日々、臨床で見られる様々なテスト結果について、今までのところ破綻無く説明することができています。

認識回路の初期設定

「何を対象に」「何の目的で」「どのように」テストを実施するのか、ＰＲＡを確実に機能させるためには、これらを明確に意識（認識と意図）し、装置やシステムを操作することが基本となります。

ただ、ここで気をつけなければならないのは、いくら検者の意識（認識と意図）が操作の基本だといっても、ＰＲＡを操作する検者が、本来想定された装置の機能を無視して、自らの思うままに意識（認識と意図）して操作してもよいのかというと、そうではありません。ＰＲＡは『生体の生物的反応を手がかりに製作された装置』であり、回路やシステムが何の意味も無く設計、制作されているわけではありません。その想定を無視しての操作では無理があります。

この種の装置の研究で、興味深い試みが行われたことを紹介した本（「超意識の秘密」堤裕司著・コボリ出版）があります。そこには、紙に書いた回路図で、同様のテストをしたところ、この種の装置と同じようにテストが実施できたとの記述があります。これも不思議なことですが、さらに面白いことには、意図的に回路図を間違えて書いたり、断線させた回路図ではテストができなかったとも書かれています。

私はこれらを試してみたことはありませんが、この記述は、私たちにＰＲＡの理解に繋がる重要な示唆を与えてくれました。われわれが装置の機能への意識（認識や意図）の介在を追求する際に、つい装置を操作する側の意識（認識と意図）のみを対象としてしまいがちになるのですが、正しい回路を描いた回路図では有効にテストができて、意図的に断線させた回路図や、間違えて描いた回路図ではテストができないということから考えて、検証のためには、当然、装置の製作者の意識（意図）も対象としなければならないということだったのです。

装置を操作する側の「認識回路の初期設定」だけを考えていくと、検者の意識（認識と意図）の有り様、つまり「認識回路の初期設定」は何でもありとなってしまいますが、装置の製作者の側の意識（意図）も対象となると、製作者の意識（意図）に沿った「認識回路の初期設定」が、適切な「認識回路の初期設定」ということになります。

製作者の意識（意図）に基づいて製作された装置やシステムが、操作する側の検者の適切な「認識回路の初期設定」に基づいて操作されることにより、より確実で、安定した、有効なテストの実施が可能になります。製作者の意識（意図）と、操作者の意識（認識と意図）が違うような操作をしていては、物の長さを測る竹定規で、重さを測ろうとするようなもので、測れないことはないかもしれませんが、正確に測れるはずはありません。

以上のように、「認識回路」及び「認識回路の初期設定」との考え方をまとめたことで、ＰＲＡの機能、特にＥＲＡ回路の機能について無理なく説明できるようになりました。また、ＰＲＡのパソコン操作画面も、電気回路の操作画面と、認識回路としてのＥＲＡ回路の操作画面とに分けてすっきり整理できるようになりました。

ただ、装置の機能の中に意識の介在をはっきりと表明したことで、予想通りの反応がありました。意識というような曖昧なものが介在する装置は装置ではない。物理的な、あるいは電磁気的な背景を持たないようなものは技術とは言えないという様な批判です。

しかしよく考えてみて頂きたいのですが、「意識」とはそんなに曖昧なものなのでしょうか。特に意識の機能の中で、「認識」や「意図」の機能とは、そんなに曖昧なものでしょうか。太陽や月を電球と間違えたり、自動車を自転車と間違えるでしょうか。鉛筆を野菜スティックと間違えて食べるでしょうか。前に向かって歩こうとしているのに、後ろに歩いてしまうでしょうか。手を挙げようとしているのに、足を上げてしまうでしょうか。

無理に胃を大腸と認識しようとしても、それはできません。どう頑張っても足を頭だとは到底認識できません。レントゲン写真を撮るにも、撮ろうと意識しなければ撮ることはできません。また、どの部分を撮るかを意識しないで撮っても意味はありません。意識の働きは、そんなに曖昧なものではありません。意識があいまいなものというのは単なる先入観で、そんなに自由自在に操れるものではないのです。

意識が介在することが問題だと言われる所以の一つに、装置の機能に意識が介在していては、テスト結果が恣意的（検者の思い込みのまま）になるのではとの指摘がありますが、同じ意識の働きとはいっても、事物の認識や、意図と、結果の思い込みとは全く違う機能です。ＰＲＡの機能に関連する意識の機能は、認識や意図であって、結果の思い込みではありません。

意識の機能としての「結果の思い込み」がテスト結果に影響を与えないかを、実験的に検証することはなかなか難しい（意図的に何かを思い込むことは難しいことから）のですが、臨床では、「患者さんの問診とは関係なく、ＰＲＡテストの結果が出る。そしてそのテスト結果の正しさは、後から出てくる従来の別の検査結果で確認できる。」との報告があるように、「結果の思い込み」がテスト結果に影響を与えていないことは様々に確認されています。

意識の機能の中、認識や意図という機能は決して曖昧であやふやなものではありません。そしてその認識や意図が装置の機能に影響するからといって、それを操作して出てくる結果がいい加減なものだとは決して言えないのです。

自動化の問題点

臨床でＰＲＡを使いこなせるようになることで、どれ程、日々の診療に役立つかは、『内科診療に欠かせないものに＝香川クリニック（香川景継先生）』の項でご紹介させて頂いた通りですが、ＰＲＡを使いこなせるようになるには、それなりの努力をして頂かなくてはなりません。使いこなせる様になられた先生方が口を揃えて言われることは、「ともかく、ＰＲＡに毎日触ること。練習を積み重ねるしかない。」とのことです。そしてまた、「これ程、臨床で応用範囲の広い装置は他に無く、努力は決して無駄にならない。」とも言っていただけます。

しかしながら、忙しい日々の診療が終わった後、練習の成果が思うように見えてこないまま繰り返し練習を続けるのは、なかなか容易なことではありません。早い期間で操作が安定してくる先生もおられることから、ＰＲＡの操作には何らかの素質が関係するのではと言われたりもしますが、現在のところ、特に気になるような素質の違いは見つかっていません。

早くできるできないにかかわらず練習は必要で、頑張っていただくしかないのですが、ＰＲＡの操作の練習時間がなかなか取れない人や、思うように練習成果が上がらない人から必ず言われることがあります。それは、「何とか自動化できないのか。」との一言です。自動化が実現すれば、一気にＰＲＡの臨床応用は進むのでしょうが、残念ながらことはそう簡単ではありません。

ただ、ＰＲＡでは実現できていませんが、他社の装置で、同種のデータが自動的に取れるとされる装置がいくつか発売されています。全身何百ヶ所、何千ヶ所の臓器、器官、生理機能の働きを、瞬時に自動的に測定できるとされる装置で、私がＰＲＡを引き継いだ当時にも、既にクワンタム・ゼロイドという装置が発売されていました。その後も『他の波動装置について』の項で少し触れましたように、いくつかの装置が紹介されています。

それぞれの装置について、詳しい設計図を見たり、技術解説書を読んだりした訳ではありません（発表されていません）ので、これらの装置については何も言えませんが、ＰＲＡの機能を追求してきた立場から、ＰＲＡの自動化が可能かどうかについて、私どもの見解をご紹介しておきます。

まず、「ＰＲＡの完全自動化は、原理的に考えて難しい。」というのが、現在のところ私どもが出している結論です。その理由は、やはり意識の介在の問題です。ＰＲＡの治療面での機能については、現在、ほぼ自動化ができているといえます。処方水の作成やパンチショット、遠隔療法は、操作マニュアルに従って操作することで、特別な練習をすることもなく実施することができます。

ＰＲＡの操作の習得で一番厄介なのが、同調コードの採取や、ＰＲＡテストで必要となるプローブ操作の習得です。同調コードの採取や、ＰＲＡテストでは、入力された波動情報に対する『生体の生物的反応』を、プローブ操作に伴う検者の生体インピーダンスの変化（皮膚の電気抵抗の変化及び筋力の変化）として捉えているのですが、この操作が安定してできるようになることが要求されます。

ところが、これがなかなか安定しないことから、ついつい自動化できないかとなってしまうのですが、入力された波動情報に対する『生体の生物的反応』を、検者のプローブ操作に替わり、被検者の体に起こる何らかの生理的な反応を指標として捉えることができれば、プローブ操作の必要がなくなり、自動化が可能になると考えられます。（ただ、この場合には、検体でのテストはできなくなります。）

もちろん、被検者のどのような生理的反応を指標として捉えるかは大変な難問であり、簡単には解決できない問題であることは言うまでもありません。

さらに自動化するためには、どうしても越えなければならない（越えられない？）大きな壁があります。それは人の意識（認識）の問題です。ＰＲＡの機能の基本は同調コードにあり、同調コードが無くてはテストもできず治療もできませんが、この同調コードを採ろうとすれば、「何のコードを取ろうとするのか」を認識することが必要で、人の認識機能を無視しての同調コードの採取は不可能です。

自動化するためには、この認識機能に変わる何らかの機能を考え出さなくてはなりません。人の認識機能に変わる装置をと言われても、そうそう簡単に思いつくものではありません。人間だから簡単にできるのであって、機械がそれに取って代わるのは、それほど容易なことではありません。

そもそもわれわれには、この装置で、どのような波動情報の何を対象としているのかすらわかっていない（ただし体は感知していて、何らかの反応をしており、その反応を手がかりに装置は作られています）のですから、機械的に捉えようとしてもそれは無理な話で、認識機能に伴う体の反応だけが頼りでは、どうしようもありません。

ただ装置から、同調コード採取の機能と、遠隔機能（検体によるテストや、遠隔治療）を切り離せば自動化の可能性は見えてくるのかとも思うのですが、それでも尚、先ほども述べましたように、入力された波動情報に対する被検者の反応を、どのような生理的変化を指標として取り出すかや、テストの実施や治療において、意識（認識や意図）の介在が全く無しで、果たして現在と同等のことが可能かどうかについて（特に気になるのが、東洋医学で言われる「気」が意識に関連することから考えて）確認する必要があるなど、多くの難問を抱えています。

これらのことから考えて、「ＰＲＡの完全自動化は、原理的に考えて難しい。」と結論づけてはいるのですが、わたしたちも決して自動化をあきらめたわけではありません。多くの難問を抱えてはいますが、現在のＰＲＡと同等の機能を全て持たずとも、できる限り簡単な操作で、テストと治療ができる装置の開発に取り組んで行きたいと考えています。

ＰＲＡから見たOリングテスト

ＰＲＡの機能を検証していく中で、バイ・デジタル・Oリングテスト（以下、Oリングテスト＝ニューヨーク在住の医師・大村恵昭博士が考案された、指の筋力変化を利用した検査手法）と多くの類似点が有ることがわかり、その比較検討の結果を、「O‐リングテスト（Bi-Digital O Ring Test）とＱＲＳテストの比較検討」（日本東方医学会／東方医学 Vol.17 No2 2001）として、２００１年に日本東方医学会に発表しました。

Oリングテストの関係者からはとんでもないと言われるかもしれませんが、ＰＲＡの検証に携わるわれわれから見ると、ＰＲＡという装置を使用していることから、一見、全く違ったことをやっているかのように見えるのですが、ＰＲＡテストとOリングテストでは、その原理や、目的、手法等において多くの共通点が見られます。（詳しくは発表論文をお読みいただければと思います。）

例えば、ＰＲＡテストでは、生体に入力された波動情報（＝適合性テストにおいて、被検者が手に持つ薬剤等から放射される何らかのエネルギーという意味）に対する生体の生物的な反応（適・不適）を、プローブ操作に伴う検者の生体インピーダンスの変化として捉え、発信音の変化に変換していますが、Oリングテストでは、これを被検者の指の筋力の変化として捉えています。

これは一見、全く違うことをしているかのように見えますが、どちらのテスト法の場合も、生体反応（われわれは生物的反応と言っていますが）の捉え方の手法に違いがあるものの、入力された波動（情報）に対する生体の無自覚の反応を、生理的反応（ＰＲＡは生体インピーダンスの変化を、Ｏリングテストは指の筋力の変化）として捉え、それをもとに判定するという、生体反応を判定の基準としたテスト法であるという点では共通しています。

また、その生体反応の捉え方も、Ｏリングテストの筋力の変化を捉えるという観点から、改めてＰＲＡのプローブ操作を見直してみると、従来、ＰＲＡでは生体インピーダンスの変化を、皮膚の電気抵抗の変化と考えてきたのですが、装置の機構から考えて、プローブ操作時の筋力の変化が付加電圧の減少に影響を与え、発信音の変化となっている可能性も否定できないことや、アルバート・エイブラムスのＥＲＡについても、特定の部位の腹部打診音の変化の原因に、腹部の筋力の変化も考えられるという、従来の考え方には無かった新しい視点に気づかされることにもなりました。

さらには、Ｏリングテストの解説書の中に、キネシオロジー（Ｏリングテストと同様のことを、腕全体の筋力の変化で判定する検査手法）との比較で、腕全体の筋力の変化を診る場合と、指の筋力の変化を診る場合の違いとして、小さい筋力の変化で診る方が、より確実に、より安定的に判定できるとの、Ｏリングテストの優位性を語る記述がありましたが、ＰＲＡの場合でも、同様の傾向が見られました。

従来の、ＰＲＡや同種の装置のプローブは、スティック型プローブといって、プローブの両端を両手で握り、片方の手の掌にもう一方の手で持ったスティック型プローブを付け離しするという、両手を使った動作を行っていましたが、テストの途中で、パソコン操作のためにその都度プローブから手を離さなければならないという不便さから、現在のパット型プローブを開発、片手で指の付け離しをするというプローブ操作に改良しました。この改良の結果、操作性が向上するだけでなく、Ｏリングテストの記述と同様に、プローブ操作の動作がより小さくなることで、ＰＲＡテストの判定がより確実により安定的に実施できるようになりました。

Ｏリングテスト

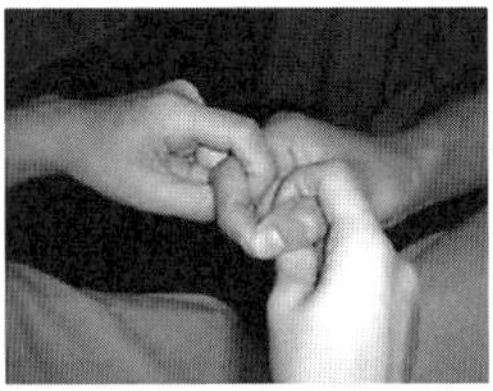

スティック型プローブ

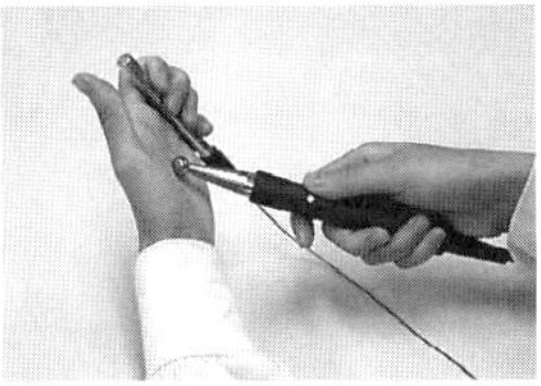

パット型プローブ

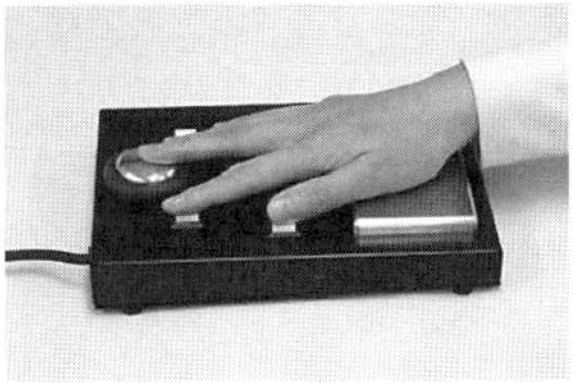

Ｏリングテストでは被検者を、ＰＲＡでは検者の生体反応を捉えていて、全く対象としているものが違うのではと言われるのですが、これもよく検証してみると根本的な違いでは無いことがわかりました。

ＰＲＡでも、実験的に被検者の手の掌を使ってテストしてみると、問題なくテストが実施できることが確認できました。ただ、実際の臨床でのテストでは、検体を使ったテストも実施しますので、ＰＲＡの基本的なプローブ操作は、検者の手、あるいは指を使ったテストが行われています。

この点についてのわれわれの見解は、Ｏリングテスト、ＰＲＡテスト、どちらのテスト法の場合にも、検者と被検者が一種の同調した状態の中でテストが行われており、検者がどちらの生体反応で診るかと認識することで、認識した側の体から、テスト対象の生体反応（ＰＲＡは生体インピーダンスの変化、Ｏリングテストは指の筋力の変化）を採ることができるのではと見ています。（これらのことから考えて、いわゆる一人Ｏリングもあり得るのではと考えています。）

また、この見解を前提に考えると、Ｏリングテストの関係者からはお叱りを受けるかもしれませんが、現在、関係者が考えておられる、被検者の指を機械で自動的に開閉するというＯリングテストの自動化は難しいのではないかと思われます。ＰＲＡの検証を進めているわれわれの観点から見ると、Ｏリングテストは、一見、被検者の指の筋力の変化を単純に判定しているかのように見えますが、実は、検者が感じた結果を、被検者の指を使って確認していると見る方が正確なのではと考えられるのです。

だからこそ、簡単に見える被検者の指の開閉の確認動作に、検者間での巧拙が生まれ、ＰＲＡのプローブ操作と同様、テスト結果の安定性と確実性の確保のためには、テスト技法の熟練度が要求されるようになるのではと考えられます。

OリングテストとＰＲＡテストが同じようなものなら、何も高価な装置を使ってやる必要は無いのではと言われそうですが、そこは早まらないでください。装置を使うなりのメリットはあります。

もっとも大きな違いは、ＰＲＡ独自の治療法（処方水、パンチショット法、遠隔治療等）が実施できるということですが、その他、テストにおいても、被検者がいなくても検体でテストが出来ることや、同調コード機能があることで、テストサンプルが必要なく、臓器代表点を刺激する必要もありません。テスト結果も細かく数値化できます。また、装置の機能はパソコンで操作されていますから、テスト結果が自動的にカルテ化されるなど、臨床に役立つ様々なソフトがプログラムされています。

ＰＲＡテストでは、装置を使っていることから多くの利点はあるとはいうものの、Oリングテストの場合と同様、ＰＲＡテストの場合も、生体反応を捉えるためのプローブ操作のトレーニングは必要で、これらのことから考えて、ＰＲＡはOリングテストの自動化ではなく、半自動化（車ではなく、自転車のようなもの）の位置にいる装置と言えるのではないかと考えています。

ＰＲＡから見たホメオパシー

日本でのホメオパシー療法に対する公式的な見解としては、２０１０年８月に日本学術会議会長談話として「ホメオパシーには科学的根拠が無く、荒唐無稽」で「全く効果が無い」と発表され、それに続いて日本医師会もその内容を支持するとの立場を表明したことから、公的には全く否定された状況にあります。

これらの見解に対し、ホメオパシー療法を支持する医療関係者からは様々な反論が行われていますが、現在のところ、多勢に無勢と言わざるを得ない状況にあります。この様なことになった最大の原因は、公的に認められていない治療法を、治療経過を医学的に管理できる医師以外の人に不用意に広げていったことにあると考えられます。ホメオパシーの効果の有無はともかくとして、医師の管理下のもとで行われていれば、重大な医療事故に結びつくようなことは起こら無かったであろうと思われます。

私自身、ホメオパシーには何の関係も無く利害関係も無いのですが、ＰＲＡの機能の検証を進めている立場から見て、ホメオパシーをどのように見ているかについて少し触れておきたいと思います。あえて問題にされているホメオパシーに触れなくてもよいのにと思われる関係者もおられるかもしれませんが、どうにも気になるのでご了解ください。

まず、何故、気になるかについてですが、ホメオパシーのレメディを、ＰＲＡの適合性テストでチェックしてみると、それぞれの症状に対して有効との結果が出るのです。日本学術会議や日本医師会で、「科学的に荒唐無稽で効果が無い」とされているにもかかわらず、ＰＲＡでは「効果有り」との結果になってしまうのです。

臨床で薬剤の処方に際して行うＰＲＡの適合性テストは、今までに１万人以上を対象に行われ、その有効性は確認されてきていますが、その適合性テストの結果では、レメディは有効と出るのです。適合性テストで無効と出れば日本学術会議の言う通りで、「ああ、そうなんだ。」で終わってしまい、何も気にしなくていいのですが、そうでないから気になるのです。

ＰＲＡでどのような結果が出ようと、日本学術会議や日本医師会からすれば同じようなもので、「目くそ、鼻くそ」の類と思われるかもしれませんが、その「鼻くそ」から見ると「効果有り」と出てしまうのです。何故この様な結果になってしまうのでしょうか。

日本学術会議や日本医師会では、現在の科学的理論を背景に、レメディ、特にその製法上の問題点（元の物質が一分子も含まれないとされる希釈倍率を超える希釈）を「科学的に荒唐無稽」として指摘し、ホメオパシーを否定する最大の根拠の一つとしています。

一方、ＰＲＡでは、科学的理論からではなく、レメディに対して、生体の生物的反応としての体の反応（生体インピーダンスの変化）だけを診ています。背景となる科学的理論や薬理作用がどうか等には関係なく、レメディに対して体がどのように反応するかを直接確認しています。そしてその結果、レメディがその症状に対して「適」、つまり「効果有り」と反応しているのです。確認してはいないので確実なことは言えませんが、おそらくＯリングテストでも有効との答えが出るのではないかと思います。

科学的理論を背景に生命が生まれてきたわけではありません。生命が先にあります。私は科学者でも医学者でもありませんので、無責任に現代科学や現代医学の限界などと言うつもりはありませんが、ＰＲＡの機能を検証してきた立場から申し上げますと、人の体は私たちが思いもかけないような情報（刺激）に対しても反応しています。レメディのように、たとえ「科学的に荒唐無稽」と言われるような操作に基づいて作成されたものであっても、人の体は必要に応じて反応するのです。

私たちがＰＲＡを追求する中で気付かされたのは、既に私たちが、自然界や生命現象の全てを理解し得る現代科学という神の視点を手にしているとの思い上がった傲慢な態度を改めるべきであるとのことでした。自然現象や生命現象の前に、私たちがもう少し謙虚になり、素直な心で自然や生命と向き合うことができれば、ホメオパシーについても、また、別のものが見えてくるのではと期待します。

ホメオパシーに関連してもう一つ。ホメオパシーの文献を読んでいて、ＰＲＡと共通する点があることに気が付きました。それは治療に対するホメオパシーのレメディの処方と、ＰＲＡの同調コードの処方の考え方です。

ホメオパシーでは健康な人が摂取すると同じような症状が現れる物質をレメディとして治療に使うと書かれていますが、ＰＲＡでも同様のことを行っています。例えば、胃潰瘍の同調コードを使って胃潰瘍かどうかのテストを実施、基本共鳴テストの結果が胃潰瘍との結果が出たら、処方水の作成にも、その胃潰瘍の同調コード情報を治療のために入力、それを飲用します。

パンチショット法で痛みや腫れを取る場合も一緒です。治療のために、痛みや腫れの同調コード情報を入力して、パンチショットを施術します。胃潰瘍を治すための同調コードとか、痛みや腫れを取るための同調コードを入れるわけではありません。胃潰瘍や痛みや腫れの同調コードをそのまま処方しているのです。これはホメオパシーにおける治療の考え方と全く同じだといえます。

では何故そんな方法で治療ができるのか。ＰＲＡやホメオパシーでは、現在のところ、作用のもととなる波動現象の実体が見えていない以上、その作用機序について詳しく語るすべを持ちません。ただ、入力される情報（波動）の性質から考えて、処方水やレメディは、生体で起こっている状況を全身の細胞に伝達、それぞれの細胞の恒常性の維持に必要な働き（いわゆる自然治癒力の発現）を促すための情報媒体としての働きをしているとみるのが一番理解しやすいのではと考えています。

ただ、いずれにしても、これらについては「ＰＲＡの機構（４）＝発信回路部」でも述べましたように、様々な課題をクリアしなければならず、当面は、医師の指導と管理の下、慎重に実績を積み重ねていく必要があると思います。

ＰＲＡから見た気功治療

ＰＲＡの機能を追求していく中で、ＰＲＡで対象としている波動現象を、東洋医学で言う「気」のエネルギーと見ることができるのではとの観点から、東洋医学、特に気功治療と言われる療法との比較検討を行い、２００５年、人体科学会で「ＱＲＳを用いた生体共鳴療法における気の認知に付いて－気功治療との比較検討」として中村元信先生が発表されています。

詳しくはこの論文をお読みいただければと思いますが、ＰＲＡを使った診療と、気功治療は、装置を使う使わないの違いはありますが、その手法は非常によく似ていると言えます。装置を使用していることから、一見全く違ったことをしているかのようにも見えるのですが、その対象としている生命現象は同じものではないかと考えさせられます。

現在のところ、「気」とはどのようなものかについて、ＰＲＡでいう「何らかの波動」と同様に、現代物理学では記述するすべが無く、それぞれが同じ現象であると語るだけの確たる根拠はありませんが、ただ、その診断や治療の手法に多くの共通点があることや、「気」についての現象を語るときに、「気」という言葉を「何らかの波動」という言葉に置き換えて語ったとしても、何の不自然さも不都合も感じられないこと等から、全く同じとは言わないまでも、かなり似たものであるとの感触を持っています。

例えば、優れた気功師が気功診療をする場合には、たとえ本人がその場に居なくとも、「戸籍謄本、手紙、本人に名前を書いてもらう、色紙など」があれば、それを検体代わりに、遠隔でその人の「気」を診て、「気」をコントロール（治療）することができるとの記述がありますが、これをはじめて読んだ大半の人の反応は、おそらく「本当に、そんなことができるのか？」ということだろうと思います。

しかしながらＰＲＡに携わる私たちにとっては、それはそうだろうということでしかありません。本人を特定する何かが有れば、ＰＲＡを使ってその本人の情報（波動）を捉え、診断することができ、遠隔で治療もできるとする、ＰＲＡの検証結果と全く同じことを言っているだけのことであり、不思議なことであるには違いが無いのですが､あり得ないことだとは思えません。

気功に関連する文献を読むと、「気は訓練をすれば、誰もが感じられるようになる。」と書かれていますが、これをもう少し親切に書くと、「気は誰もが感じていて、訓練をすることで、それを自覚できるようになる。」ということになるのではと思います。つまり「気」は、本来、誰もが感じているものであって、普通はそれを感じていることに気が付いていない。ただ先天的に素質のある人や、特別な訓練を受けた人は、「気」を何らかの感覚（皮膚感覚や視覚イメージなど）として捉え、自覚し、コントロールできるようになるということだと思います。

ＰＲＡは、この様な先天的に気を自覚できる才能や、気を自覚できるようになるための特別な訓練に代わって、気を自覚、コントロールするための補助的な働きをする装置と言えるのではないかと考えています。特殊な才能や特別な訓練に代わって、いわばその無自覚な気の感知を、装置のプローブ操作に基づく生体インピーダンス（皮膚の電気抵抗及び筋力）の変化として捉え、発信音の変化として確認するとともに、装置の操作システムを使って気をコントロールしていると言えるのです。

同様の意味で、前々項で述べたＯリングテストやキネシオロジーも、この先天的な才能や特別な訓練に代わって、気の無自覚の感知の結果を、指の筋力や腕の筋力の変化で自覚をするという、気を自覚するための有効な一つの方法であると言えるのではないかと考えています。（Ｏリングテストやキネシオロジーの関係者が、この見解について、どのように思われるかはわかりません。あくまでも私の私見ですのでよろしくご了解ください。）

いずれにしても、「気」の無自覚な感知を、先天的な素質や訓練によって感覚的に捉えようとするか、装置を使って生体の生物的反応（生体インピーダンスの変化）として捉えようとするかの違いはあっても、「気」を自覚、それを診断に応用するという目的や手段には共通のものがあるといえます。

また、治療においても、気功治療やＰＲＡの治療では、物理的、化学的な手段は一切とらず、「気」を、あるいは「何らかの波動」を発信するだけです。そしてその治療は患者さんが居ても居なくても（遠隔でも）可能で、さらには、「気」や「何らかの波動」を水に入力、それを飲むことで同様の治療をすることもできます。

この様に、ＰＲＡを使った診療では、装置を使用していることから、特殊な才能や特別な訓練をしなくとも、簡便に（プローブ操作を習得するだけで）診療に応用できることや、症状を詳細に診ることができことなど多くの利点を挙げることができますが、診療においてやろうとしていることの本質は、気功治療と同じものなのではと考えています。

私どもはＰＲＡを紹介するときに、よく「ＰＲＡは自転車のようなものです。」と言います。それは、例えば、「一流のマラソンランナーのように、生まれ持っての素質や苦しい練習をしなくても、普通の人が自転車に乗ることで、一流のマラソンランナーと同様のことができるようになるのと同じように、ＰＲＡを使うことで、優れた気功師と同じことができるようになります。」という意味なのです。

この項の最後に「気」に関連していま一つ。ある医療関係者の集まりに参加させて頂いたおり、さる高名な医者が、「私は気など信じない。」と大きな声で発言しておられました。あまりにも滔々と語られるので、思わず私が、「先生、気は信じるか信じないかの問題ではなく、感じられるか感じられないかの問題です。」と言ったら嫌な顔をされました。「気」は体で感じられるものであって、頭で考えたり、信じたりするものではないと思うのですが、如何でしょうか。

(6) ＰＲＡの理解のためにー新しい世界観

これまでご紹介してきましたように、ＰＲＡが開発された１９９５年以来、ＰＲＡの臨床応用に取り組む医師の手により多くの症例が積み重ねられ、それらの成果が国内の医学会で様々に発表されてきました。しかしながらその一方で、相変わらず装置に対しての批判や否定が繰り返し行われ、物理学者や電子工学者などからは「科学的に荒唐無稽」と言われ、ひどい場合には「インチキ」とまで言われています。

いろいろな立場の人がおられ、いろいろな考え方があることは理解できるのですが、この１６年間だけでも、数万人の症例があり、それぞれの研究成果が発表されているにもかかわらず、それらに一切触れること無く、自らの専門分野の知識のみの判断から、「科学的に荒唐無稽」「インチキ」と言ってしまわれるのは如何なものなのでしょうか？

「不可解である」とか「わからない」と言われるのなら解ります。それはその通りであり仕方のないことですが、「インチキ」とまで言われるのなら、これらの発表や臨床成果を否定するだけの根拠を提示して発言されるべきではないでしょうか。これらの発表は、それぞれが医師として、医学者として自らの責任と信念に基づいて発表されているのですから、それを否定しようとされる以上、科学者としてそうされるべきだと思いますが、如何でしょうか。

ただ、一般の方がＰＲＡの説明を聞かれて、「そんな馬鹿なことがあるはずが無い」とか、「そんなことはあり得ない」と思われるのは、それはそれでやむを得ないことだと思います。いくら研究成果や症例を示されたとしても、にわかには信じがたく、「本当に？」と眉に唾をつけて聞いてしまうことになるのも当然のことだと思います。（私自身もＰＲＡに初めて出会った時はそうでしたから。）

ＰＲＡの機能は、現代科学の常識から考えて、「科学的に荒唐無稽」としか言いようのない機能が数多くあるのはその通りで、日常的にＰＲＡに接していなければ、到底納得できることではないと思います。ＰＲＡを使っている側からすれば、ＰＲＡの機能は当たり前の機能として、日々使用し、その成果を確認していることから問題は無いのですが、使ったことのない人や、目の当たりにしたことが無い人にとっては、「そんな馬鹿な」の一言に尽きるのかと思います。

ＰＲＡや同種の装置を批判する人のほとんど（全てと言ってもいいのですが、全員に確かめた訳でもないのでほとんどと言っておきます）は、装置を使ったことがない人や、装置を使えない人で、実際に使えるようになった人からは、「そんな馬鹿なことがあるはずが無い。」や「そんなことはあり得ない。」との批判は帰ってきません。帰ってくる言葉は、「原理はともかく、これは使える。」です。

臨床でこれだけ使えるという実績がありながら、何故、私たちの持つ現実感覚や、科学的知識から考えると、「科学的に荒唐無稽」としか言いようが無くなってしまうのか。「それは現代科学の未熟さの所以だ。」と開き直ってみても何の問題解決にもならず、１６年間、本当に悩み続けてきました。

装置の開発者である中村國衛先生が、当初、装置をＱＲＳ（Quantum Resonance Spectrometer ＝量子共鳴分析器）と名付けられ、原理解明に「量子科学」というテーマを与えてくれましたから、素人なりに関連図書を読み漁ってはみましたが、いくつかのヒントは与えてくれるものの直接的に答えてくれるものは何一つなく、残念ながら、自らの非力さを思い知らされるだけの結果となっています。

ただ、そんなもがきを続ける中、私たちは、これらの難問解決の糸口になるのではと期待できる大きな気付きに出会うことができました。

きっかけは、ＰＲＡの機能の検証を進める中で、ＰＲＡの機能に、人の認識機能が介在していると考えざるを得ない検証結果が出てきたことでした。その検証結果にもとづいて、改めて人の認識機能についての考察を進めていく中で、私たちが今まで、何の疑いも無く当たり前に思っていた世界観や自然観とは全く違う、私自身、思いもしなかったような新しい世界観、自然観への気付きがあったのです。

もっとも、これも後からよくよく考えてみると、初めから全く気付いていなかったのではなく、ＰＲＡに出会う以前から、何と無くぼんやりと断片的にはそのように考えていたことが、このもがきの中で、はっきりと明確に意識することができるようになったというのが正直なところです。（読み進めていただければわかりますが、おそらくこれは、私だけの感想ではなく、他の人もそう思われるのではないでしょうか？）

ただ、これらのことに気づいたからといって、ＰＲＡの機能について、科学的、あるいは医学的に詳細に説明できるようになった訳ではありません。相変わらず詳細に説明できないことには変わりないのですが、現在の常識的な世界観、自然観及びそこから導き出された物理的法則から考えて、「そんなことはあり得ない」と否定したくなるＰＲＡの機能について、「あり得ないことではない」と反論できる、その前提となる世界観、自然観を提示することができるようになったということです。

ＰＲＡの機能検証についての最後の章として、これからその世界観、自然観を少しご紹介したいと思います。あまり馴染みのない少々込み入った話になりますが、少し頭を柔らかくしていただき、しばらくお付き合いをいただければと思います。

ここをお読みいただくことで、ＰＲＡで見られる様々な現象について、「あり得ない現象」から「あり得る現象」に、あるいは少し謙虚に、「あるかもしれない現象」として、ＰＲＡの機能を見直していただけるきっかけになればと期待いたします。

私たちにとっての現実とは

私たちにとっての現実世界とは、改めて言うまでもなく、私たちの五感（視覚・聴覚・味覚・嗅覚・触覚）で、見たり、聞いたり、味わったり、嗅いだり、触れたりすることのできる世界のことで、この現実世界の中で私たちは日々生活しています。

私たちの身の回りにある様々なもの、パソコンやプリンター、本や雑誌やＣＤプレーヤー、リンゴ、ミカン、コーヒー、紅茶、時計、電気スタンド、家やビル、車や電車、木々や草花、山、川、海、空、太陽、月、星、鳥、犬、猫、道行く人々、医師にとっては、胃や心臓や肺といった臓器、様々な器官、筋肉、神経という人の体、これら目に見える物すべてが、私たちにとってのまぎれもない現実の存在です。

この私たちが現実と認識する手がかりとなる感覚機能（五感）の中で、最も大きな役割をしているのが視覚機能で、私たちにとっては、目に見えることがもっともリアルに現実を認識するための重要な手段となっています。（もっとも、目に見えているものが本当に存在しているかどうかについては、実際に触ってみてそれが有るか無いかを確認するというように、最終的な存在の確認は触覚に委ねられてはいますが。）

物が存在するということは、色や形あるものとして私たちの目に見えるということであり、確認できるということです。実際には見えないミクロの世界も、電子顕微鏡を介して見ることでその存在が確認できたとなります。同様に、遠く離れた星も、高精度の望遠鏡を使って目の当たりにすることができて、初めて存在することになります。（少し意味は違いますが、目に見えないエネルギーや波動現象も同様、波形グラフに表わすなど目に見えるように工夫をして確認をしています。）

ところで、この私たちに見えるということについて、少し突き詰めて考えていくと、私たちの目の前に、当たり前に存在していると考えていたこの現実世界が、実は曖昧でよくわからないものであるということに気付かされることになります。

これはどういうことかと言いますと、例えば、私たちに見える光は、ある特定の波長（３８０～７７０ナノメートル）の電磁波だけで、いわゆる可視光線と呼ばれる電磁波です。しかしながら、この空間には波長の違う電磁波が無限に存在しています。ラジオやテレビ、携帯電話の電波も電磁波ですし、目には見えませんが名前だけはよく知っている紫外線や赤外線も電磁波です。

もし私たちがこれら無限に存在する電磁波を、目に見える光として捉えることができたとしたら、私たちに見える世界は、今とは全く違った姿になるに違いありません。（全ての電磁波が見えるという状況での世界像が、どのようなものになるか、残念ながら私にはちょっと想像がつきません。おそらく今見えているような世界では無く、今のこの世界とは似ても似つかない全く違った世界になるはずです。反対に、すべての電磁波が見えない状況というのは簡単に想像がつきます。目を瞑った状況がまさにその状況で、当然のことながら何も見えません。）

窓際に花瓶が置いてあり、そこには「赤いバラの花」が飾られているとします。確かにそこには綺麗な「赤いバラの花」が見えているのですが、さて、果たして本当にそこに「赤いバラの花」があると言っていいのでしょうか？

私たちにとって、赤い色と見える光（電磁波）の波長は、約６４０～７７０ナノメートルの波長の電磁波であることはよく知られていますが、この事実をそのまま素直に考えてみますと、そこに実際にあるのは、「赤いバラの花」ではなく、正確には約６４０～７７０ナノメートルの電磁波を反射する何かがあると考えるべきなのではないでしょうか。

今でも行われているのかどうか知りませんが、昔は色盲検査というのがあり、私も検査を受けた覚えがあります。確か、ごく一部の人には、「赤色」が「緑色」に見えてしまうという検査だったかと思います。これもよくよく考えてみると、視覚に異常のある人には、「赤色」が「緑色」に見えてしまうのではなく、約６４０～７７０ナノメートルの波長の電磁波を反射する色紙が、ある人には「赤」に見え、ある人には「緑」に見えるということであって、決して「赤色」を間違えて、「緑色」に見てしまうということではないのです。検査対象として、「赤い色の検査紙」がそこにあるのではないのです。

「赤いバラの花」があって、その「赤いバラの花」から放射される赤い電磁波を、私たちが見ているのではありません。そこには約６４０～７７０ナノメートルの電磁波を反射する何かがあるだけなのです。これは「赤いバラの花」だけではありません。私たちに見える、この世界に存在するもの全てがそうです。

家やビル、車や電車、木々や草花、山、川、海、空、太陽、月、星、鳥、犬、猫、道行く人々、胃や心臓や肺といった臓器、様々な器官等、細胞で構成される人の体、これら目に見える物すべての本来の姿は、可視光線と呼ばれる３８０～７７０ナノメートルの波長の電磁波を反射する「何か」であって、私たちが見ている世界がそのままの姿で存在しているのではないのです。

私たちは、私たちの周囲に無限に存在する電磁波の中から、私たちの視覚機能で捉えられる範囲内の電磁波だけを捉え、それを電気信号に変換、視神経を通じて送られた電気信号に基づいて、脳内で、今私たちに見えているこの視覚像（世界像）を創り出しているのであって、決して外界をそのまま、鏡や写真に映すかのごとく再現しているのではなかったのです。

私たちが目にしている色や形のある世界が、そのまま私たちの「外なる世界」として存在しているのではありません。私たちが、私たちの周りに厳然と存在していると何の疑いも無く考えてきた現実の世界は、実は、限られた情報（刺激）の中から造り出された私たちの「内なる世界」だったのです。

色も形も音も香りも味も無い世界

何と無く認めがたいことですが、私たちに見えているこの世界が、そのままの姿で私たちの周りに存在しているのではないことをご理解いただけたでしょうか。私たちが置かれている世界の真の姿、私たちの視覚機能が捉える以前の自然本来の姿は、色も形も無い何らかの秩序だけがある世界だったのです。（色や形が無くとも秩序のあることは、感知できる範囲が限られているとはいえ、私たちが視覚機能にもとづき認知できるこの現実世界が、これ程、見事な秩序正しい世界である以上、その背景となる世界が無秩序な世界であるはずがありません。）

しかしながら、視覚像として色や形が無いとは言っても、形については、触ってみれば明らかに形が有るのがわかるじゃないかと言われそうなので、触覚についても一言触れておきます。この触覚についても、触覚だけを取り上げて考えてみると、なかなか厄介なことになります。

まず、触覚についても、視覚と同じように圧力や温度を感じることのできる範囲には限りがあり、一定の範囲のものしか感知することができません。それ以外の刺激（情報）は有っても無いのと同じことで、私たちが触覚に頼って形を確認できる世界は、視覚機能と同様、無限に広がる世界のほんの一部でしかありません。

さらにまた、全く視覚情報無しで触覚だけを頼りに世界を認知しようとしたら、その世界は決して形あるもの（立体）にはならず、断片的な平面の世界にしかなりません。全く視覚情報無しでは、圧力の有無と強弱の程度、温冷の程度が平面的にわかるだけで、決して形あるもの（立体）にはならないのです。（これは目を瞑って、頭の中に何の像も浮かべず、ただ触覚だけを頼りに確認していただければよく分かっていただけるはずです。）

熱い冷たいの感覚も、熱い冷たいものがそのままそこに存在するのでなく、ある特定のレベル以上の刺激を頭で熱いと、そしてある特定のレベル以下の刺激を頭で冷たいと認知するだけのことで、熱いという刺激や現象がそのままそこにあるのではありません。人によって感じ方も違えば、場合によっては感じないこともあるのです。

これは他の感覚器官についても同じことが言えます。街で友人に出会って、その彼が「やあ！」と言って声をかけてきたとします。私たちはその彼が「やあ！」と言ったと思っていますが、実はそうではありません。私たちの聴覚で捉えられる空気の振動は２～１６万Ｈｚの範囲の空気振動ですが、彼は、私たちが「やあ！」と認知できるような空気の振動を発振しているだけなのです。「や」でもなければ、「あ」でもありません。ある特定の空気の振動を私たちの聴覚機能が受信、その信号が電気信号となって神経細胞を伝わり、脳で「や」や、「あ」として認知しているだけなのです。

「ケーキの甘さ」や「薬の苦さ」、「バラの甘い香り」や「腐った魚の匂い」、「美しい調べ」や「不愉快な雑音」等々、これらもすべて私たちの周りにそのまま存在しているのではありません。それぞれの感覚受容器が感知した刺激（情報）を、神経細胞を伝わる電気信号に変え、その信号にもとづいて、私たちが頭の中で、「味」や「香」や「音」として認知しているのであって、私たちが感じる「甘さや苦さ」、「甘い香りや腐った匂い」、「心地よい響きや耳障りな雑音」が、そのまま存在しているのではないのです。

まさに、ジョン・エクルス卿（Sir John Eccles：1903 ～ 1997 年：オース

トラリア神経生理学者：1963年ノーベル生理学・医学賞受賞）が言われた、『自然界には色も音も無いことに気がついてもらいたい。その種のものは何も無いのだ。肌理も、模様も、美も、香りも』の世界なのです。

繰り返しになりますが、私たちの世界認識の手段である感覚機能（五感）について突き詰めて考えていくと、私たちが五感を手がかりに、現実と感じ、私たちの周りに当たり前のように存在していると考えていた馴染みあるこの世界は、実は、外からの刺激（情報）をもとに、私たちが私たちの頭の中に作り出した「内なる世界」であって、私たちの五感で捉える以前の「外なる世界」、本来の自然界には、色も形も音も香りも味も存在しないということになるのです。

無限に織りなす非物性秩序の相互作用の世界

では「色も形も音も香りも味も無い世界」とは、一体、どんな世界なのでしょうか。私たちは、どんな世界の中にいるというのでしょうか。本来の世界というか、本当の現実とはどんな姿をしているのでしょうか。

これらのことについて本格的に語るとなれば、おそらくこれだけで一冊の本ができることになるかと思います。この本はそれを語ることが目的ではありませんので、できるだけ簡潔にご紹介したいと考えています。ただ、簡潔にと思うあまり少し乱暴な説明になってしまうところが出てくるかもしれませんが、説明不足の点につきましては、またの別の機会にでもと思いますのでよろしくご了解ください。

さて、「色も形も音も香りも味も無い世界」のことをわかりやすく説明しようということですが、色も形も無い世界（つまり目に見えない世界）のことを、正確に解りやすく、それこそ目に浮かぶように（？）説明するのはなかなか容易なことではありません。しかしそうも言っていられないので、あえてそれを描くとすれば、多少正確さには欠けますが、次のイラストのようなイメージを思い浮かべて頂ければよいのではと思います。

新しい世界観

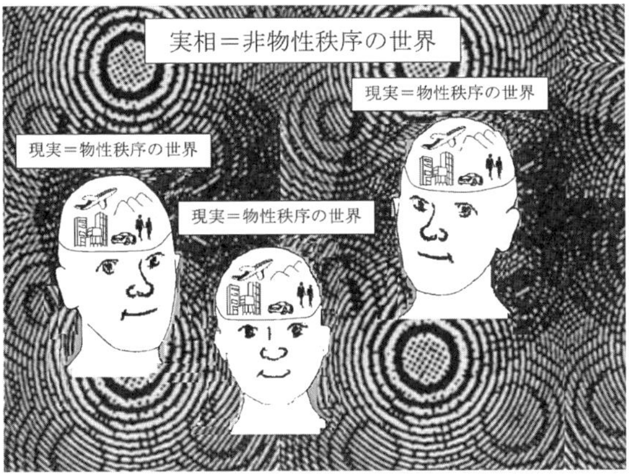

私たちの周りは、この様に「秩序」だけが存在する世界で、私たちはその秩序の中から、私たちの感覚器官で捉えられる範囲の秩序をもとに、頭の中に、私たちが現実と感じる世界を造り出し認識しているのです。（このイラストに描かれている私たち自身の姿も、頭の中で造られた像であり、本来は、私たち自身の存在そのものも、周囲に存在する「秩序」と同じように、何らかの「秩序」として存在しているのですが、わかりやすくするために、このように描いています。）

このイラストにあるように、私たちが現実世界と感じている「色や形や音や香りや味の有る世界」は、私たちの頭の中に造られた「内なる世界」であって、本来の世界、私たちの「外なる世界」は、様々な秩序が織りなす相互作用の世界なのです。

この世界には、私たちが考えるような、いわゆる「物」、「物質」というものは存在しません（物の存在は、認知機能で捉えた後の存在です）。そして「物質」が存在しないのですから、当然、物と物の間の「空間」も存在しないことになります。さらに、「空間」が存在しないとなると、それを移動するための「時間」も存在しないということになります。

「物質」も「空間」も「時間」も無い世界と言われても、にわかには承服しがたい、理解できないという方も多いかと思いますが、現在の私たちが持つ現実感覚にとらわれずに、今一度、私たちの感覚機能、認知機能を冷静に見つめ直していただければと思います。どうにも認めづらくとも、答えはそうなってしまうのですから仕方がありません。

私たちが存在する本来の自然界とは、「物質」も「空間」も「時間」も無い、在るのは何らかの「秩序」だけが存在する世界であり、それらの「秩序」と「秩序」が織りなす相互作用の世界が本来の世界なのです。そして、私たち自身も、その「秩序」そのものであり、無限の「秩序」が織りなす世界の中に生きているのです。

アメリカの理論物理学者・フリッチョフ・カプラが言う、
『原子レベルにおいては、古典物理学でいう堅固な物質的対象は確率の波動的パターンのなかへと溶けこんでいく。それればかりではない。これらのパターンは、事物の存在の確率をあらわさずして、事物間の相互作用の確率をあらわすのである。

原子物理学における観測のプロセスを注意深く分析すると、素粒子そのものは孤立した実体としての意味はまったく存在せず、実験準備とこれにつづく測定との間の相互作用としてのみ理解されうるのみである。素粒子の群は「物」ではなく物と物とのあいだの相互作用であり、またこれらの物質群は他の物質群どうしの相互作用であり……以下同様というふうにして解されうる。

原子物理学にあっては、最終的にいかなる「物」をも見つけだすことはなく、つねに相互作用をもって終わるのみである。』（フリッチョフ・カプラ／Fritjof Capra／1939年～／アメリカ・素粒子物理学者／「物理学のタオ」より）

この世界が、私たちの周りに広がっているのです。（「広がる」という言葉は空間をイメージさせる言葉で、空間が存在しない世界の説明の言葉としては不適切なのですが、ここではイラストの説明の延長ということでご了解頂ければと思います。）

私たちは、この色も形も音も香りも味も無い、ただ秩序だけが存在する本来の世界の「秩序」のことを、「非物性秩序」と呼んでいます。私たちの現実感覚、つまり頭の中に造り出された「物質」や「空間」や「時間」の存在を前提とした「もの（物）」を中心とする秩序のことを「物性秩序」、「物質」も「空間」も「時間」も無く、「秩序」だけが存在する本来の世界の秩序のことを「非物性秩序」と呼んでいます。

物理学の世界では、このような現象を表すのに「非局在性」という言葉が使われているようです。対比する概念は「局在性」で、存在が限られているという意味では「物質」という意味に近く、「非局在性」はその反対に、存在が局在していないという意味で、ここで言う色も形も無い世界、つまり「物質」という存在が無いという意味ではピッタリなのですが、そこに動的な秩序の意味を加えようとすると少し違和感が出てくるのと、「非局在性」と言われても、なかなかイメージが掴めにくく解りにくいということから、物質の存在を前提としない秩序という意味で、「非物性秩序」としています。

本書では便宜的に「波動」という言葉を使ってきましたが、波動と言ってしまうと、何か空間を伝わる現象を表す言葉であるかのようになってしまい、「物質」も「空間」も「時間」も無い世界を説明する言葉としては誤解を与えかねません。言葉としては「律動」といった方がイメージに近いのですが、「律動」についても、「秩序」そのものの具体的な働きが解明されてない以上、不用意に使うことは避けるべきではと考えています。

『あらゆる現象は、非物性秩序の相互作用の結果である』。これまで述べてきたことを一言でまとめるとすると、この様になるかと思います。すべての現象は、無限に織りなす非物性秩序と非物性秩序の相互作用の結果であり、それらの相互作用の結果を、私たちは、私たちの五感に基づく認知機能という非物性秩序との相互作用の結果として、この現実世界を認知しているということなのです。

潜在現象の世界と顕在現象の世界

私たちの五感で認知する世界のことを顕在現象の世界、五感で認知する以前の世界のことを潜在現象の世界と呼んでもいいかと思います。

空があり、海があり、山があり、河があり、森に湧く泉の水は冷たく美味しく、鳥が鳴き、頬にそよぐ風は心地好くと、私たちが私たち自身の目で見、現実と実感できるこの世界が顕在現象の世界であり、それらの現象の背景となる「無限に織りなす非物性秩序の相互作用の世界」、私たちが目で見ることも実感することもできない世界が潜在現象の世界だと言えます。

ただ、顕在現象の世界と潜在現象の世界とは言っても、二つの世界が存在するという意味ではありません。これを図に表わしてみると、以下のような図になるかと思います。

潜在現象の世界と顕在現象の世界

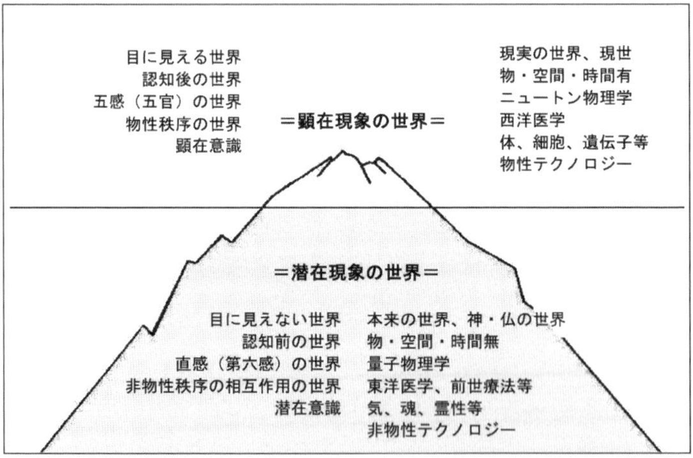

この図の様に、私たちは「無限に織りなす非物性秩序の相互作用の世界」の中のほんの一部を認知しているだけなのです。それ以外の大半の部分は、全く認知することができていないのです。

顕在現象の世界とは、目に見える世界のことであり、五感で認知した後の世界であり、顕在意識の世界であり、現実の世界・現世であり、物質・空間・時間が存在する物性秩序の世界・ニュートン力学の世界であり、体、細胞、遺伝子等を対象とする西洋医学の世界であり、現代の最先端技術をはじめとする物性テクノロジーの世界であり、私たちに馴染みのあるこの世界のことです。

一方、潜在現象の世界とは、目に見えない世界であり、五感で認知する以前の世界であり、潜在意識の世界であり、本来の世界、神・仏の世界であり、無限に織りなす非物性秩序の相互作用の世界であり、量子物理学の世界であり、気を対象とする東洋医学、魂・霊性等を対象とする前世療法の世界であり、私たちが取り組むＰＲＡが対象とする世界のことです。

今までの私たちの自然観、世界観には、この様な観点は全く無く、私たちが認知する顕在世界だけが、唯一絶対の世界だと考えてきました。しかし、決してそうではないのです。このことをよく理解して頂ければと期待します。私たちの目の前で起きている現象の背景には、潜在現象としての無限に織りなす非物性秩序の相互作用の世界があり、その相互作用の結果の一部を、私たちは認知しているだけのことなのです。

見方を変えれば、潜在現象の世界が原因の世界であり、顕在現象の世界が結果の世界であるとも言えます。私たちが認知する顕在現象下での様々な現象は、潜在現象下で起きる非物性秩序の相互作用の結果であり、私たちが認知する顕在現象下における様々な現象の原因は、全て潜在現象の世界にあるのです。

顕在現象下で起きる現象の原因が潜在世界にあるため、顕在世界で生きる私たちには、原因の世界を直接見ることは出来ません。その結果を確認することしかできないのです。引力がどの様に働くかは解明できても、何故、引力が生まれるかは解らないのです。電気の性質を利用して様々な電気製品を開発できても、何故、電気が流れるのかの問いに答えることは出来ません。携帯電話やテレビを造れても、何故、電波が飛ぶのかは解りません。ある症状にその薬が効くのは解っても、何故、その薬が効くのかは解りません。何故か解らないが効くとしか言いようがないのです。

それが顕在世界に生きる私たちの限界であり、そこに現代科学の限界があるとも言えます。現代科学は、私たちが認知できる顕在現象の結果の対応関係を詳細に追求することで大いなる進歩と成果を上げてきましたが、どこまで行っても、結果の連続を追求しているだけで、決して原因の世界に踏み込んでは行けていないのです。

その何よりの証明は、現代科学がいくら進歩しようとも、おそらく何一つ、無から有を生み出すことが出来ないだろうということになります。

ただ、私たちには潜在世界を覗くことができないからといって、私たちにとって潜在世界のことは全くお手上げなのかというと、そうではありません。「潜在世界」、「無限に織りなす非物性秩序の相互作用の世界」を解明する手段として、私たちは数学という手法を発明しています。もちろん数学的手法だけですべてが解明できるという訳ではありませんが、私たちの認知機能の制約を超えて、「無限に織りなす非物性秩序の相互作用の世界」に近づく唯一の手段として、数学的記述によるアプローチが残されています。

それがいわゆる理論物理学であり、量子物理学の世界であると言えます。理論物理学の世界おいては、私たちの現実認識には関わりなく、純粋に数学的整合性のみを追求することで、潜在世界の現象解明に近づいていくことができます。そこでは数学的な整合性の追求の結果がすべてであり、私たちの現実感覚とどれほどかけ離れた結論が出ようとも、それは「無限に織りなす非物性秩序の相互作用の世界」、「潜在世界」の法則性、秩序を表すものとして取り扱われることになります。

もっとも数学的整合性の追求に基づいて新しい法則が発見されたとしても、それが認められるには、その理論の正しさを証明できる実験手段が開発されるまで待たされることになりますが、潜在現象下の現象を解明するための手法としては、私たち人類にとって、唯一有効な手法と言えます。

このテーマもまだまだ掘り下げていけるのですが、これもまた、この本のテーマから逸れて行くことになりますので、これ以上掘り下げるのは止めておきます。ここでは、私たちが生きている世界は「無限に織りなす非物性秩序の相互作用の世界」であり、そこには私たちが認知できる「顕在現象の世界」と、私たちには認知できない「潜在現象の世界」があるということの説明だけにとどめておくことにします。

私たちの五感で認知する、色も形も音も香りも味も有る世界、物性秩序の世界を「顕在現象の世界」、私たちの五感で認知する以前の、色も形も音も香りも味も無い世界、非物性秩序の世界を「潜在現象の世界」とすることで、私共がお伝えしたいことについて、少しは理解して頂きやすくなるのではと考えます。

新しい世界観＝リンゴは木から落ちていない？

私たちが存在する本来の世界である『色も形も音も香りも味も無い世界』のことや、『あらゆる現象は、非物性秩序の相互作用の結果である』との考え方について、少しご理解いただけたでしょうか。おそらく、何となく解ったような、解らないような、簡単には認めたくないような、そんな気持ちになっておられるのではないでしょうか。

しかし、よくよく考えて頂ければお解りいただけるように、このことはそれほど突飛なことを言っているのではありません。ここまで説明してきましたように、私たちの感覚受容器や認知機能の機能について、詳細に検討を進めていただければ、結局は、その結論に行きつかざるを得ないのです。

繰り返しになりますが、今まで私たちは何の疑いも無く、私たちに見えているこの世界が、そのままの姿で存在していると考えてきました。しかし、私たち自身を含め、私たちの目の前に広がるこの世界は、私たちの頭の中で造り出された世界であり、本来の世界は、色も形も音も香りも味も無く、物質や空間や時間も無い、『無限に織りなす非物性秩序の相互作用の世界』だったのです。

私はこれらの説明をするときに、よく「リンゴは木から落ちていない」として説明を始めます。その意味は、本来の非物性秩序の世界では、「リンゴが木から落ちているのではなく、私たちにリンゴや木や地面と見えるような、それぞれの非物性秩序の間における相互作用の結果が、私たちには、私たちの視覚機能という非物性秩序との相互作用により、リンゴが木から落ちたとして見えている」ということなのです。

何も、わざわざこんな面倒なことを言わずに、リンゴが木から落ちたで良いではないかと言われそうですが、確かに、現実感覚にもとづいた生活の中での話ならば、地球が太陽の周りを廻っているにもかかわらず、私たちには太陽が東から昇ると見えるのと同じ様に、リンゴが木から落ちたで何の問題もありません。

しかしながら、物理現象としてその原理を解明しようとしたときに、「リンゴが木から落ちた」との現実感覚にもとづいた観点からの解明だけで、その追求が留まっていて、果たして本当に解明できたと言えるのでしょうか。

従来の科学が、当然のように対象としてきた色や形や音や香りや味のある世界、つまり物質や空間や時間が存在する世界は、私たちの感覚受容器により入力された電気信号にもとづいて脳内で変換された（＝認識した）後の世界であり、本来の世界は、変換（＝認識）前の、色も形も音も香りも味も無く、物質や空間や時間も無い非物性秩序の相互作用だけが存在する世界なのです。

私たちが、自然現象や生命現象の解明に取り組み、その原理を追求しようとする時に、現象の本質の世界である「変換（＝認識）以前の世界」を直接対象とせずに、「変換（＝認識）以後の世界」（度々面倒なので、今後は「認識前の世界」と「認識後の世界」とします）を、言わば間接的に対象としていて、本当によいのだろうかということなのです。

ただ、この問題をこれ以上掘り下げていこうとすれば、これもまたどんどんとテーマが広がり、本書の趣旨とは違うところに行ってしまうことになりますので、これはここまでにしておきます。ここで私が言いたいことは、本来、私たちが存在する世界は、『無限に織りなす非物性秩序の相互作用の世界』であり、この新しい観点に立って、自然現象、特に生命現象について、今一度、よく見つめ直して頂きたいということなのです。

認識後の世界、つまり物質や空間や時間に制約された世界観から考えると、とうてい「あり得ない」と思える現象であっても、認識前の世界観、物質や空間や時間に制約されない非物性秩序の相互作用との世界観に立てば、「あり得ない」とは言えなくなってくるのです。

これは何もＰＲＡの擁護のためにだけ言っているのではありません。自然現象や生命現象の中には、再現化できないことや定量化できないことが原因で、近代科学の対象外とされてきた様々な現象があります。科学的検証法に馴染まない現象という理由から、科学の対象外になっているだけにもかかわらず、いつの間にか「あり得ない」こととして否定されてしまっている現象もあります。

例えば、人の心や意識について、これだけ明らかな生命現象であるにもかかわらず、その本質について、現代物理学は語るすべを持ちません。心や意識の研究と称して、脳の機能を研究しているだけで、心や意識そのものの研究をしているのではありません。「生命力」ついても同様で、現代医学は何も語ることができません。

ただ、「心」や「生命力」は、私たちにとってあまりにも当たり前の存在であり、物理学や医学の対象にならないとはいっても、その存在を否定されることはありません。「わからない」と言われるだけです。しかし、例えば、前世療法でいわれる「霊障」や、東洋医学でいう「気」となると、そうはいきません。多くの科学者からは、「わからない」と言われるのではなく、「あり得ない」と言われることになります。その違いは、自らが体験しているかいないか、謂わばその現象に馴染みがあるか無いかの違いだけなのですが、そうとはならないのです。

これらの現象も、認識後の世界、物質や空間や時間に制約された世界観をもとに考えるからあり得ないと思えるだけのことであって、認識前の世界観、物質や空間や時間に制約されない非物性秩序の相互作用との世界観に立てば、あり得ないとは言えなくなってくるのです。

これとは逆に、現代物理学の成果であるにもかかわらず、私たちの現実感覚から考えると、到底理解し難いと思える現象がいくつも発見されています。科学的に証明されているのですから、いくら私たちの現実感覚から考えて、「そんな馬鹿な」とか、「あり得ない」と思っても否定することはできず、「わからない」というしかない現象があります。

例えば、量子物理学でいわれる粒子性と波動性の問題。電子（電気）や光子（光）は、粒子（物）でもあり波動（波）でもあると解説されているのですが、「物質」でありながら、「波」でもあると言われたら、物理学の素人からすれば、「何を訳の分からないことを言っているのか？」ということにしかなりません。解説書を読んでみても、解説を書いている人自身が、本当に解って書いているのかと疑りたくなるような解説になっている本が多々あります。

事実がその通りであるということは、実験結果で裏付けられているのですから、それは疑いようのないことなのでしょうが、だからといって、「物質でもあり、波でもある（正確には物質の性質もあり、波としての性質もあるということなのでしょうが）」と言われて、「なるほど」とすっきりと理解できる人は少ないのではないでしょうか。

しかしこれを『あらゆる現象は、非物性秩序の相互作用の結果である』との観点から考えると、何ということはありません。私たちが電子（電気）や光子（光）として認識するものの本来の姿は、「物質」でも「波」でもなく何らかの非物性秩序であり、その非物性秩序を、私たちが、粒子としての性質（＝非物性秩序）を観測（＝非物性秩序）しようとすれば、その相互作用の結果として粒子の性質を観測することができ、波としての性質（＝非物性秩序）を観測（＝非物性秩序）しようとすれば、波としての相互作用の結果（観測結果）が得られるというだけのことなのです。

私たちが普通、一般的に考えるような「物質」の存在を前提とするから、「物質」でもあり「波」でもあると言われてしまうと全く解らなくなってしまうので、本来は「物質」でも「波」でもありません。全ては非物性秩序としての存在であり、観測行為という非物性秩序との相互作用の結果により、私たちが「物質」として、あるいは「波」として認識できるということなのです。

「観測の問題」をテーマとした議論の中で、理論物理学者の間で真剣に議論される、「我々が見ていない時に、月は存在しているのか、いないのか？」という議論があります。物理学に素人の私たちにとっては、何とも不思議な感じがする議論なのですが、理論物理学者の間では大きなテーマとなっています。しかし、これなども非物性秩序の相互作用という観点からみれば、何ということはありません。

私たちが見ている月は、私たちに月と見えるような非物性秩序としての性質を持った存在であり、私たちが見る、見ないに関係なく、その非物性秩序は常に存在しています。そして私たちが月を見ようとしたときに、私たちの非物性秩序としての視覚機能と、非物性秩序としての月の間に相互作用が起こり、私たちに月が見えるというだけのことなのです。

この非物性世界の秩序が具体的にどのようなものであるか、残念ながら今の私には説明することができません。人の認識機能から切り離された自然現象や生命現象、つまり非物性秩序の相互作用が、具体的に（例えば数学的記述として）どのようなものになるのか。いずれは、理論物理学者の手により、人の認識機能が何らかの形で数式化（係数化）されるようになり、認識という係数を取り除いた、本来の非物性秩序の世界が数学的に語られるようになる時代がくるはずで、それまで待っていただくしかありません。

その時には、「気」や「心」や「意識」や「霊性」や「生命力」が、いわゆる物理現象と同じ次元で語られるようになり、まさに「心身一如」の世界が科学的に解明されるようになってくるはずです。また、ひょっとしたら、その解明の先には、ＳＦの世界ではないですが、「タイムマシン」や「瞬間移動」が、現実の技術として、私たち人類の前に登場するようになるかもしれません。

非物性世界から見たＰＲＡの機能＝（１）

私たちが、この「無限に織りなす非物性秩序の相互作用の世界」との世界観に基づいて、ＰＲＡの機能をどのように見ているかをご紹介して、この章のまとめとしたいと思います。

まず、既に述べてきましたように、ＰＲＡには体の反応（生体インピーダンスの変化）を捉え、音程の変化として発信する機構を中心とする電気回路部と、電磁気的法則からだけでは理解できないエイブラムスの発見を原理とするＥＲＡ回路部とがあり、このＥＲＡ回路部の機能に人の意識（認識・意図）が介在することが、ＰＲＡの機能が不可解と言われる大きな理由となっています。

詳しくは【意識とのかかわりについて】の項で述べた通りですが、ＰＲＡを批判する人から見れば、物理的な機構としての装置の機能に、意識（認識・意図）という心理的な機能が介在するなど到底あり得ない現象であり、「科学的に荒唐無稽」の一言で、議論する気にもならないということになるのかと思います。

確かに、従来の世界観、つまり認識後の世界観から見れば、その通りだと言うしかありません。しかしながら、これまで述べてきましたように、認識前の世界観、『あらゆる現象は、非物性秩序の相互作用の結果である』との観点から見れば、形ある物理的現象も、形の無い心理的現象も、同じ次元の現象であるとの考えを否定する根拠は何も無く、一定の条件さえ整えば、それぞれの間で何らかの相互作用が起こると考えたとしても、「あり得ないこと」として単純に否定することはできなくなります。

これは例えば、意識でスプーンが曲がるか、曲がらないかというような不毛の議論（実際に体験しないと納得できない）を想定して頂かなくとも、「う・で・を・あ・げ・よ・う（腕を上げよう）」と意識するだけで、腕が上がる（物理的に動く）という、私たちにとってごく当たり前の生理的な現象を考えていただければ、よくお解りいただけるのではないかと思います。

特定の脳神経細胞にインパルスが発生した以後、腕が上がるまでの生理的な機序については詳細に解明されています。しかし、「う・で・を・あ・げ・よ・う」と意識するだけで、何故そのインパルスが発生するかについては、現在のところ何も語られていません。現代科学では、物理的な実体が無いとされる心や意識と、物理的な働きかけが必要な生理的な機能との間で起きる相互作用については、何も語ることができないのです。

しかしながら、これを『あらゆる現象は、非物性秩序の相互作用の結果である』との前提に立てば、何も難しいことにはなりません。認識前の世界では、生理機能も心理機能も同じ非物性秩序として、条件さえ整えば、それぞれの間で相互作用が起きると考えたとしても何も不思議なことではないからです。

ＰＲＡの機能の中でも、最も不思議と思われる機能に同調コード機能がありますが、これなども、『あらゆる現象は、非物性秩序の相互作用の結果である』との観点から見直すことをしなければ、到底、理解できない機能といえます。

ＰＲＡ装置には磁場の発生回路はありますが、いわゆる電磁波の受発信回路のようなものは無く、同調コード設定に伴う回路上の電気的な動作もありません。しかしそれらの機構が無いにもかかわらず、プローブ操作にもとづいて採取した「アルファベットと三桁の数値」の同調コードは、ＰＲＡ装置の波動情報の受発信システム上において、電磁波の周波数と同様の働きをしています。

この機能を、認識後の世界観から見ると、「電磁気的に意味のない同調コードに、一体、どんな働きがあるというのか。」ということになるのでしょうが、『あらゆる現象は、非物性秩序の相互作用の結果である』との観点に立てば、全くあり得ないということにはなりません。

同調コード化された記号は、認識後の世界から見れば単なる記号かもしれませんが、認識前の世界から見れば、その記号は、ＥＲＡ回路において、プローブ操作（＝体の反応）に基づいて確認された、コード対象の非物性秩序を捉えることのできる非物性秩序そのものであり、ＰＲＡ装置のＥＲＡ回路上において「アルファベットと三桁の数値」の同調コードが、我々の知る電磁波の周波数と同じような働きをしていると考えたとしても、それほど不思議なことにはならないと思うのですが如何でしょうか。

ＰＲＡ装置の操作上での意識（認識・意図）の働きに関連して今一つ。ＰＲＡの操作では、検者を特定（検体をプレート上に置く）し認識するだけで、まるでＧＰＳ（全地球測位システム）のように、遠く離れた被検者の生体情報を瞬時に捉えることができます。

これも「被検者を特定して（＝検体をプレート上に置いて）、認識する」だけで、「遠く離れた被検者の生体情報を捉える」ことができるのが不可解だと言われているのですが、これも同様に、認識後の物質や空間や時間がある世界観の中で考えるから、「そんな馬鹿なことが」と言いたくなるのであって、認識前の、物質も空間も時間も無い非物性秩序の世界観の中で考えれば、さほど不思議なことにはなりません。

検者と被検者が遠く離れていると見えるのは、認識後の世界のことであって、本来の非物性秩序の世界では、互いが非物性秩序として、空間（遠・近）や時間とは関係なく存在しています。遠近に関係なく存在する非物性秩序としての検者と、被検者の間で、認識機能を介して何らかの相互作用が起こったとしても、それほど不思議なことではありません。

自らの存在を目に見える肉体に限定するから、互いが遠く離れているかのように見えるのであって、自らの存在が、無限に広がる非物性秩序（この様な表現も、空間の存在を前提としているので正確ではありませんが、適切な言葉が無いのでこのような表現になりました）であると理解すれば、決して「あり得ない」現象とはならないのです。

時間も関係が無いことから、前世療法についても同様のことが言えます。時間が存在する認識後の世界においてこそ、過去、現在、未来があるのであって、認識前の世界には時間がありません。私たちが認識する過去の出来事も、現在の出来事も、未来の出来事もすべて非物性秩序として同じ次元の現象であり、条件さえ整えば、私たちの意識（認識・意図）との間で相互作用が起こったとしても、何も不思議なことではないのです。

非物性世界から見たＰＲＡの機能＝（２）

ＰＲＡやこれと同種の装置の検証実験についても触れておきたいと思います。

この本の第Ⅰ部、第Ⅱ部で紹介してきましたように、これ程、臨床において有効性が確認されているにもかかわらず、今まで実施されたこの種の装置の機能の検証実験では、機能を否定するような検証結果がいくつも報告されています。（エイブラムスやドラウンもこれらの検証の犠牲者になりました。）

『何故、臨床では成果が上がるのに、検証実験をすると否定的な結果となってしまうのか？』これは私たちにとりましてもどうにも不可解なことだったのですが、ＰＲＡの機能の検証を進めて行く過程で、ＥＲＡ回路の働きと意識の働きの関係を理解し、『あらゆる現象は、非物性秩序の相互作用の結果である』との世界観に気付くことで、この疑問は解決しました。

ＰＲＡ装置、特にＥＲＡ回路部は、私たちの意識（認識・意図）の働きを応用して、直接、非物性世界に働きかけるという他に類を見ない特殊な技術（技術という言葉が気になるようでしたらシステムとしてもかまいませんが）であるがゆえに、その機能の検証実験に際しては、非物性秩序としての意識の働きが、同じ非物性秩序としての装置の機能に影響を与える可能性があることを理解しておかなければならなかったのです。

例えば、検証の場に立たされた検者にかかるプレッシャーが、検者に影響を与え、テスト結果にその影響がでることが考えられます。他の単に機械的な装置の検証実験であれば、この様なことを気にする必要はないのですが、人の意識が介在する装置であるだけに、これを無視することは出来ません。

また、既に述べてきましたように、検者間の「認識回路の初期設定」が統一されていなければ、検者間でのテスト結果の再現性は確保できません。検証の実施に際して、検者間の「認識回路の初期設定」をどのように統一するか、これも難しい問題ですが何か方策を考える必要があります。

さらには、実験の観察者や参加者の間の否定的な思念のエネルギーが、ノイズとなって、装置の機能や、検者に影響を与える可能性も否定できません。また、検証計画を設計する人が、この種の装置をどのように理解しているかによっても、前提条件の設定が全く変わり、検証結果が変わってしまうことも考えられます。

この様に「意識の影響」に関して様々なことが懸念されるのですが、残念ながら、今まで行われてきた検証実験では、単に物理的、電磁気的な前提条件を整えることだけに注意が払われて、不要な意識の影響を排除することや、意識の前提条件を整えるという様なことについては、ほとんど注意が払われることがありませんでした。

これでは、様々な電磁気的なノイズがある中で、電磁気的な実験をしているのと同じことで、適正な検証実験が行われているとは言えず、実験結果が否定的な結果となってしまうのは無理のないことだと言えます。実際の臨床現場においては、これらのことに影響されることなくＰＲＡテストが実施されていることから、第Ⅰ部、第Ⅱ部でご紹介したような成果を上げることができていると考えられます。

検証実験の実施に際しては、物理的、電磁気的な前提条件を整えるだけでなく、「不要な意識の影響を排除するための前提条件の設定」が満足できるような検証計画を立てることが必要で、かなり難しい課題になりますが、それさえ実現できれば、臨床応用の成果を裏付けるような検証結果が得られるようになるはずです。

ＰＲＡの機能の検証に関して、意識（認識・意図）の問題とは別に、いま一つ。

ＰＲＡの機能の検証上の問題として、ＰＲＡの機能を直接的に検証するための計測装置が無いことが挙げられます。今ある計測装置は、いわば物性秩序の世界、つまり変換（認識）後の世界を対象とした計測装置であり、非物性秩序を直接的に計測するすべは、現在のところありません。

『あらゆる現象は、非物性秩序の相互作用の結果である』と解ってはいても、その詳細について、まだ何もわかっていない現状では、計測装置を開発できないのも無理ないことで、ＰＲＡの機能の検証を、ＰＲＡ以外の装置でできないことが、ＰＲＡが理解されない、あり得ないと言われる、もう一つの大きな理由になっています。

非物性秩序の相互作用とはいってもその前提となる理論も無く、検証するための計測装置も無い中で、何を根拠に装置やシステムが設計、製作され、その有効性を確認しているのかとなるのですが、『生体の生物的反応を手がかりに製作された装置』の項でも述べましたように、ＰＲＡは、設計、製作、改良等の全ての過程において、その有効性の確認、検証は、生体の生物的反応、具体的には、オペレーターのプローブ操作に伴う生体インピーダンス（＝皮膚の電気抵抗及び筋力）の変化に基づいて行われています。検証に使う計測装置が無い中、言わば、私たちの体が、検証のための計測装置代わりとなっているのです。

何故、私たちの体が、非物性秩序の相互作用の結果を検証する計測器代わりになり得るのかということについても少し触れておきます。

私たちの体は、認知後の世界から見れば、今、目に見えている、まさにこの体（肉体）ですが、本来は、非物性秩序そのものの存在であり、私たちが私たちの存在する世界をどのように考えているかとは関係なく、非物性秩序の世界において、他の非物性秩序との間で生命活動としての相互作用を繰り返しています。

たとえ私たちが、認知後の世界観の常識から考えて、「そんな働きかけには、何の意味も無い」と思えるような働きかけであっても、非物性レベルにおいては、非物性秩序としての体が反応しています。もちろん、どんな働きかけにも反応するというのではありません。生命活動の必要に応じてのみ反応をしているのは言うまでもありません。

私たちが私たちの存在する世界をどのように考えようとも、私たちの体は、非物性レベルでの働きかけに対して、必要に応じて反応をしています。そしてその反応の結果は、認知後の世界において、何らかの生理的な変化として体に現れ、その生理的な変化を捉えることで、非物性レベルでの働きかけの結果を確認することができるのです。

ＰＲＡでは、この生理的な変化を捉える指標としているのが、プローブ操作時の生体のインピーダンス（皮膚の電気抵抗及び筋力）の変化ということになります。エイブラムスの場合には、それが腹部打診音の変化であり、既にご紹介してきたＥＡＶや良導絡も、対象とする生理的指標は異なるとはいえ、同様の働きを応用した装置といえます。また、装置は使いませんが、Ｏリングテストやキネシオロジーも、認知機能に伴う体の非物性レベルでの反応の結果を、指や腕の筋力の変化を指標として捉え、判定しているということになるのかと思います。

以上のように、『あらゆる現象は、非物性秩序の相互作用の結果である』との観点から見直せば、「あり得ない」と思われていた現象も、簡単には否定できないことになります。認知後の世界観、顕在現象の世界にのみ囚われて、単純に「科学的に荒唐無稽」として、この技術を無視したり否定したりするのではなく、新たな視点から、今一度、じっくりと見つめ直していただければと思います。

認知後の世界、顕在現象の世界での作用機序しか見ることができない私たちにとって、認知前の世界、潜在現象の世界における意識（認識・意図）の働きや、現象は不可解なものでしかありません。しかしながら、ＰＲＡの機能の検証結果を詳細に検討する限り、意識（認識・意図）の働きは無視できないものがあり、認知前の世界、潜在現象の世界においては、大いなる働きをしていると考えられます。

ＰＲＡの技術としての本質は、電磁気レベルの機構にあるのではなく、人の認識機能を介して非物性レベルに直接働きかけるための新しい技術であり、システムであると言えます。非物性世界（潜在現象の世界）の解明という壮大なテーマを秘めたこの技術に、一人でも多くの人が研究の目を向けていただけるようになればと期待いたします。

本書の出版に当たり一般社団法人ＰＲＡ臨床応用研究会会長の中村良子先生よりメッセージを頂きました。それをご紹介させて頂いて本書の締めくくりとさせて頂きます。

「理想の医療の実現のために」

２０年近く前（１９９５年）に中村國衛がＰＲＡ—ＮＫ型を開発してから、本装置を使って数多くの人を診断、治療し、多くの成果を上げてきました。ＰＲＡ—ＮＫ型の大きな特長の一つに、その応用の範囲が限定されないことが挙げられます。ＰＲＡ—ＮＫ型は、あらゆる病気、あらゆる症状に対して診断と治療を試みることが出来ます。新しい同調コードの作成は医療の可能性を拡げ、我々に治癒への希望を与えてくれます。より多くの医師が本療法に取り組み、さらなる研究を重ねることで、理想の医療が実現できる日がくるであろうことを期待します。

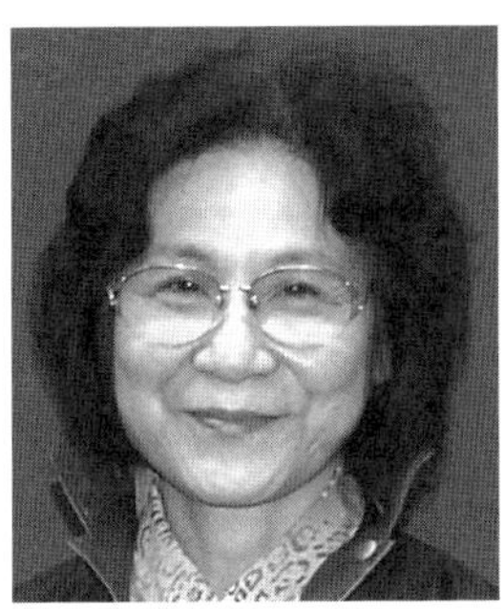

一般社団法人 ＰＲＡ臨床応用研究会　　理事長 中村良子

【中村良子先生プロフィール】

1942 年生／神奈川県出身／医師／医学博士／ 1967 年群馬大学医学部卒業／ 1972 年京都大学大学院医学部研究課勤務／ 1976 年米国国立癌研究所病理部研究員／ 1978 年昭和大学藤が丘病院臨床病理科講師／ 1980 年 同 助教授／ 2004 年４月なかむらクリニック院長

波動医療と呼ばれて

2014年７月14日　初版発行
共　著　堀尾保次　中村元信
発行所　一般社団法人 ＰＲＡ臨床応用研究会 出版部
神奈川県厚木市旭町2丁目6番11号　平成コーポ102
TEL（046）265-0572
印　刷　株式会社廣済堂

ISBN 978-4-9907896-0-2 C0047